Impressum

1. Auflage April 2013,
erschienen bei fairpub, einem Imprint der Evendom GmbH

Chefredaktion: Uli Baur

Redaktionsleitung und Konzeption: Jochen Niehaus

Art Director: Susanne Achterkamp

Chef vom Dienst: Sonja Wiggermann

Redaktion: Michael Miersch; Dr. Regina Albers, Paul Klammer, Mathias Kowalski,
Maria Latos, Dr. Christian Pantle

Autoren: Maike Krause, Werner Siefer; Andrea Bischhoff, Dr. Stefan Brunner, Susanne Donner,
Stephanie Eichler, Claudia Füßler, Julia Groß, Mila Hanke, Nike Heinen, Philipp Osten,
Dr. Stefanie Reinberger, Beate Wagner

Textchef: Josef Seitz

Grafik: Heike Noffke, Petra Vogt

Bildredaktion: Rüdiger Schrader (Ltg.)

Freie Mitarbeiter: Heike Jüptner (Bildredaktion);
Kristian Dunkl (Grafik)

Dokumentation/Schlussredaktion: FOCUS Magazin Verlag GmbH
Daten-Recherche: Munich Inquire Media GmbH

Diese Ausgabe ist ein Fortdruck der Zeitschriftenausgabe von August/September 2012.
Das Impressum auf Seite 138 ist daher nicht für die Buchausgabe gültig.

Verlagsgeschäftsführer: Burkhard Graßmann, Andreas Mayer

Projektkoordination: Dr. Friedrich Schwandt

Umschlaggestaltung: Susanne Achterkamp
Umschlagmotiv: Timmo Schreiber
Umschlag Rückseite Illustration: Jörn Kaspuhl

Druck Cover und Bindung: Rasch Druckerei und Verlag GmbH & Co. KG,
Lindenstraße 47, 49565 Bramsche

Druck Innenteil: pva, Druck und Medien-Dienstleistungen GmbH,
Industriestraße 15, 76829 Landau/Pfalz

ISBN 978-3-9814980-4-2

Gedruckt in Deutschland

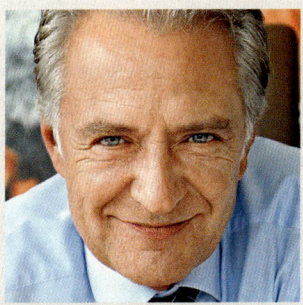

Die **Krone** der Gesundheit

EINE HISTORISCHE ERFOLGSGESCHICHTE erzählt die deutsche Zahnmedizin: Der ehemals schlimmste Feind der Mundgesundheit, Karies, ist bei uns fast besiegt. Vorbeugung wird von allen Teilen der Bevölkerung ernst genommen und praktiziert. Unsere Kinder haben gesündere und schönere Zähne als jemals eine Generation vor ihnen. Die Deutschen, so heißt es im Ausland, erkenne man am formvollendeten Gebiss.

Tatsächlich sind in hiesigen Gesichtern kaum mehr Lücken zu entdecken. Mit neuen Materialien und Techniken lässt sich heute jeder Zahndefekt absolut unsichtbar reparieren. Kronen, Veneers und Implantate garantieren ein makelloses Lächeln.

Tiefe Recherche Autor Werner Siefer untersucht mit Ottmar Kullmer (l.) und Friedemann Schrenk (r.) das Gebiss von Urmenschen

Vor 200 Jahren zogen Barbiere, vulgo Friseure, faule Zähne mit der Beißzange. Heute spielen Schmerzen in den Praxen der gut ausgebildeten Zahnmediziner kaum mehr eine Rolle. Öfter geht es dort um Schönheit. Und dafür müssen Patienten inzwischen selbst und teuer bezahlen.

Eine Vollprothese auf Implantaten kostet manchmal mehr als ein Kleinwagen. Was taugen Kronen aus China oder der Türkei? Lohnt sich die Reise zum Zahnarzt in ein Nachbarland?

Bei Investitionen von bis zu 30 000 Euro muss man vergleichen und sich informieren. Unsere Redakteure haben dies für Sie getan. Wir berichten auch, ob man mit Zahn-Zusatzversicherungen wirklich etwas sparen kann und welcher Vertrag zu wem passt.

Während oben die weißen Kronen blitzen, geht es an der Basis häufig weniger majestätisch zu. Unbemerkt, weil unsichtbar und schmerzlos, sind die Erkrankungen des Zahnhalteapparats zur größten Bedrohung des Gebisses geworden. Parodontitis betrifft geschätzte zehn Millionen Deutsche. Nur etwa eine Million von ihnen sind in Behandlung. Kennen die Übrigen überhaupt ihr hohes Risiko? Bakterienbeläge in Zahnfleischtaschen zerstören den Kieferknochen und gefährden, wie Mediziner inzwischen wissen, den gesamten Organismus. Herzkrankheiten, Schlaganfälle und Diabetes können die Folge von Zahnentzündungen sein.

Spezialisten für Parodontologie, Experten für Wurzelbehandlungen und Implantate sowie die Top-Kieferorthopäden in Ihrer Stadt finden Sie mit unserer FOCUS-Zahnärzteliste. Damit Ihnen die Freude am Lachen erhalten bleibt.

Herzlichst, Ihr

Uli Baur, Chefredakteur

Foto: Marcus Theilen/FOCUS-Magazin

Inhalt

FOCUS-Gesundheit – Nr. 05 – Die Zähne

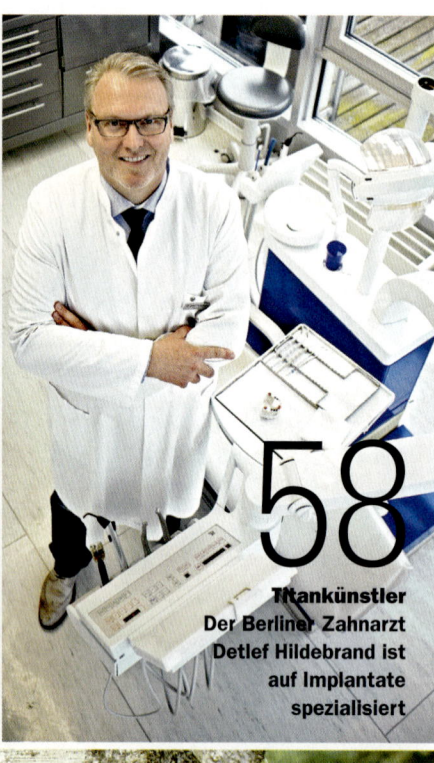

36

Bohren mit Laser
Energiereiches Licht entfernt gezielt Zahngewebe, das durch Karies beschädigt ist

58

Titankünstler
Der Berliner Zahnarzt Detlef Hildebrand ist auf Implantate spezialisiert

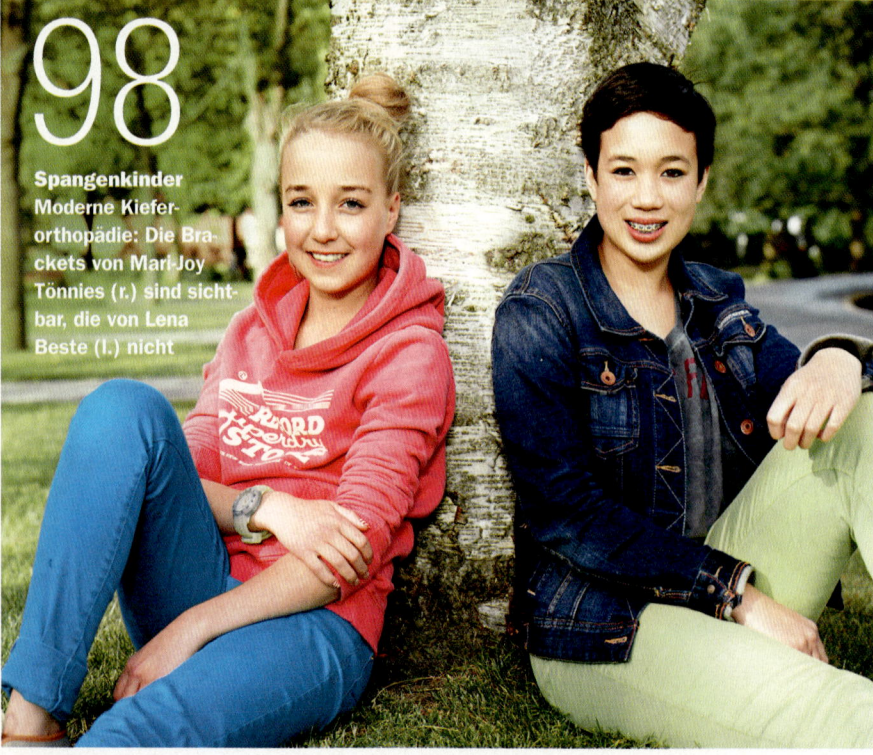

98

Spangenkinder
Moderne Kieferorthopädie: Die Brackets von Mari-Joy Tönnies (r.) sind sichtbar, die von Lena Beste (l.) nicht

Fotos: Thomas Pflaum, Werner Schuering, Stefan Thomas Kroeger, Miles/alle FOCUS-Magazin

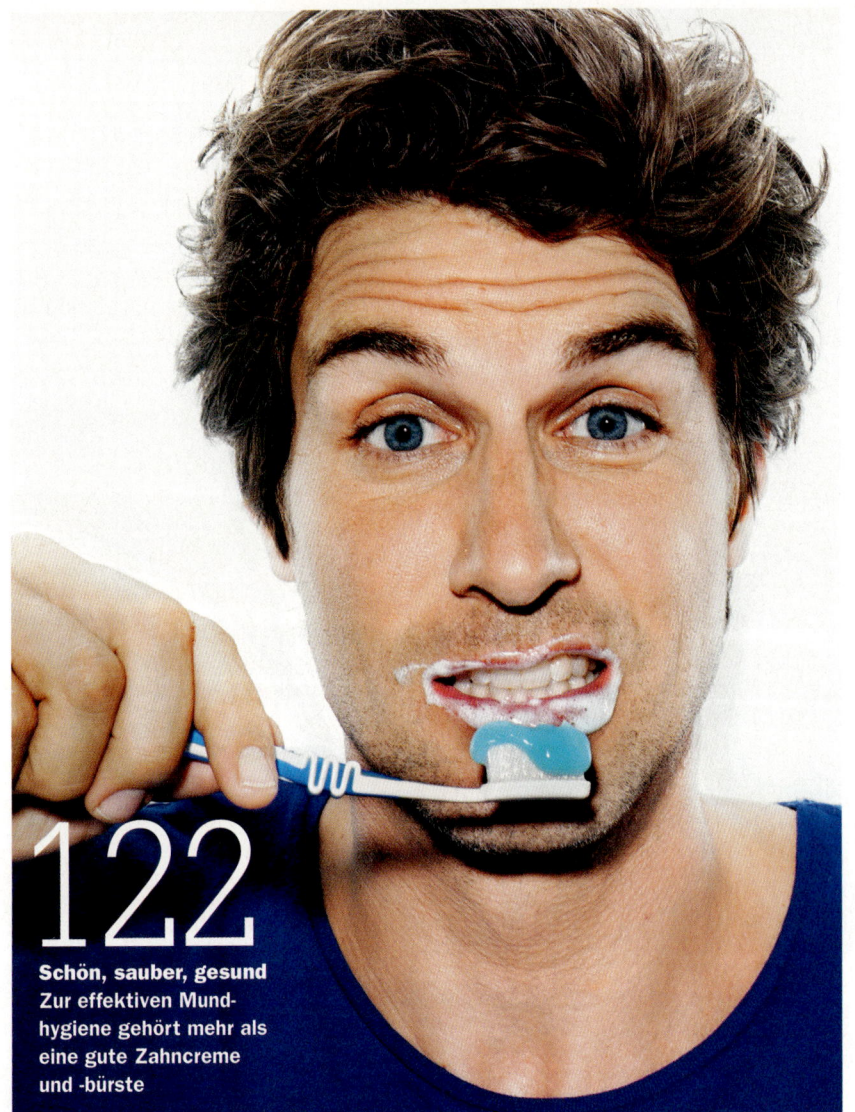

122

Schön, sauber, gesund
Zur effektiven Mund-
hygiene gehört mehr als
eine gute Zahncreme
und -bürste

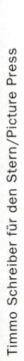

Hart, härter, Zahn

Scheren, reiben, quetschen. Bei jeder Mahlzeit leistet unser Gebiss Schwerstarbeit. Es ist eine ausgetüftelte Zerkleinerungsmaschine, die wir da in unserem Mund haben, ein Schweizer Messer der Evolution. Das ausgeklügelte System der 32 Zähne mit Kanten, Höckern und Gruben lässt selbst harte Nüsse, körniges Getreide und zähe Sehnen kapitulieren. Vier Kaumuskelpaare – sie sind im Verhältnis zu ihrer Größe die stärksten Kraftpakete im menschlichen Körper – können den Ober- und den Unterkiefer mit einem Druck von bis zu 80 Kilogramm pro Quadratzentimeter aufeinandermalmen lassen. Mit vergleichbarer Kraft drückt ein Spielwürfel in den Boden, wenn ein Mann draufsteht.

Zähne müssen hart sein. Tatsächlich sind sie das Unverwüstlichste, das der menschliche Körper zu bieten hat. Ihr Schmelz besteht hauptsächlich aus dem Stoff Hydroxylapatit. Das ist ein Mineral, das trotz seiner enormen Härte eine entscheidende Schwäche hat: Es löst sich unter Säureeinwirkung auf. Das erst macht Karies möglich.

Unter dem harten Schmelz sitzt das Zahnbein, auch Dentin genannt. Es reicht bis in die im Kieferknochen verankerten Wurzeln hinunter und ist von feinen Kanälen durchzogen. In seinem Inneren liegen Nerven, Blutgefäße und Bindegewebe. Das weiche Mark, die Pulpa, ist an den Blutkreislauf des Körpers angeschlossen und wird darüber ernährt.

Zähne sind also weit mehr als nur leblose Beißwerkzeuge oder passive Mahlsteine. Sie sind ein vitaler Teil des Organismus und als solcher entscheidend für das Wohlbefinden des Menschen. Liegt im Mund etwas im Argen, leidet der ganze Körper. Er kann mit Kopfweh, Nackenschmerzen oder sogar depressiven Verstimmungen reagieren. Umgekehrt findet psychische Belastung mitunter ihr Ventil am Gebiss: Stress ist ein häufiger Auslöser für nächtliches Zähneknirschen.

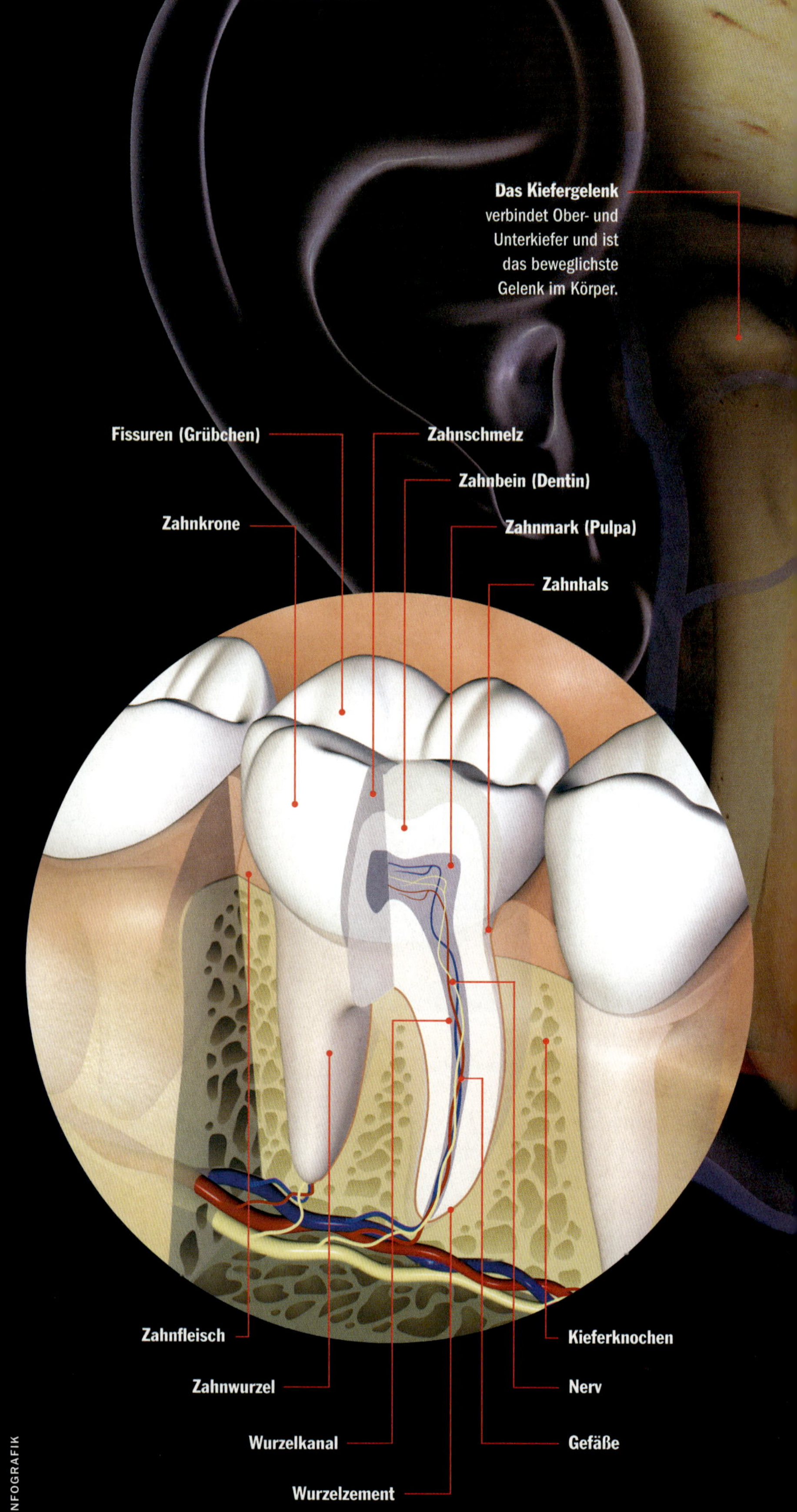

FOCUS INFOGRAFIK

Das Kiefergelenk verbindet Ober- und Unterkiefer und ist das beweglichste Gelenk im Körper.

Fissuren (Grübchen)

Zahnkrone

Zahnschmelz

Zahnbein (Dentin)

Zahnmark (Pulpa)

Zahnhals

Zahnfleisch

Zahnwurzel

Wurzelkanal

Wurzelzement

Kieferknochen

Nerv

Gefäße

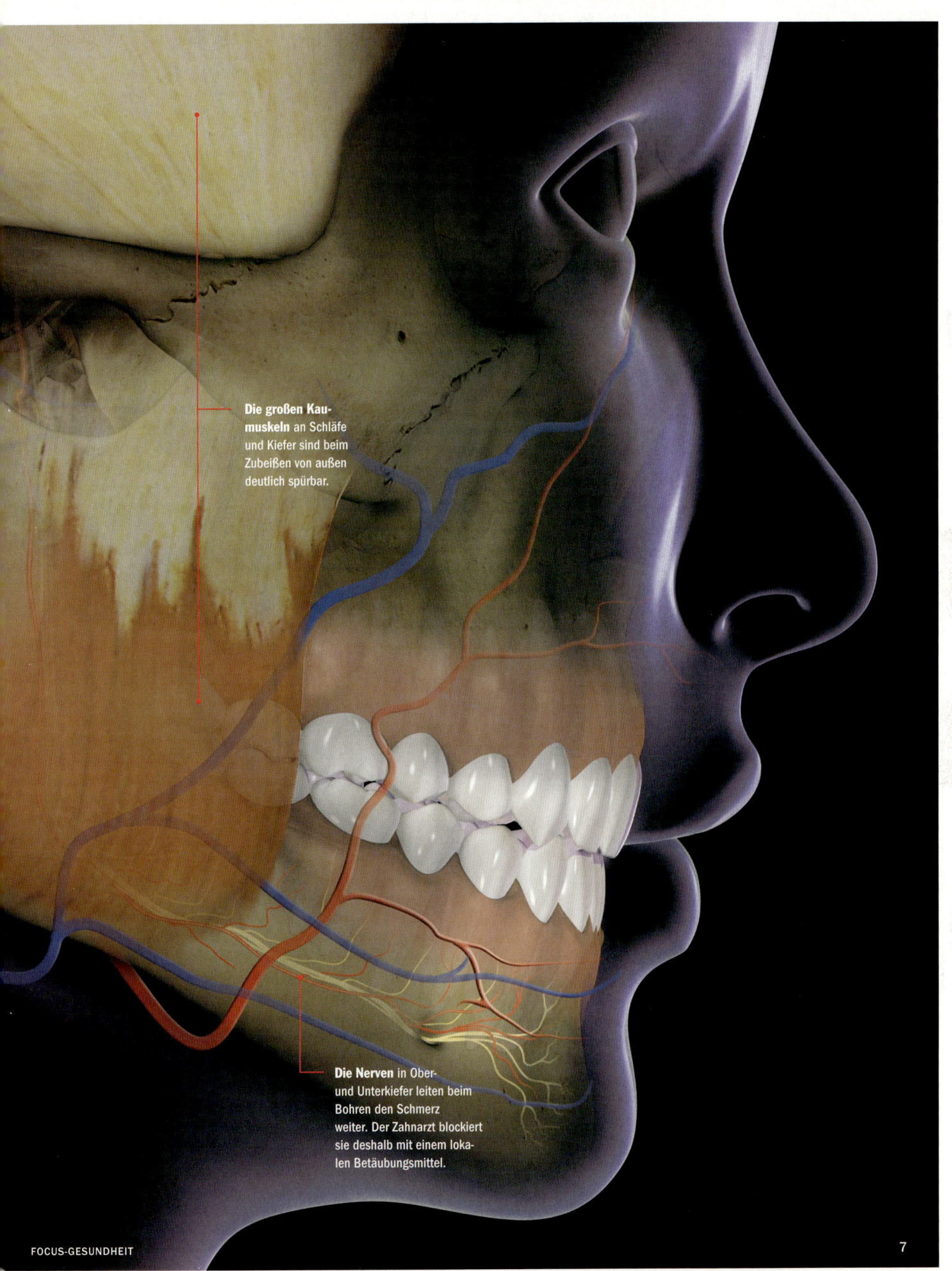

Die großen Kau-muskeln an Schläfe und Kiefer sind beim Zubeißen von außen deutlich spürbar.

Die Nerven in Ober- und Unterkiefer leiten beim Bohren den Schmerz weiter. Der Zahnarzt blockiert sie deshalb mit einem loka-len Betäubungsmittel.

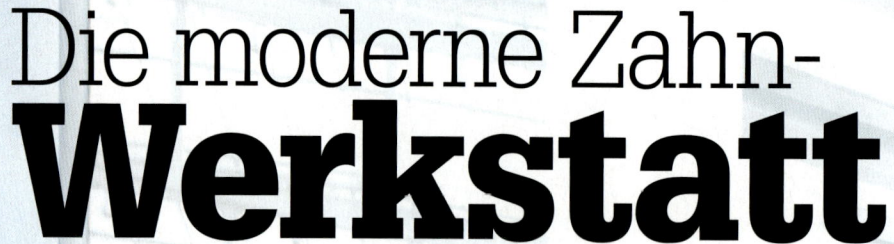

Die moderne Zahn-
Werkstatt

Nicht nur Sauger und Bohrer kommen in Praxen zum Einsatz. Neue High-Tech-Instrumente drängen auf den Markt und erleichtern die Behandlung für Arzt und Patient gleichermaßen. Computerverfahren verkürzen die Herstellung einer neuen Krone auf etwa 90 Minuten

Keramik-Brennofen

Nachdem der Zahnersatz mit der Kronen-Fräse geformt wurde, brennt der Ofen die ausgewählte Farbe **bei 700 Grad Celsius in das Keramikstück** ein.

Digitaler Mundscanner

Mit einer Art Stab scannt der Zahnarzt die Mundhöhle. Heraus kommen **dreidimensionale Bilder des Kiefers –** ohne die oft unangenehmen Silikonabdrücke.

Operationsmikroskop

Bis zu **40-fach vergrößert** sieht der Arzt sein Arbeitsfeld durch das Mikroskop – gerade bei Wurzelbehandlungen eine enorme Erleichterung.

Computergesteuerte Farbmessung

Die Farbe der Zähne ist bei jedem Menschen individuell. Das Gerät ermittelt **die exakte Zahntönung** des Patienten – und der Zahnarzt kann die Krone farblich perfekt anpassen.

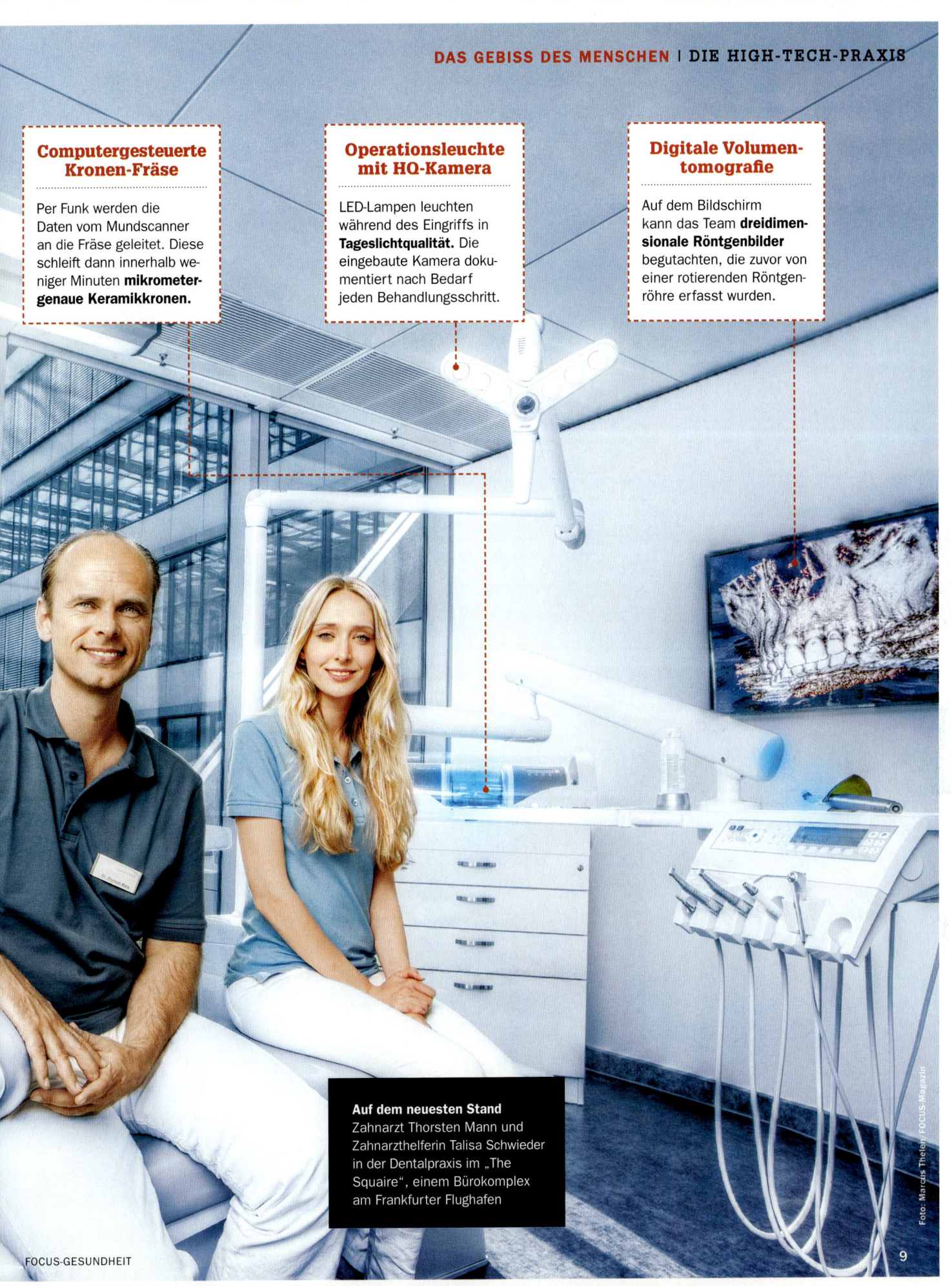

Computergesteuerte Kronen-Fräse

Per Funk werden die Daten vom Mundscanner an die Fräse geleitet. Diese schleift dann innerhalb weniger Minuten **mikrometergenaue Keramikkronen.**

Operationsleuchte mit HQ-Kamera

LED-Lampen leuchten während des Eingriffs in **Tageslichtqualität.** Die eingebaute Kamera dokumentiert nach Bedarf jeden Behandlungsschritt.

Digitale Volumentomografie

Auf dem Bildschirm kann das Team **dreidimensionale Röntgenbilder** begutachten, die zuvor von einer rotierenden Röntgenröhre erfasst wurden.

Auf dem neuesten Stand
Zahnarzt Thorsten Mann und Zahnarzthelferin Talisa Schwieder in der Dentalpraxis im „The Squaire", einem Bürokomplex am Frankfurter Flughafen

Foto: Marcus Thelen/FOCUS-Magazin

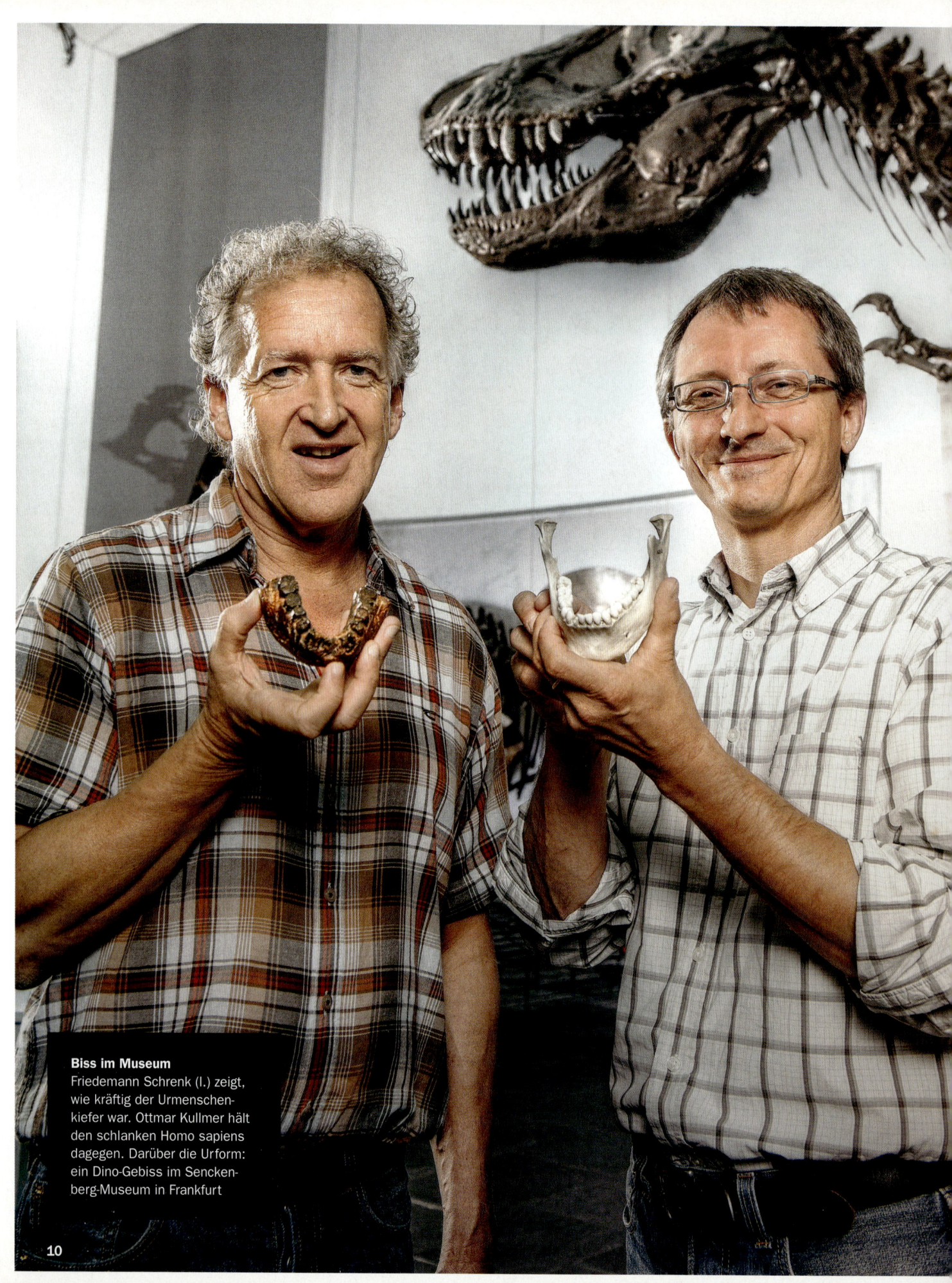

Biss im Museum
Friedemann Schrenk (l.) zeigt,
wie kräftig der Urmenschen-
kiefer war. Ottmar Kullmer hält
den schlanken Homo sapiens
dagegen. Darüber die Urform:
ein Dino-Gebiss im Sencken-
berg-Museum in Frankfurt

»Der Blick in den Mund zeigt:

Der Mensch ist ein sehr netter Affe«

Warum wachsen die Zähne nicht nach? Und wie lässt sich das Verhältnis von Mann und Frau am Gebiss ablesen? Die beiden Paläontologen Friedemann Schrenk und Ottmar Kullmer erkunden **die letzten Geheimnisse** des menschlichen Kauapparats

Herr Kullmer, Herr Schrenk, für die meisten Menschen sind Zähne schön oder hässlich, gesund oder krank. Was erkennen Evolutionsbiologen darin?

Kullmer: Ich vergleiche unser Gebiss gern mit einem Schweizer Messer. Biologisch gesehen, ist es ein ebenso altes wie ausgetüfteltes Multifunktionswerkzeug.

Wie lange benötigte die Natur für seine Entwicklung?

Schrenk: Vor etwa 560 Millionen Jahren, im Kambrium, tauchen bei einfachen Wirbeltieren erste Gebisse auf. Zähne leiten sich von Hautstrukturen ab. Der Hai zum Beispiel hat Schuppen aus dentin- und schmelzartigen Substanzen auf seiner Außenhülle. Das waren die Vorläufer. Zähne sind eine alte Erfindung.

Die es lange vor dem Menschen gab?

Schrenk: Natürlich! Der entscheidende Umbau fand vor über 200 Millionen Jahren statt, in der Trias. In dieser Epoche veränderte sich das ursprüngliche Reptiliengebiss, das aus stiftartigen Zähnen bestand und zu nichts weiter diente, als Brocken aus der Beute zu reißen, um diese am Stück zu verschlingen. Bei den Säugern bildeten die Kegelstifte erstmals seitliche Höcker aus und verlängerten sich anschließend. So konnten Ober- und Unterkiefer bald wie Legosteine miteinander in Kontakt treten. So wurde die Okklusion, wie die Zahnärzte sagen, erfunden.

Kullmer: Interessant ist, dass der neue Zahntyp ungefähr mit dem Auftauchen der Blütenpflanzen zusammenfiel. Parallel dazu nahm die Insektenvielfalt enorm zu. Die Säuger eroberten mit ihren neuen Zähnen also neue Nahrungsquellen. Die Scherkanten ihrer Zähne eigneten sich bestens dazu, den Chitinpanzer der Insekten aufzuschlitzen und sie zu verspeisen.

▶

Foto: Marcus Thelen/FOCUS-Magazin

Unser Gebiss nahm bei Insektenfressern seinen Anfang?

Schrenk: Diese Entwicklung war das Schlüsselereignis in der Evolution für alles, was später bei den Säugern und damit auch beim Menschen geschah. Vorher hatten die Zähne keine Kaufunktion, danach schon. Wozu sind Zähne bei uns denn wichtig? Zum Kauen! Und woraus besteht das? Aus Scheren, Reiben und Quetschen. Das haben die Säuger erfunden.

Kullmer: Es geht bei der Zahn-Evolution nicht nur darum, dass ein Tier sich neue Nahrungsquellen erschließt. Wem es gelang, eine gute mechanische Zerkleinerung der Nahrung der chemischen Verarbeitung im Magen-Darm-Trakt vorzuschalten, der verdaute schneller und effizienter. Daneben verschaffte er sich einen Freiraum für eine körperliche Umgestaltung. Mit guten Zähnen kann sich zum Beispiel der Darm verkürzen, das Körpergewicht sinkt, und es steht mehr Energie für die Entwicklung des Gehirns zur Verfügung.

Schrenk: Dafür ist der Homo sapiens ein gutes Beispiel: Wir können pflanzliche Nahrung nicht aufschließen, wenn sie roh ist, sondern müssen die Nahrung bis auf die Zellen mechanisch zerquetschen. Das geht aber nur, wenn die Zähne auf das Feinste eingeschliffen sind. Deswegen sind die Facetten so wichtig.

Facetten?

Kullmer: Bei Gebrauch schleifen sich gegenständige Zähne ab und schmiegen sich so einander an. Das ist nicht nur Abnutzung. Erst durch den Abschliff gewinnt das Gebiss seine höchste Effizienz. Es entstehen Kanten und Flächen, die das Kraft sparende Abscheren und das Quetschen der Nahrung ermöglichen. Wenn dagegen die Passgenauigkeit von Ober- und Unterkiefer nicht gegeben ist, dann bekommt das Lebewesen die Nahrung nicht klein.

Sie haben eingangs den Hai erwähnt. Das Tier hat den Vorteil, dass es nicht zum Zahnarzt muss. Nutzen sich seine Zähne

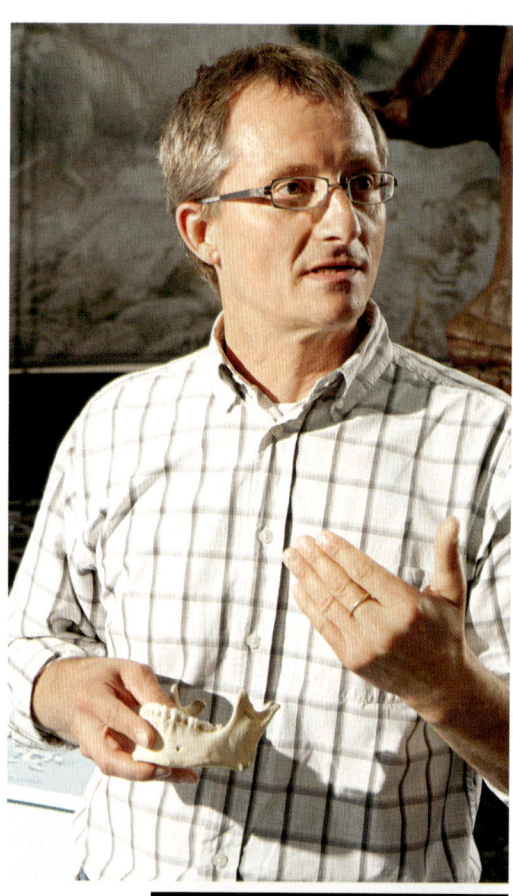

»Ein Gebiss muss sich einschleifen – das ist wie beim Motor eines neuen Autos«

Ottmar Kullmer, 48
Der Senckenberg-Paläontologe hat sich auf den Zusammenhang von Zahnform und Zahnfunktion bei Primaten und Menschen spezialisiert.

ab, fallen sie aus und werden durch neue ersetzt. Wieso hat der Mensch das nicht?

Schrenk: Das wäre ein Wunschtraum! Aber dafür ist das menschliche Gebiss zu spezialisiert. Das ist wie mit einer Behausung. Entweder man hat ein komplexes Gebäude, das man einmal baut und danach nicht mehr verlegen kann, oder einfache Zelte, die transportabel sind. Das Krokodil hat ein ganz einfaches Gebiss …

… und keine Karies …

Kullmer: (*lacht*) … weil es einen permanenten Zahnwechsel durchführt. Das geht aber nur, weil das Krokodil keine Okklusion hat. So kann ein Zahn ausfallen und ein neuer nachwachsen. Währenddessen fällt die Gebissfunktion nicht aus.

Schrenk: Heute spielt das bei uns Menschen keine Rolle mehr, wir kochen alles vor. Aber in der Wildnis wäre ein Ausfall der Gebissfunktion fatal. Ein Lebewesen mit kompliziertem Gebiss hätte bei einem fortlaufenden Zahnwechsel keine große Überlebenschance.

Kullmer: Der notwendige Abschliff ist auch eine große Herausforderung für die Zahnmedizin. Denn: Wenn ich in ein benutztes, also abgeschliffenes Gebiss einen neuen Zahn setze, kann dieser gar nicht passen. Es entstehen dann nur Punktkontakte, das heißt, die ganze Last beim Zubeißen kommt nur an kleinsten Schmelzflächen an. Im schlimmsten Fall können die entstehenden Fehl- und Überlasten dazu führen, dass ein Höcker ab- oder der Zahn auseinanderbricht.

Schrenk: Dann fliegt ein Stück des neuen, gerade aus China eingeflogenen Keramikzahns weg.

Das heißt, der Zahnarzt müsste den Zahn vorher genauestens einschleifen?

Kullmer: Nein, das wäre die Aufgabe des zahntechnischen Labors. Wir dürfen nicht vergessen: Das System ist so fein justiert und sensibel, dass ein Mensch beim Kauen noch die feinsten Unterschiede spürt. Ein Beispiel: In der Geologie dient eine Kauprobe dazu, um Ton und Silt zu unterscheiden. Wenn es anfängt zu knirschen, ist es Silt, Ton fühlt sich weich wie Butter an. Der Unterschied in der Korngröße liegt bei zwei Mikrometern oder zwei Tausendstelmillimetern. Der Mensch kann das problemlos mit seinen Zähnen spüren. In der Zukunft der Dentaltechnik wird es also darum gehen, am Patienten Belastungsdaten zu erheben, noch bevor der Zahnarzt die Rekonstruktionen einsetzt.

Müsste man einen neuen Zahn nicht bereits mit dem zum gegenständigen Zahn komplementären Abschliffmuster herstellen?

Kullmer: Richtig, das ist ein weiterer wichtiger Aspekt. Sonst wird der Patient beim Kauen selbst versuchen, dem gewohnten Abschliffmuster der verbliebenen Zähne zu folgen, und dabei Druck aufbauen. Die Folgen der unausgeglichenen Belastung können Schäden am Kiefergelenk, Kopfweh oder Ohrensausen sein. Die Verspannungen können sich bis in den Nacken, die Wirbelsäule und das Becken fortsetzen.

Wenn alles so fein justiert ist, wieso vollzieht der Mensch dann trotzdem einen Zahnwechsel, nämlich von den Milchzähnen zu den permanenten Zähnen?

Schrenk: Das muss so sein, weil der Kiefer eines Babys viel zu klein ist. Beim Menschen sind alle Zähne, sowohl die bleibenden, als auch die Milchzähne, von Geburt an angelegt, man sieht sie bloß nicht. Die meisten Zähne haben also die Kinder. Verlängert sich beim Heranwachsenden der Kiefer, wachsen die drei Backenzähne heraus. Was auch die Zahnärzte interessieren wird: Von den Backenzähnen existiert nur eine Generation, sie zählen also evolutionär zu den Milchzähnen.

Wie sieht der menschliche Kauapparat der Zukunft aus?

Schrenk: Vermutlich wird der Weisheitszahn nicht mehr gebildet, er bleibt einfach weg.

Er wird ja heute schon häufig gezogen, um im Kiefer Platz zu schaffen.

Kullmer: Ja, aber das ist eine andere Sache. Oft ist er gar nicht mehr angelegt. Ich weiß von mehreren Kindern, die nicht mehr alle Vorbackenzähne haben, statt zweien findet sich nur noch einer. Bei meiner Tochter ist das beispielsweise so. Deswegen sage ich ihr immer: Pass auf deine Milch-Vorbackenzähne auf, denn da kommen keine mehr nach.

Was ist der Grund dafür, dass Vorbackenzähne wegbleiben?

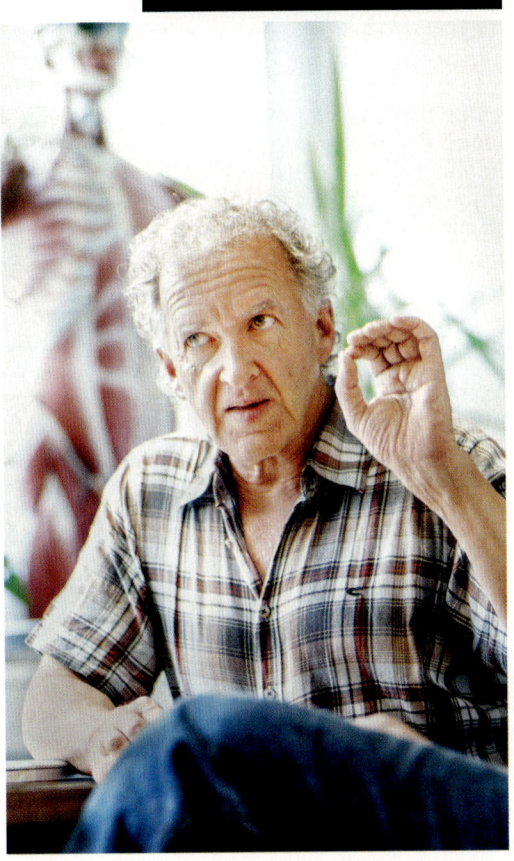

»Schon die ersten Menschen vor 7 Millionen Jahren hatten kleinere Eckzähne«

Friedemann Schrenk, 56
Der Forscher vom Frankfurter Senckenberg-Institut entdeckte in Malawi (Afrika) den 2,5 Millionen Jahre alten Unterkiefer eines Urmenschen.

Kullmer: Es gibt dazu eine kontroverse Diskussion. Wer einen Vormenschenkiefer mit dem eines Homo sapiens vergleicht, sieht sofort: Der moderne ist deutlich verschlankt. Die Belastung ist geringer, der Kiefer kleiner und kürzer, die Muskulatur daran stark reduziert.

Schrenk: Die Kaubelastung wurde im Verlauf der Evolution des Menschen immer geringer.

Kullmer: Auch innerhalb des Kiefers hat sich die Belastung verschoben. Bei uns liegt die Hauptlast auf dem ersten und zweiten Backenzahn, der dritte muss kaum noch Druck aushalten. Er wäre also verzichtbar.

Vor gut sieben Millionen Jahren trennte sich die Linie des Schimpansen von der des Menschen. Forscher machen die Unterschiede meist an den Zähnen fest. Warum?

Kullmer: Die Affen damals waren überwiegend Früchtefresser. Die ersten Menschen hatten sich dagegen auf härtere Nahrung mit Schalen oder Fasern verlegt. Deswegen besitzen die Zähne des Menschen einen dickeren Schmelz.

Schrenk: Es gibt aber noch einen anderen gravierenden Unterschied: Bereits die ersten Vormenschen vor sieben Millionen Jahren weisen im Vergleich zu den Affen deutlich verkleinerte Eckzähne auf. Wenn man weiß, dass die Primaten diese Zähne als Macht- und Tötungsinstrumente einsetzen, mit deren Hilfe die Männchen um die Weibchen konkurrieren, so sagt uns das vieles über das Geschlechterverhältnis. Bilden sich die Eckzähne nämlich zurück, heißt das, sie wurden nicht mehr gebraucht.

Kullmer: Das bedeutet wiederum, dass starke Konkurrenz der Männchen untereinander in den Hintergrund trat zu Gunsten des typisch menschlichen Sozialverhaltens mit Paarbindung, Hilfsbereitschaft und Arbeitsteilung.

Schrenk: Entscheidend ist, dass dies offenbar keine Errungenschaften waren, die der Mensch erst spät in seiner Evolution erfand. Nein, die verbesserte Kooperation war vermutlich die entscheidende Triebfeder, die überhaupt erst zur Trennung der Affen und Menschen führte, womöglich hatte sie schon zuvor eingesetzt. Der Mensch ist ein außergewöhnlich sozialer Affe. Das zeigt uns die Form der Zähne. ∎

INTERVIEW: WERNER SIEFER

Der schmerzhafte Fraß des
Zahnwurms

Mit Nadeln, scharfen Löffeln und Handbohrern kratzten Behandler Karieslöcher aus und füllten sie mit Blei oder Gold. Bis zur **Erfindung der Narkose** erlitten ihre Patienten Höllenqualen

Überliefertes

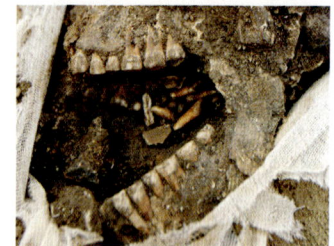

Tadelloses Gebiss

Die Zähne der 4000 Jahre alten in Mecklenburg entdeckten Mumie sind an den Kauflächen abgerieben – von Karies aber keine Spur.

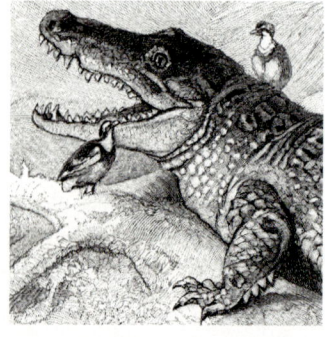

Symbol der Hygiene

Der Philosoph Aristoteles (um 350 v. Chr.) meinte, ein Vogel reinige dem Krokodil die Zähne.

Karies mag eine Plage sein, doch die längste Zeit der Geschichte war sie in der Bevölkerung kaum verbreitet: Während Zahnärzte heute bei nahezu allen Patienten Spuren davon finden, machen Archäologen nur sehr selten einen Befall an steinzeitlichen Gebissen aus. Zucker, Hauptverantwortlicher für den Lochfraß, war in den meisten Kulturen ein seltenes Luxusgut. Unseren Vorfahren drohte dagegen eine andere Gefahr. In der Steinzeit waren bereits bei Jugendlichen die Zähne bis auf den Kiefer abgeschliffen. Ursache waren Kieselteilchen der grobkörnigen Mahlsteine im für die Nahrung verwendeten Mehl.

Erst mit dem Wohlstand der ersten Hochkulturen trat Karies auf, da die Oberschicht Süßes konsumierte. Allerdings rätselten die Ägypter und Babylonier, wie die Löcher in die Zähne kommen. Eine vor 4000 Jahren beschriebene Tontafel im Britischen Museum in London belegt, dass die Gelehrten im Zweistromland einen Wurm der üblen Tat verdächtigten. „Aus dem Zahn will ich saugen sein Blut und vom Zahnfleisch das Mark kauen", lässt der Text den Schädling reden.

Die Erzählung ist die Einleitung einer Beschwörungsformel zu einer historischen Zahnbehandlung: „Wurm! Möge Gott Ena dich schlagen mit seiner Hand!" Dreimal sollte der Kranke den Spruch vor einer aus Bier und Öl gemischten Arznei aufsagen, bevor er damit seinen löchrigen Zahn umspülte. Die Vorstellung vom Wurm, der sich durch den Zahn frisst, hielt sich bis Ende des 18. Jahrhunderts.

Kunstvoll gebogene Silberstäbe aus der Zeit der frühen chinesischen Kaiserreiche (2. Jhdt. v. Chr.) sind die frühesten Zeugnisse einer Zahnpflege. Bis vor gut 200 Jahren blieben solche Zahnstocher die einzigen Instrumente der Mundhygiene. Zahnbürsten kamen gegen Ende des 18. Jahrhunderts auf und verbreiteten sich zuerst als Modeströmung in Paris. „Meine Damen: Vergewissern Sie sich folgender Wahrheit: Die Schönheit im Allgemeinen, das ist die Blüte der Gesundheit", schrieb Jean Joseph Lemaire (1782–1834) in seinem Bestseller „Der Dentist der Frauen" aus dem Jahr 1812.

Bereits im 15. Jahrhundert entwickelten Dentisten ihre eigenen Spezialwerkzeuge. Sie entwarfen Zangen, mit denen Zähne sicher gefasst werden konnten, ohne dass sie beim ersten festen Griff zerbrachen. Das bekannteste Instrument, ein Zahnzieher, wurde „Pelikan" genannt. Es bestand aus einem justierbaren Haken, dessen Form an einen Vogelkopf erinnert. Der Pelikan funktionierte wie der Flaschenöffner eines Schweizer Taschenmessers: Den Haken klemmte der Behandler hinter den kranken Zahn, das Widerlager stützte er am darunterliegenden Kiefer ab.

Löcher füllten die Zahn-Handwerker ab dem späten Mittelalter mit flüssigem Blei, „plumbum" auf Lateinisch. Daher stammt unser Wort für Plombe. Ende des 15. Jahrhunderts setzte sich Gold durch, trotz des hohen Preises. Die Ärzte trugen es in Folien auf, mit der sie Schicht für Schicht die zuvor ausgestocherte und gereinigte Karieshöhle bedeckten. Für ▶

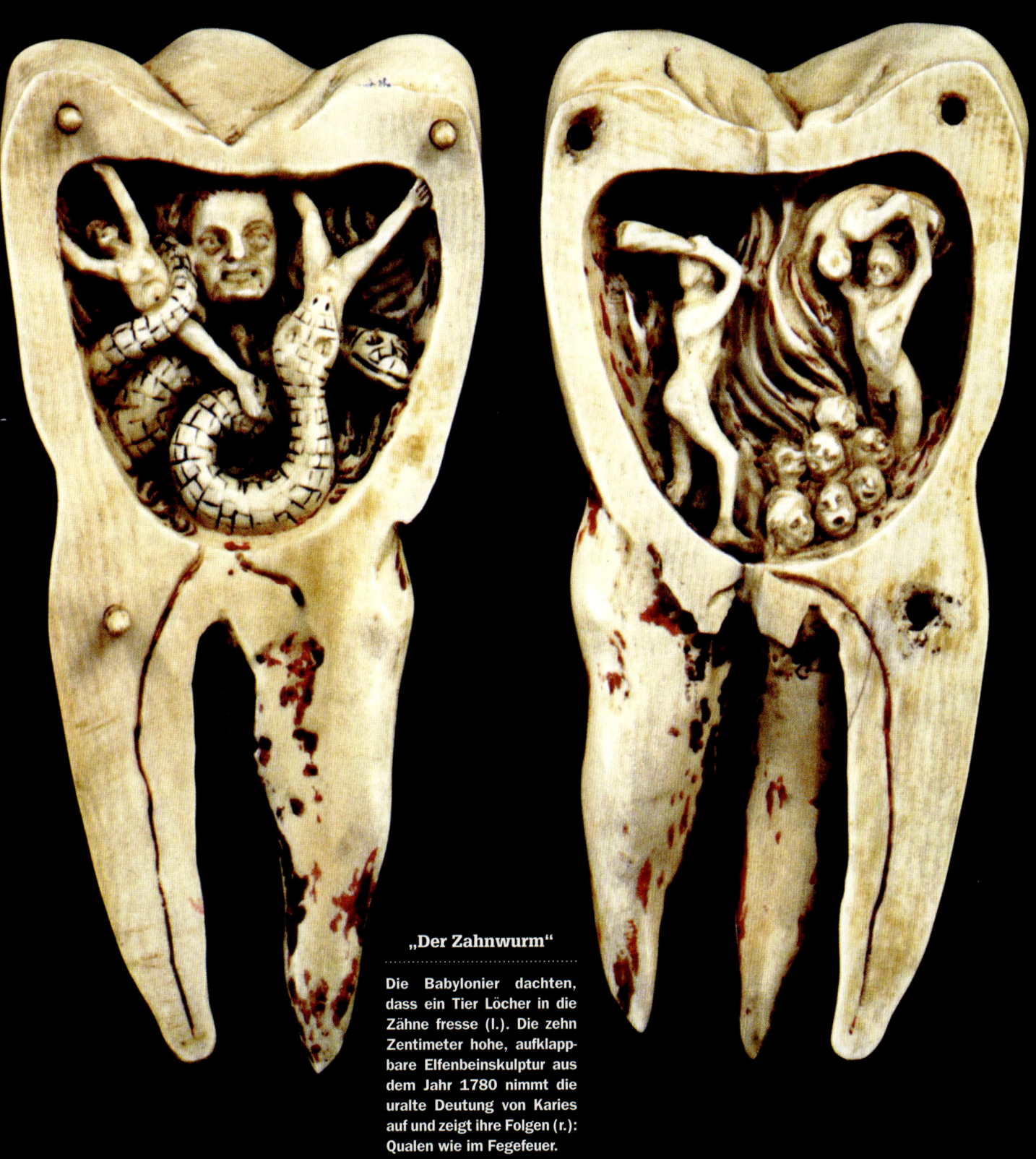

„Der Zahnwurm"

Die Babylonier dachten, dass ein Tier Löcher in die Zähne fresse (l.). Die zehn Zentimeter hohe, aufklappbare Elfenbeinskulptur aus dem Jahr 1780 nimmt die uralte Deutung von Karies auf und zeigt ihre Folgen (r.): Qualen wie im Fegefeuer.

Fotos: Musée de l'école dentaire de Paris, Sabine Fahrenbach aus dem Buch

Frühe Behandlung

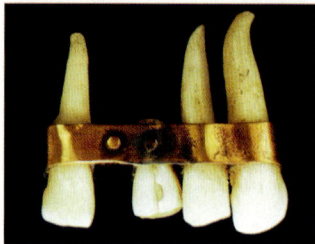

Edle Prothese

Ein reicher Etrusker ließ sich um 400 v. Chr. den Zahnersatz anfertigen. Ein Goldband mit Nieten überbrückt die Zahnlücke.

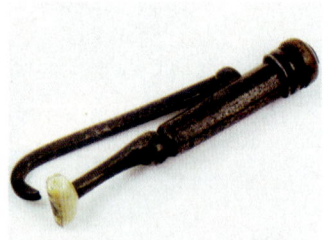

Rustikaler Zahnzieher

Der Behandler klemmte den Haken hinter den Zahn, setzte den weißen Stempel an den Kiefer und drehte den Knauf (um 1780).

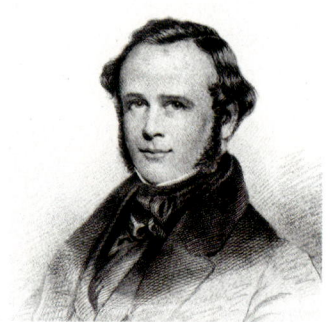

Lachgas-Pionier

Der US-amerikanische Zahnarzt Horace Wells (1815–1848) gilt als Entdecker der Narkose.

kleine Löcher etablierte sich die Klopffüllung: Ein Hämmerchen trieb das Gold in den Zahn. Seit gut 200 Jahren gibt es Quecksilber-Füllungen: Ein Amalgam aus Metallen, das durch Erwärmung weich gemacht wird, sich der Anatomie anpasst und bei Körpertemperatur stabil bleibt – das galt als ideale Füllung. Über die potenzielle Gesundheitsgefahr der Legierungen stritten Experten recht früh. Tatsächlich operierten Zahnärzte im 19. Jahrhundert mit hochgefährlichen Amalgamen, die viel Quecksilber enthielten. Doch auch ungefährliche Mischungen erregten Protest.

Vom medizinischen Standpunkt aus waren die Resultate der vor mehr als 100 Jahren ausgeführten Gold- und Amalgamfüllungen mit denen heutiger Technik vergleichbar. Bakteriologen lehrten: Alles kommt auf die Aushöhlung des Zahns an, in dem kein Infektionsherd verbleiben darf. Mit spitzen Nadeln, scharfen Metalllöffeln und Handbohrern kratzten Dentisten die Wunde aus und reinigten sie anschließend mit Alkohol – falls ihre Patienten die schmerzhafte Prozedur zuließen.

Ein großer Schritt nach vorn war die Einführung der Tretbohrmaschine. Der New Yorker Zahnbehandler John Greenwood hatte das alte Spinnrad seiner Mutter

umgebaut und einen Bohrer daraus konstruiert, den er mit den Füßen antrieb. Damit hatten Operateure ab 1870 beide Hände frei. Außerdem drehte sich ihr Bohrer weitaus schneller als der zwischen den Fingern gezwirbelte Stab.

Erste moderne Prothesen entwickelte der italienische Seemann Giuseppangelo Fonzi Anfang des 19. Jahrhunderts. Er hatte sich seine Techniken selbst beigebracht. Mit seinen Instrumenten zog er um die Welt und ließ sich in Paris nieder, wohin bald zahnlose Mitglieder europäischer Fürstenhäuser pilgerten. Fonzi ließ der Form des Gebisses angepasste Mineralzähne in einem Brennofen herstellen und fixierte sie mit Platinhaken – die ersten Keramikprothesen. Seine Konkurrenten entwickelten ab 1820 Porzellanzähne, die sie mit einer farbigen Glasur überzogen.

Individuell angefertigte, kosmetisch ansprechende und haltbare Prothesen waren für die meisten Patienten kaum zu bezahlen. Wer sich teures Porzellan nicht leisten konnte, musste auf „ekelhafte Leichenzähne" zurückgreifen, wie ein Zahnarzt der Gründerzeit die übliche Praxis nannte. Auch hier wurde gutes Material gesucht, das billig war, „wenn der Krieg seine Ernte eingebracht hatte und man die schönsten Zähne bekam".

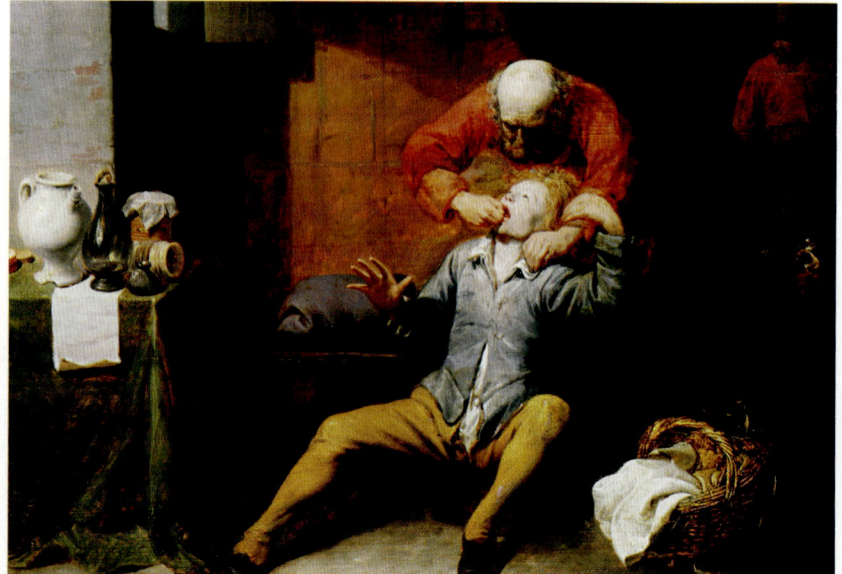

Trauma in Farbe Die Angst vor den Schmerzen beim Zahnbehandler beschäftigte Künstler durch alle Epochen – wie hier auf dem Gemälde des Flamen David Ryckaert (1612–1661)

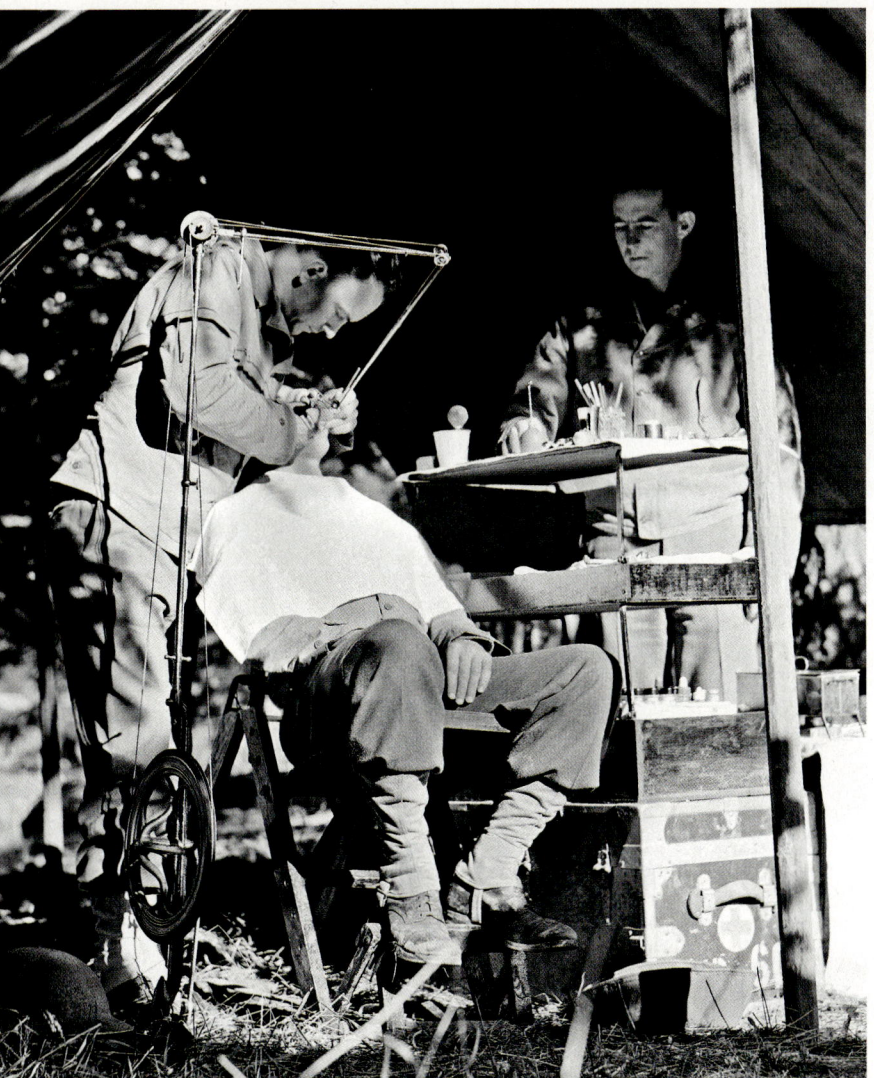

Schnelle Hilfe im Feld Der fußbetriebene Bohrer nach Art eines Spinnrads war transportabel und lief auch ohne Strom – wie das Bild der US-Armee von 1942 zeigt

Die Entwicklung einer schmerzfreien Behandlung bedeutete einen entscheidenden Wendepunkt in der Geschichte der Zahnheilkunde. Sie war die Voraussetzung für dauerhaften Zahnerhalt und Zahnersatz. Einer der Pioniere war Horace Wells. Der US-Amerikaner begann im Jahr 1844, mit Lachgas zu experimentieren, nachdem sich ein Freund im Rausch eine blutende Wunde zugezogen hatte und keinen Schmerz empfand. Wells erkannte die Bedeutung der Beobachtung für die Zahnbehandlung.

Doch die Lachgasnarkose war unpraktisch. Der Patient inhalierte den Stoff aus einer Flasche, während der direkt daneben arbeitende Zahnarzt versuchte, bei Bewusstsein zu bleiben. Wells suchte nach Alternativen und begann, Selbstversuche mit Chloroform, Schwefelsäure und Alkohol anzustellen. Erst Jahre später etablierte sich die Innovation der Zahnbehandler auch bei Chirurgen und Ärzten. Eine weitere Erleichterung bedeutete die Einführung der Lokalanästhesie, die sich ab 1910 durchsetzte. Der Patient musste nicht mehr betäubt werden: Es genügte, eine Kokainlösung in die Nähe der Nerven zu spritzen.

Zahnmediziner erkannten, dass Karies eine Folge von Ernährung, Infektionen und mangelnder Mundhygiene ist. Vor gut 100 Jahren initiierten sie ein Projekt, das bis heute die größten Aussichten gegen Zahnschmerzen verspricht: Prophylaxe. Wanderausstellungen propagierten in den 1920er-Jahren den korrekten Gebrauch der Zahnbürste, und Krankenkassen zahlten erstmals für effektive Vorsorgeuntersuchungen. Der erfolgreiche Kampf gegen den Zahnwurm, er dauert zweimal täglich drei Minuten. ∎

PHILIPP OSTEN

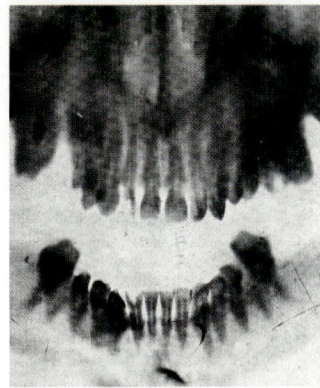
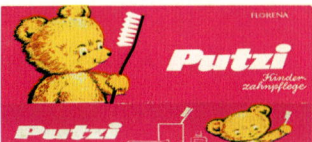

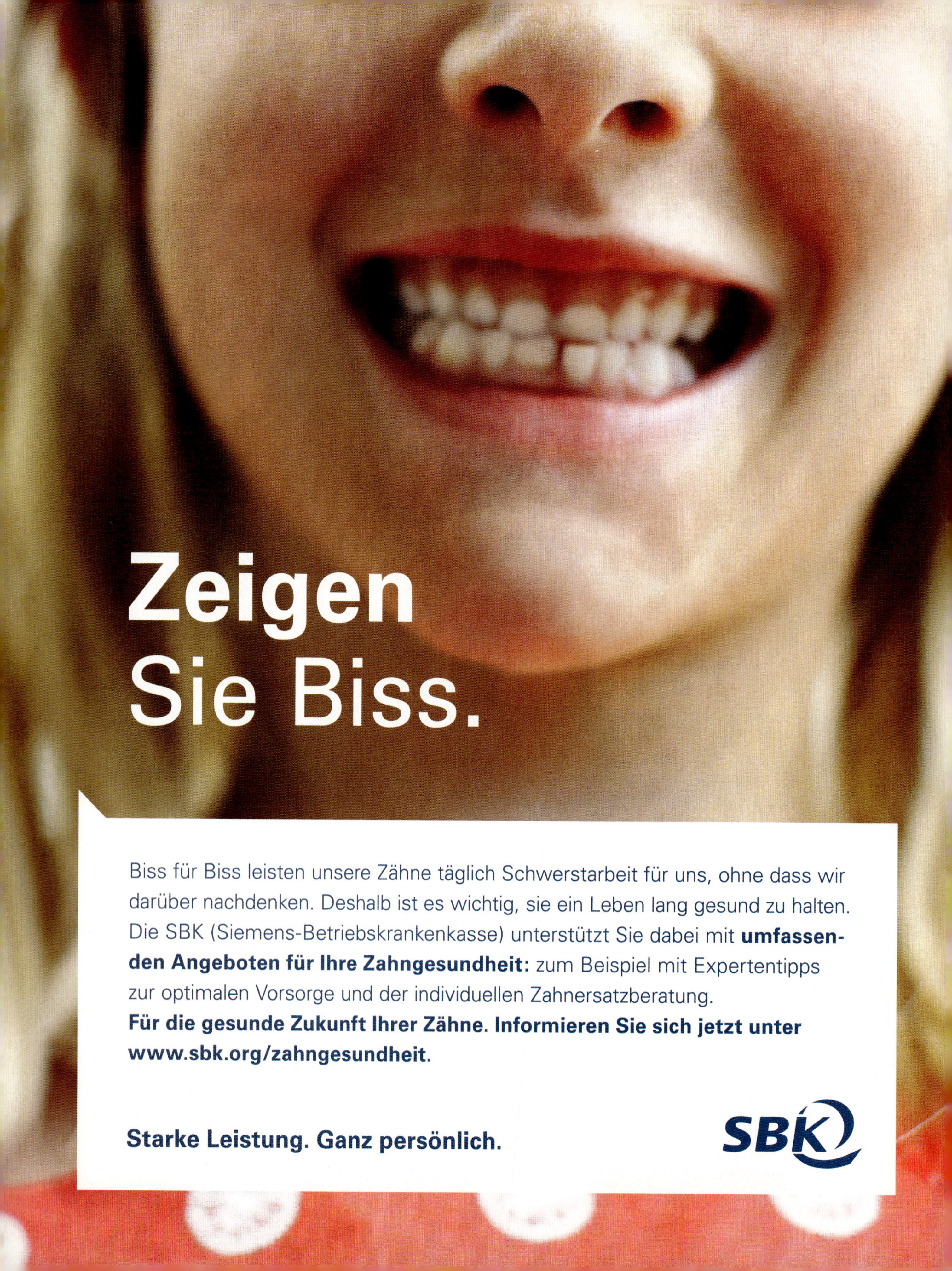

Zeigen Sie Biss.

Biss für Biss leisten unsere Zähne täglich Schwerstarbeit für uns, ohne dass wir darüber nachdenken. Deshalb ist es wichtig, sie ein Leben lang gesund zu halten. Die SBK (Siemens-Betriebskrankenkasse) unterstützt Sie dabei mit **umfassenden Angeboten für Ihre Zahngesundheit:** zum Beispiel mit Expertentipps zur optimalen Vorsorge und der individuellen Zahnersatzberatung. **Für die gesunde Zukunft Ihrer Zähne. Informieren Sie sich jetzt unter www.sbk.org/zahngesundheit.**

Starke Leistung. Ganz persönlich.

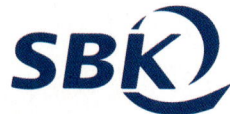

Zähne reparieren

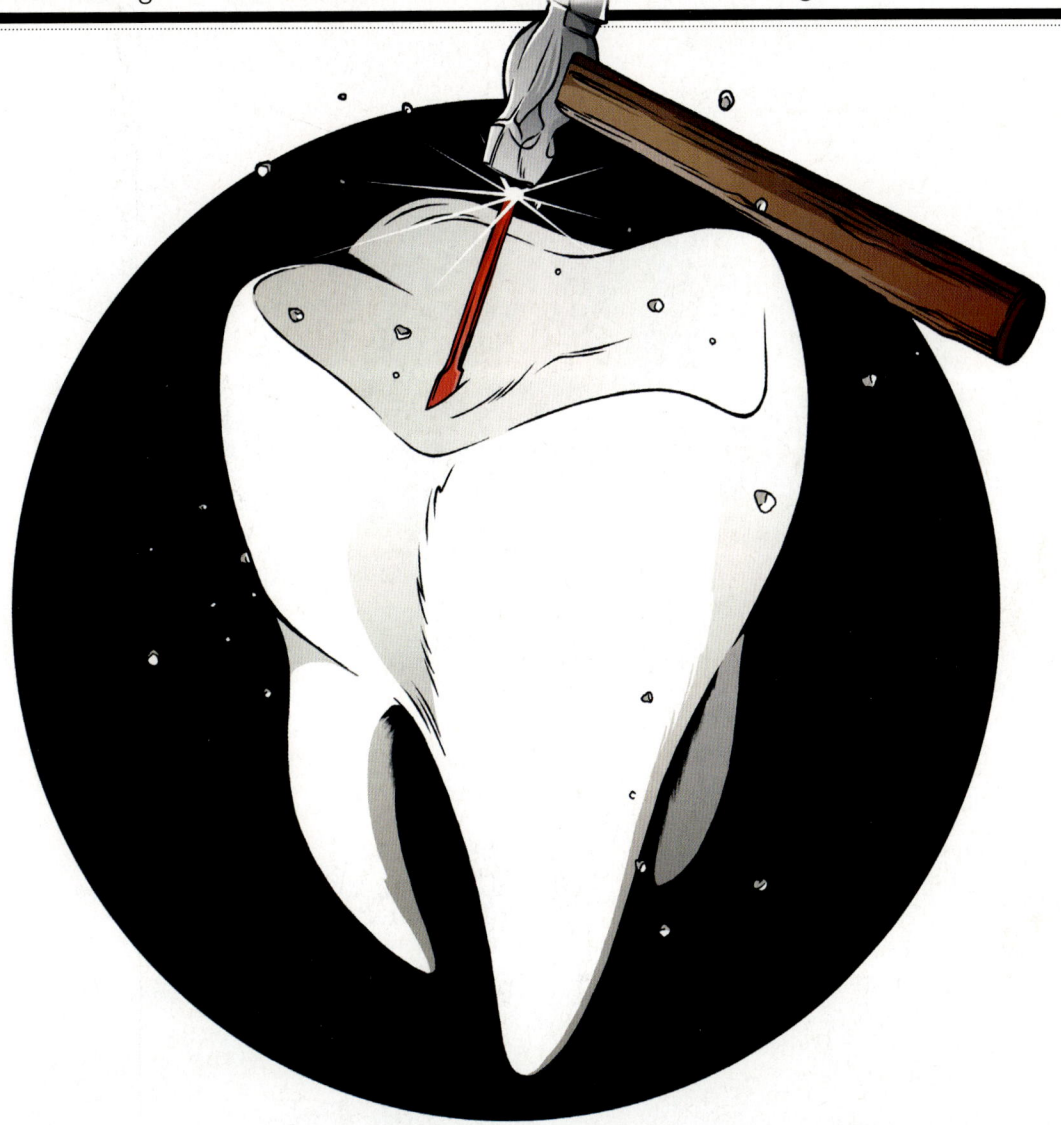

10 Millionen Deutsche haben eine **unbehandelte Zahnbettentzündung.** Eine konsequente Therapie beim Spezialisten verhindert, dass die Zähne ausfallen. **S. 40**

»Es gibt in Deutschland immer noch viel zu viel Milchzahnkaries, schon bei Zwei- bis Dreijährigen«

Christian Splieth
Professor für Präventive Zahnmedizin und Kinderzahnheilkunde, Greifswald **S. 50**

Eine Wurzelbehandlung rettet Zähne auch dann noch, wenn der Schaden schon sehr groß ist. Zu oft setzen Zahnärzte in solchen Fällen Implantate ein. Inzwischen steigt die Zahl der Patienten, die ihre eigenen Zähne so lange wie möglich behalten wollen. **S. 20**

Regelrecht herausgesprengt wird von Karies befallenes Zahngewebe mit dem Infrarot-Laser. 30 bis 50 Pulse pro Sekunde schießen aus dem Instrument. Ohne unangenehmes Surren und weniger schmerzhaft als ein Bohrer, entfernt die Lichttechnik gezielt nur kranke Stellen. **S. 36**

Das Übel an der

Wurzel

Experten der Endodontologie können scheinbar **unheilbar kranke Zähne** retten und so Implantate vermeiden

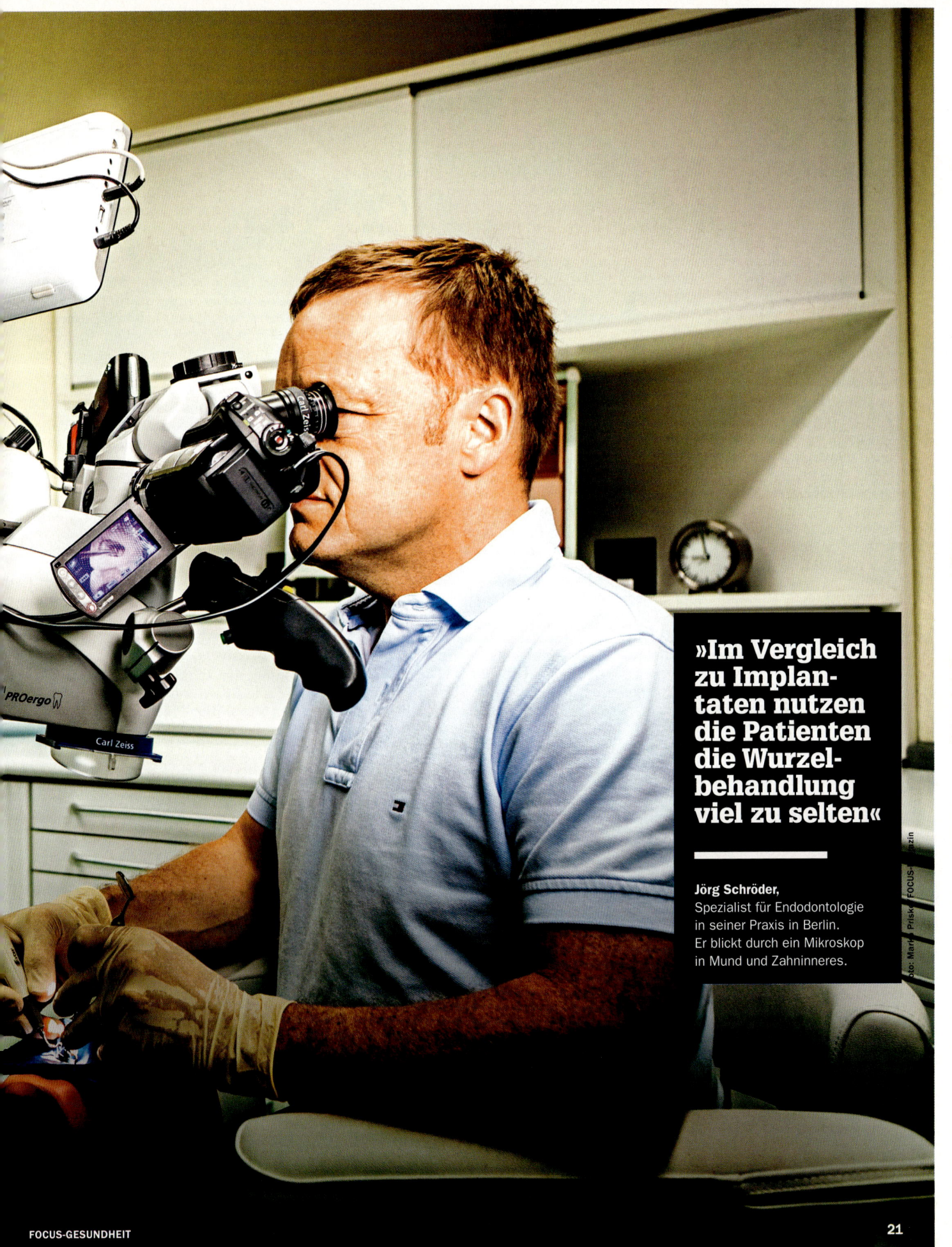

»Im Vergleich zu Implantaten nutzen die Patienten die Wurzelbehandlung viel zu selten«

Jörg Schröder,
Spezialist für Endodontologie in seiner Praxis in Berlin. Er blickt durch ein Mikroskop in Mund und Zahninneres.

Gleißend ist das Licht, blitzblank sind die Arbeitsflächen, kühl die Farben. Ein Spülbecken, allerlei Bohrer, Sauger und Schläuche sind um den hellblauen Stuhl angeordnet, der sich auf Knopfdruck hydraulisch in die Horizontale bewegt. Auf den ersten Blick sieht alles aus wie in einem typischen Behandlungszimmer beim Zahnarzt. Auf den zweiten fällt auf: Jörg Schröder beugt sich nicht – wie üblich für einen Zahnmediziner – mit dem Oberkörper über das Gesicht seines Patienten. Er sitzt aufrecht hinter dessen Kopf. Seine Augen blicken in das Okular eines schwenkbaren Mikroskops, die Hände arbeiten im Mund des Patienten.

Jörg Schröders Welt ist das Innere des Zahnes. Tagtäglich erobert er die darin verlaufenden Wurzelkanäle mit dem Dentalmikroskop, das ihm den genauen Blick in diesen verzweigten Untergrund eröffnet. Schröder ist Endodontologe. Im Griechischen bedeutet „endo" das „Innere" und „odont" der „Zahn".

Seit einigen Jahren wird das Wissen dieser Spezialisten zunehmend nachgefragt. Immer mehr Patienten erkennen, dass kein Ersatz so gut ist wie der eigene Zahn, und versuchen, ihre Zähne so lange wie möglich zu erhalten, auch wenn sie noch so krank sind. Vor allem zum Implantat gilt die Wurzelbehandlung als eine lohnende wie schonende Alternative.

Auf einem Flachbildschirm an der rechten Wand ist ein Backenzahn dreißigfach vergrößert zu sehen. Die Mitarbeiterin legt entspannende Musik ein, setzt die Schutzbrille auf und spannt ein blaues Gummituch um den Zahn. Es summt leise unter dem Bohrer. Das Provisorium, das den Zahn verschloss, ist gelöst. Der Ort des Geschehens liegt frei: drei kleine schwarze Löcher, die in die Tiefe der Wurzel hinabführen.

Bis zu zwei Zentimeter geht es von den Eingängen der Wurzelkanäle in die Tiefe des Backenzahns im linken Unterkiefer. Die Gänge sind gefüllt mit Nerven, Blutgefäßen und Bindegewebe, auch Pulpa genannt. Frisst sich dort eine Karies hinein, meldet sich der Zahn mit heftigen Schmerzen. Wandert die Entzündung weiter in den Kieferknochen und bildet dort einen Abszess, muss der Zahn nicht selten entfernt werden. Doch

eine Wurzelkanalbehandlung kann den Zahn selbst dann noch retten, wenn der Schaden schon groß ist.

„Im Vergleich zur Implantologie wird die Endodontie aber noch zu selten wahrgenommen", kritisiert Endo-Spezialist Schröder. Viele Zähne werden gezogen, die mit einer Zahnwurzelbehandlung eigentlich noch hätten gerettet werden können. Doch Schröder erkennt in seiner Praxis ein Umdenken. „Immer mehr Menschen wollen ihre eigenen Zähne so lange wie möglich behalten."

Aktuelle Zahlen belegen nur eine leichte Zunahme: Im Jahr 1991 behandelten Zahnärzte der Kassenzahnärztlichen Bundesvereinigung zufolge 6,9 Millionen Wurzelkanäle, 2010 waren es 7,4 Millionen. Die Zahl der gezogenen Zähne nahm im gleichen Zeitraum um drei Millionen von 16,2 auf 13,2 Millionen ab.

Auch Gert Marynissen hat sich zu einer Wurzelbehandlung entschlossen. Der 40-jährige Ingenieur wünscht sich für seine Zähne eine optimale Therapie. Seit Jahren lebt und arbeitet der gebürtige Belgier in Berlin. Nur zum Zahnarzt flog er bisher noch ins heimische Antwerpen. Nun sitzt und liegt Marynissen bei Schröder in Berlin auf dem

hellblauen Stuhl. „Für die komplizierte Behandlung habe ich einen Fachmann vor Ort gesucht", sagt Marynissen. „Ich musste lange recherchieren. Aber wenn er meinen Zahn retten kann, hat sich die Zeit gelohnt."

Marynissen ist ein typischer Fall in der Spezialpraxis: Vier von fünf Patienten gehen für unkomplizierte Zahnprobleme zum Zahnarzt ihres Vertrauens. Bei entzündeten Wurzelkanälen, die sich durch Kälteempfindlichkeit und Druckschmerz bemerkbar machen, überweisen die Kollegen sie jedoch zu einem Spezialisten. Schröder behandelt daher überwiegend „Problemfälle", die zum Beispiel schon ein zweites oder drittes Mal unters Mikroskop müssen.

Beliebt ist die Behandlung nicht, sie dauert mehrere Stunden. Die Gänge sind stark verzweigt, individuell gekrümmt wie die Wurzeln eines Baumes, manchmal gibt es Querverbindungen. „Um sich darin zurechtzufinden, sind gute anatomische Kenntnisse und viel Zeit nötig", erklärt Schröder. Vor allem für die hinteren Backenzähne mit drei oder vier Wurzeln braucht der Patient Geduld, der Zahnarzt Fingerspitzengefühl und Erfahrung.

Mit Nickel-Titan-Feilen, die aussehen wie Stecknadeln und so dünn sind wie ein Haar, dringt der Zahnarzt in alle Kanäle der Zahnwurzeln ein, erweitert und reinigt sie. Nur wenn er alle Bakterien aus dem verzweigten Wurzelnetz entfernt hat, lässt sich die Entzündung nachhaltig stoppen. Bleiben nur wenige Erreger zurück, kann die Infektion wieder aufflammen. Um das zu verhindern, entfernt Schröder das gesamte Pulpagewebe, spült und desinfiziert die Wurzelkanäle mehrmals und versiegelt sie mit Füllmaterial. Später überzieht er den Zahn mit einer Krone. Sitzt die Entzündung an der tief gelegenen Wurzelspitze, bohrt der Spezialist den Knochen von außen auf und kappt die Wurzelenden. Diese seltene chirurgische Wurzelspitzenresektion führen neben Spezialisten für Endodontie auch Mund-Kiefer-Gesichts-Chirurgen durch.

In 90 Prozent der Fälle ist Karies der Grund für eine Wurzelentzündung. Erscheint der Zahn verdächtig, sollte der Patient beim Zahnarzt auf eine Röntgenuntersuchung pochen. Und zwar am besten mit einem Gerät, das ▶

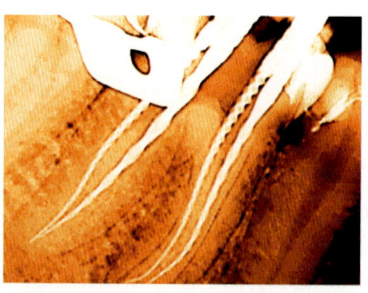

Optische Kontrolle

Auf dem Röntgenbild des Gebisses werden die Zahnwurzeln mit den feinen Wurzelkanälen hell sichtbar. So kann der Arzt die Länge und die Verzweigung der Kanäle mit dünnen Metallnadeln ermitteln. Anschließend werden die Kanäle erweitert, gereinigt und die Hohlräume gefüllt.

Foto: Marko Priske/FOCUS-Magazin

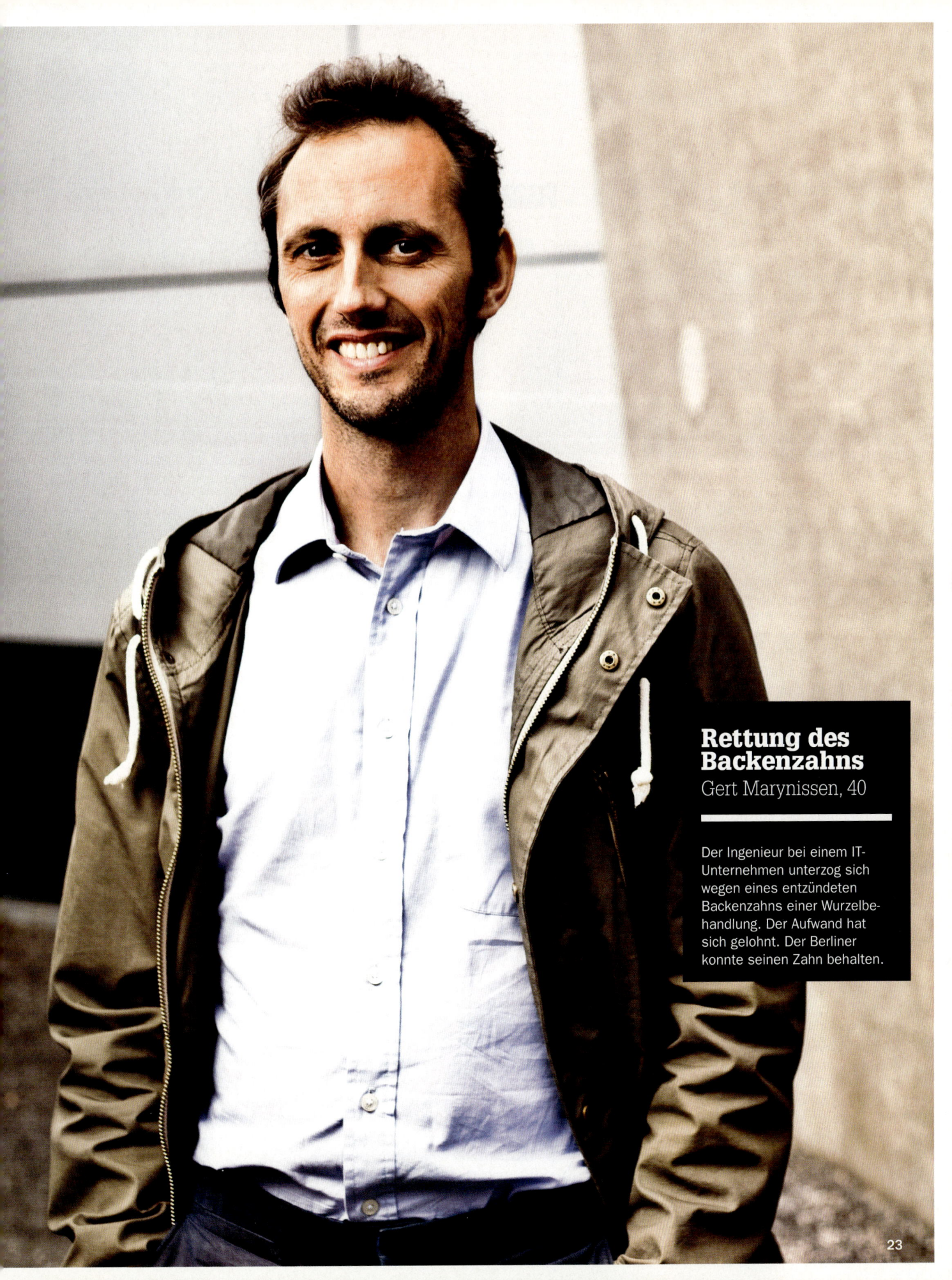

Rettung des Backenzahns
Gert Marynissen, 40

Der Ingenieur bei einem IT-
Unternehmen unterzog sich
wegen eines entzündeten
Backenzahns einer Wurzelbehandlung. Der Aufwand hat
sich gelohnt. Der Berliner
konnte seinen Zahn behalten.

dreidimensional abbildet, da sich die Entzündung auf einem normalen Röntgenbild oft nicht erkennen lässt. „Aus Studien wissen wir, dass in den meisten Fällen der Wurzelentzündungen der Knochen beteiligt ist", erklärt Bijan Vahedi, Endodontologe mit eigener Praxis in Augsburg. Die dreidimensionale Röntgendiagnostik mittels hochauflösenden dentalen Volumentomogramm (DVT) bildet die weit verzweigten Wurzelkanäle am besten ab.

Damit noch mehr Patienten die Möglichkeiten der modernen Endodontie kennen lernen, hat die Deutsche Gesellschaft für Endodontologie und zahnärztliche Traumatologie (DGET) kürzlich die Online-Informationskampagne „Erhalte Deinen Zahn" gestartet. Man möchte erreichen, dass mehr Menschen auf den Zahnerhalt setzen. „Wir hoffen, dass die Wurzelbehandlung in der Öffentlichkeit bald so bekannt ist wie Krone oder Inlay", sagt Vahedi, Vorstandsmitglied der DGET und Mitinitiator der Aktion.

Eine Garantie, dass der Zahn gerettet wird, gibt es nicht. Die Faustregel: Wenn die Entzündung nach zwei Jahren nicht mehr auf dem Röntgenbild zu sehen ist, stehen die Chancen gut. Sicherheit gibt es erst nach vier Jahren. Die Erfolgsraten bei Erstbehandlung liegen zwischen 80 und 95 Prozent. Wird ein zweiter Eingriff nötig, sind es durchschnittlich noch 60 bis 80 Prozent. Eine chirurgische Wurzelspitzenresektion gelingt abhängig vom betroffenen Zahn und dem verwendeten Material in 50 bis 90 Prozent der Fälle.

Eine breite Spanne. Doch wovon hängt das Ergebnis ab? Von der Erfahrung des Zahnarztes, den Geräten in seiner Praxis, der Wurzelkrümmung oder dem Immunsystem des Patienten? „Es ist die Mischung aus allem", erklärt Michael Hülsmann, Professor für Zahnerhalt an der Universität Göttingen. Das Wichtigste sei, dass der Zahnarzt ein gutes Konzept habe. „Er muss einschätzen können, ob der Zahn fest genug im Knochen sitzt, das Gebiss sanierbar ist, er alle Wurzelkanäle erreichen kann und die nötige Erfahrung besitzt."

Ivonne Ammann konnte nach einer Wurzelbehandlung zwei Zähne behalten. Die 40-jährige Grundschullehrerin aus Bobingen bei Augsburg musste wegen starker Zahnschmerzen im rechten

Vorstoß in den Kiefer: die Wurzelkanalbehandlung

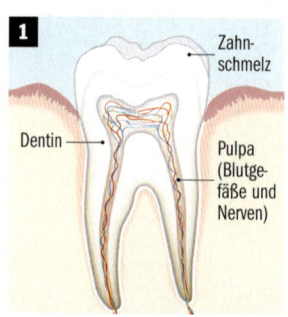

1

Zahnschmelz · Dentin · Pulpa (Blutgefäße und Nerven)

Der gesunde Zahn
Unter dem sehr harten Zahnschmelz und der etwas weniger harten Dentinschicht befindet sich ein weiches Gewebe: die Pulpa. Sie enthält Blutgefäße, Nerven und Bindegewebe.

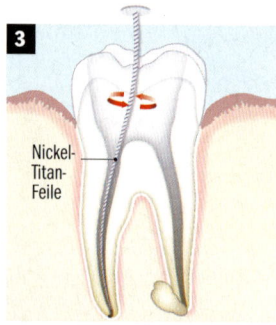

2

entzündete Pulpa · abgestorbene Pulpa · Abszess

Die erkrankte Zahnwurzel
Wenn sich die Pulpa entzündet, können starke Schmerzen und Schäden des Kieferknochens die Folge sein. Bei Infektionsanzeichen ist deshalb eine Wurzelbehandlung notwendig.

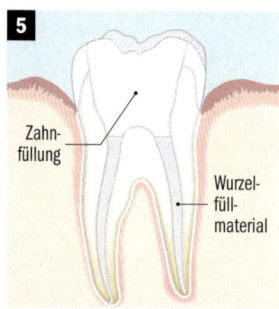

3

Nickel-Titan-Feile

Erweiterung der Kanäle
Zunächst öffnet der Endodontologe die Zahnkrone. Dann weitet er die verzweigten und gekrümmten Wurzelkanäle mit rotierenden Minifeilen aus einer Nickel-Titan-Mischung.

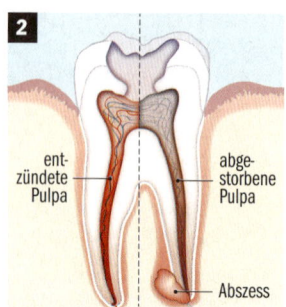

4

Mini-Kanüle · Desinfektionsmittel

Desinfektion und Reinigung
Mit einer kleinen Kanüle spritzt der Arzt Desinfektionsmittel in die Kanäle, um alle Keime zu entfernen. Das entzündete Gewebe spült er aus, die Spülflüssigkeit saugt er ab.

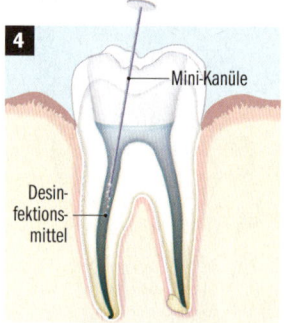

5

Zahnfüllung · Wurzelfüllmaterial

Füllung der Hohlräume
Sind alle Wurzelkanäle mehrmals durchspült, versiegelt sie der Spezialist mit Füllmaterial. Danach wird der Zahn zunächst mit einem Provisorium verschlossen.

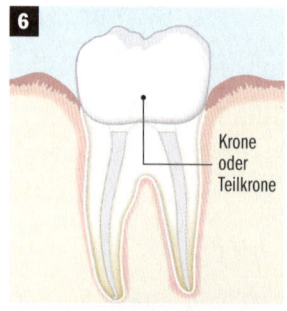

6

Krone oder Teilkrone

Abschließende Verkronung
Nach einigen Monaten entscheidet der Zahnarzt über eine dauerhafte Kronen- oder Teilkronenversorgung. Sie ist wichtig, um die Kaufunktion des Zahns wiederherzustellen.

Oberkiefer zum Zahnarzt. Die erste Diagnose war erschütternd: Eine Zyste im Kiefer verursache die Beschwerden, zwei hintere Backenzähne müssten gezogen und durch Implantate ersetzt werden.

Die Aussicht, zwei Zähne zu verlieren, gefiel der Mutter von zwei Kindern überhaupt nicht. Sie holte sich eine Zweitmeinung und landete so bei einem Endodontologen. Er behandelte die Wurzel des vorderen Zahnes. Der hintere war gesund. Schon eine Woche später war Ammann beschwerdefrei. „Ohne Zweitmeinung hätte ich jetzt zwei Zähne weniger", resümiert sie. Für Gregor Bornes von der Kompetenzstelle Zahngesundheit der Unabhängigen Patientenberatung Deutschland (UPD) muss nicht unbedingt ein Spezialist die zweite Einschätzung abgeben. Dass aber zwei oder gar drei Zahnärzte unabhängig voneinander ihre Meinung beitragen, hält er für eine gute Idee. „Damit es schnell geht, sollten sich die Patienten immer die Röntgenbilder mitgeben lassen", sagt Bornes.

Ammanns Geschichte ist dem UPD-Experten zufolge kein Einzelfall. Immer wieder raten Zahnärzte statt zur Wurzelbehandlung zum Implantat. „Das ist technisch unkomplizierter und unterm Strich lukrativer für sie", so Bornes. „Da der Rat des Arztes immer noch stark wirkt, verzichten viele Patienten auf eine zweite Meinung und stimmen einfach zu." Erst recht, wenn sie hören, dass die Wurzelbehandlung kaum günstiger ist als ein Implantat, je nach Zahn zwischen 300 und 1500 Euro. Grundsätzlich ist die Wurzelbehandlung Kassenleistung, allerdings zahlen die Kostenträger zum Beispiel bei den hinteren Backenzähnen nicht in jedem Fall. **Von den 55 000 niedergelassenen Zahnärzten in Deutschland sind etwa 100 Endodontologen.** Einen echten Facharzt gibt es nicht, dafür mehrere konkurrierende Weiterbildungen. So nennt sich Spezialist für Endodontie, wer wie Jörg Schröder oder Bijan Vahedi überwiegend oder ausschließlich Wurzelkanäle behandelt. Aber auch Allgemeinzahnärzte schreiben sich den ungeschützten Spezialistentitel auf das Türschild. Und das, obwohl sie die Woche über vor allem Karieslöcher füllen, Parodontitis behandeln, Fissuren versiegeln und zur Qualifikation nur ein paar Wochenenden

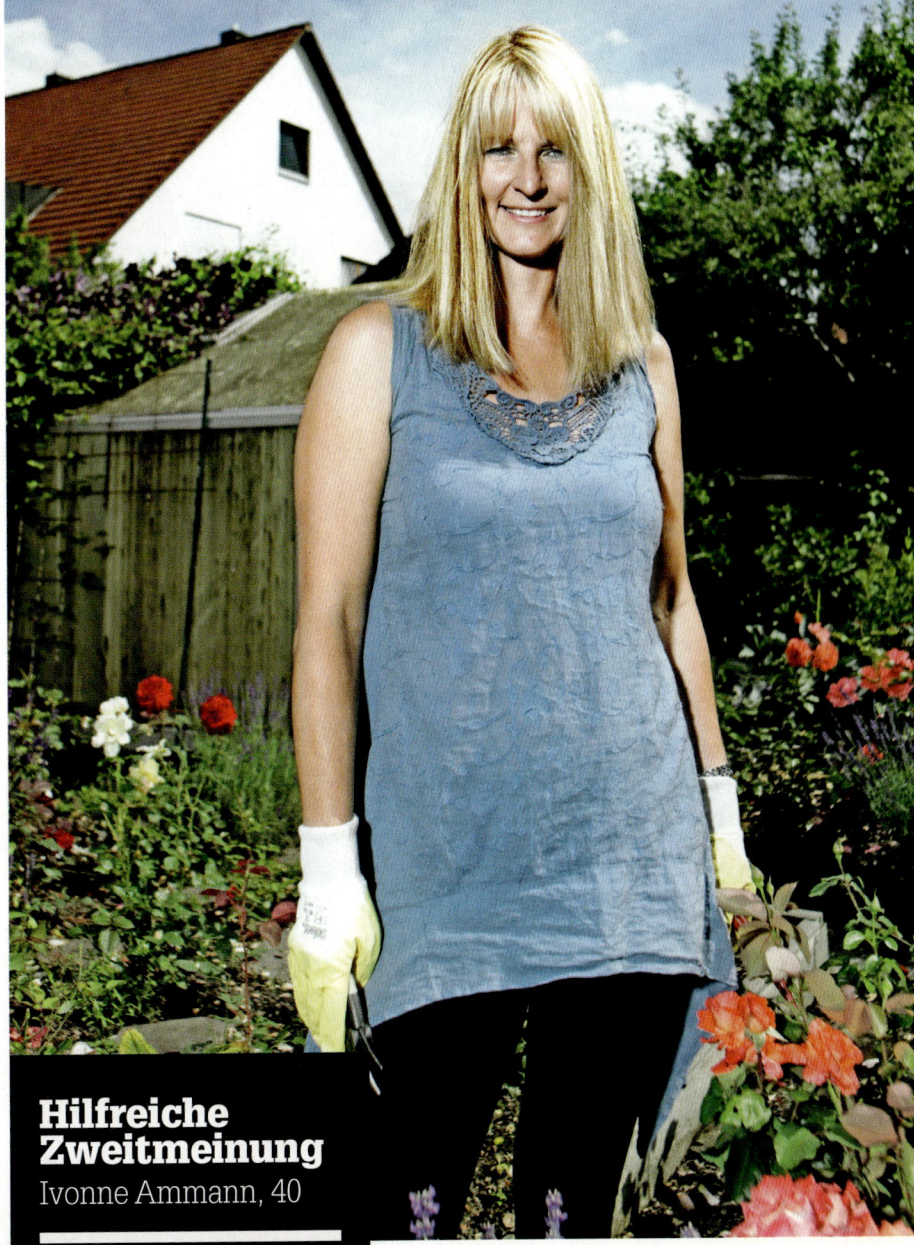

Hilfreiche Zweitmeinung
Ivonne Ammann, 40

Zwei Zähne sollte die Hobbygärtnerin verlieren und Implantate erhalten. Sie holte eine Zweitmeinung ein, unterzog sich einer Wurzelbehandlung und konnte beide Zähne behalten. In selbst angebaute Karotten und Äpfel beißt sie nun so kräftig wie früher.

einen Endodontologie-Kurs belegt haben. Patienten können sich bei der Fachgesellschaft DGET erkundigen, welche Zahnärzte vertrauenswürdig sind.

Carsten Appel, Präsident der DGET und Mitglied der Europäischen Gesellschaft für Endodontologie, hofft, dass die konkurrierenden Allgemeinzahnärzte und Endodontologen bald noch besser zusammenarbeiten. „Leider haben wir noch keine Überweisungskultur wie in den USA", sagt er. Immer noch fürchten viele Kollegen, dass sie Patienten verlieren. „Dabei brauchen die Endo-Spezialisten die Allgemeinzahnärzte. Sie sollten entscheiden, welcher Patient wo am besten aufgehoben ist." ∎

BEATE WAGNER

Die Methodik

Von FOCUS ausgewählt: **420 Top-Zahnärzte** aus den Bereichen Endodontologie, Parodontologie, Implantologie und Kieferorthopädie

Arztempfehlungen

Bundesweit haben Mediziner Kollegen aus ihrem Fachbereich empfohlen. Zusätzlich wurden ausgewiesene Experten ausführlich interviewt, Einschätzungen von Selbsthilfegruppen eingeholt sowie die wichtigsten Foren und Arztbewertungsportale ausgewertet. Nur Ärzte mit besonders vielen Empfehlungen sind aufgeführt.

Publikationen

FOCUS ermittelte in Medizindatenbanken und Fachzeitschriften, wie viele wissenschaftliche Beiträge ein Arzt in den vergangenen fünf Jahren veröffentlicht hat.

Behandlungsspektrum

In den Spalten werden die vom Arzt persönlich vorgenommenen Therapie-Eingriffe gezeigt – unterschieden nach Häufigkeit pro Jahr.

Endodontologen		von Kollegen empfohlen	Publikationen	Revisionen	Endochirurgie	Entfernung zerbrochener Instrumente	Perforationsdeckungen (Verschließen von Wurzeldurchstößen)	Traumabehandlung	Wartezeit	Überweisung	Frühsprechstunde	Abendsprechstunde
Zahnarzt/Klinik/Internetadresse	Ort/Tel.-Nr.		Behandlungsspektrum						Service			
Dr. Vadim Konoval Praxis www.endodontie-aachen.de	**Aachen** 02 41/16 02 87 0	•	▲▲	▲	▲	▲	▲	◷	✔		✔
Priv.-Doz. Dr. Joachim Tepel Gemeinschaftspraxis www.kopfzentrum-sauerland.de	**Arnsberg** 0 29 31/1 24 64	•	k. A.	k. A.	k. A.	k. A.	k. A.	Zahnarzt wurde angeschrieben, beteiligte sich aber nicht an der FOCUS-Befragung.			
Dr. ...	Aschaffenburg										

Finanzierung / Service / Spezialisierungen

Die Informationen beruhen auf Eigenangaben des Zahnarztes auf Grundlage eines Fragenkatalogs. Beantwortete ein Mediziner die FOCUS-Fragen nicht, ist dies hier vermerkt. Innerhalb des Fachbereichs der Parodontologie gaben die Experten statt Service-Informationen zusätzliche Spezialisierungen an.

...chenaufbau (extraoral)	Revisionseingriffe	Keramikimplantate	Narkoseangebot	monatliche Raten* (in Euro)	Laufzeit* (in Monaten)	davon zinsfrei* (in Monaten)
...rum				Finanzierung		
k. A.	k. A.	k. A.			k. A.	
▲				D, V		
✔				D, V		k. A.

Wichtiger Hinweis:

Die Auswahl der Spezialisten erfolgte anhand der genannten Kriterien und sorgfältiger Recherche. Die Qualifikation der vielen Ärzte, die wir in den FOCUS-Listen nicht nennen, wird selbstverständlich nicht angezweifelt.

Quelle/Recherche: Munich Inquire Media GmbH

Endodontologen

Kein Implantat ist so gut wie der eigene Zahn. Viele Patienten wollen ihr natürliches Gebiss so lange wie möglich erhalten. **Spezialisten für Wurzelbehandlungen** können auch stark entzündete Zähne oft noch retten. FOCUS nennt 100 führende Experten

Endodontologen		von Kollegen empfohlen	Publikationen	Revisionen	Endochirurgie	Entfernung zerbrochener Instrumente	Perforationsdeckungen (Verschließen von Wurzeldurchstößen)	Traumabehandlung	Wartezeit	Überweisung	Frühsprechstunde	Abendsprechstunde
Zahnarzt/Klinik/Internetadresse	Ort/Tel.-Nr.				Behandlungsspektrum					Service		
Dr. Vadim Konoval Praxis www.endodontie-aachen.de	**Aachen** 0241/1602870	•		▲▲	▲	▲	▲	▲	⏱	✔		✔
Priv.-Doz. Dr. Joachim Tepel Gemeinschaftspraxis www.kopfzentrum-sauerland.de	**Arnsberg** 02931/12464	•	k.A.	k.A.	k.A.	k.A.	k.A.		Zahnarzt wurde angeschrieben, beteiligte sich aber nicht an der FOCUS-Befragung.			
Dr. Francesco Maggiore Gemeinschaftspraxis	**Aschaffenburg** 06021/22671	•••	k.A.	k.A.	k.A.	k.A.	k.A.		Zahnarzt wurde angeschrieben, beteiligte sich aber nicht an der FOCUS-Befragung.			
Dirk Zipprich Praxis www.zahn-seite.de	**Aschaffenburg** 06021/362036	••		▲	▲	▲	▲	▲	⏱			✔
Dr. Bijan Vahedi Praxis www.vahedi.de	**Augsburg** 0821/3195650	•••		▲▲	▲▲	▲▲	▲▲	▲▲	⏱	✔	✔	✔
Dr. Andreas Schult Gemeinschaftspraxis www.zahnaerzte-bad-bramstedt.de	**Bad Bramstedt** 04192/898189	•	k.A.	k.A.	k.A.	k.A.	k.A.		Zahnarzt wurde angeschrieben, beteiligte sich aber nicht an der FOCUS-Befragung.			
Dr. Oliver Pontius Praxis www.pontius.de	**Bad Homburg** 06172/921888	•••	■	▲▲	▲▲	▲▲	▲	▲	⏱⏱			
Dr. Hans-Willi Herrmann Praxis www.endoherrmann.de	**Bad Kreuznach** 0671/27167	•••		▲▲	▲	▲	▲	▲▲	⏱⏱⏱	✔		
Dr. Christian Danzl Praxis www.dr-danzel.de	**Bad Reichenhall** 08651/67067	••		▲		▲	▲	▲	⏱			
Dr. Bernard Bengs Praxis www.dr-bengs.de	**Berlin** 030/25294777	•		▲		▲	▲	▲	⏱⏱		✔	✔

• = von Kollegen empfohlen	■ = publiziert	▲ = nimmt Eingriff vor	⏱ = maximal 1 Woche	✔ = ja
•• = häufig von Kollegen empfohlen	■■ = publiziert häufig	▲▲ = nimmt Eingriff häufig vor	⏱⏱ = maximal 2 Wochen	k.A. = keine Angaben
••• = sehr häufig von Kollegen empfohlen			⏱⏱⏱ = mehr als 2 Wochen	

Endodontologen

Zahnarzt/Klinik/Internetadresse	Ort/Tel.-Nr.	von Kollegen empfohlen	Behandlungsspektrum						Service			
			Publikationen	Revisionen	Endochirurgie	Entfernung zerbrochener Instrumente	Perforationsdeckungen (Verschließen von Wurzeldurchstößen)	Traumabehandlung	Wartezeit	Überweisung	Frühsprechstunde	Abendsprechstunde
Dr. Oliver Pommer Praxis www.endo-web.de	Berlin 030/892 77 77	•		k.A.	k.A.	k.A.	k.A.	k.A.	Zahnarzt wurde angeschrieben, beteiligte sich aber nicht an der FOCUS-Befragung.			
Dr. Jörg Schröder Gemeinschaftspraxis www.endodontie-dr-schroeder.de	Berlin 030/86 39 63 35	•••		▲▲	▲	▲▲	▲▲	▲▲	☺☺		✔	
Dr. Stefan Verch Praxis www.stefanverch.de	Berlin 030/400 09 540	••		▲	▲	▲▲	▲▲	▲	☺		✔	
Hans-Ulrich Wöhrmann Praxis www.zahnarztpraxis-woehrmann.de	Bielefeld 0521/17 18 77	•		▲	▲	▲	▲	▲	☺☺			
Dr. Jens Versümer Praxis www.versuemer.com	Bovenden 05594/85 15	••		k.A.	k.A.	k.A.	k.A.	k.A.	☺	✔		
Dr. Florian Bertzbach Gemeinschaftspraxis www.praxis.bertzbach.de	Bremen 0421/32 48 57	•		k.A.	k.A.	k.A.	k.A.	k.A.	Zahnarzt wurde angeschrieben, beteiligte sich aber nicht an der FOCUS-Befragung.			
Dr. J. Georg Lazar Praxis www.buchholz-zahnarzt.de/	Buchholz 04181/366 57	•		▲	▲▲	▲	▲	▲▲	☺		✔	
Dr. Andreas Habash Gemeinschaftspraxis www.zahnarzt-cham.com	Cham 09971/80 12 50	•		▲	▲	▲		▲	☺	✔	✔	
Dr. Harald Vögele Praxis www.drvoegele.de	Dachau 08131/333 38 37	••		▲▲		▲	▲	▲	☺		✔	
Thomas Appel Praxis	Darmstadt 06151/29 46 47	•		k.A.	k.A.	k.A.	k.A.	k.A.	Zahnarzt wurde angeschrieben, beteiligte sich aber nicht an der FOCUS-Befragung.			
Dr. Christoph Huhn Praxis www.wurzelkanal.de	Dessau 0340/240 01 39	•••		▲▲	▲	▲	▲	▲	☺☺			
Dipl.-Stomatologe Michael Arnold Praxis	Dresden 0351/272 19 90	•••		▲▲	▲	▲▲	▲▲	▲▲	☺		✔	
Frank Cendelin Praxis www.zahnarztpraxis-cendelin.de	Dresden 0351/80 14 437	••		▲	▲	▲	▲		☺		✔	
Dr. Stephan Gäbler Praxis www.drgaebler.de	Dresden-Langebrück 035201/70 227	••		▲	▲▲	▲▲	▲▲	▲	☺☺	✔		
Dr. Richard Alexander Hilger Praxis www.praxis-hilger.de	Düsseldorf 0211/33 32 32	•		▲	▲▲	▲▲	▲	▲	☺		✔	
Dr. Udo Schulz-Bongert Praxis www.dr-schulz-bongert.de	Düsseldorf 0211/49 05 79	••		▲		▲	▲		☺			
Priv.-Doz. Dr. David Sonntag UK[1], Zahnerhaltg, Parodont. und Endodont. www.uniklinik-duesseldorf.de/zahnerhaltung	Düsseldorf 0211/811 81 44	•••	■	▲▲	▲	▲	▲	▲	☺☺	✔		
Prof. Dr. Birger Thonemann Gemeinschaftspraxis	Düsseldorf 0211/57 53 01	••		▲▲	▲	▲	▲	▲▲	☺☺		✔	

● = von Kollegen empfohlen
●● = häufig von Kollegen empfohlen
●●● = sehr häufig von Kollegen empfohlen

■ = publiziert
■■ = publiziert häufig

▲ = nimmt Eingriff vor
▲▲ = nimmt Eingriff häufig vor

☺ = maximal 1 Woche
☺☺ = maximal 2 Wochen
☺☺☺ = mehr als 2 Wochen

✔ = ja
k. A. = keine Angaben

[1]Uniklinikum

Endodontologen

Zahnarzt/Klinik/Internetadresse	Ort/Tel.-Nr.	von Kollegen empfohlen	Behandlungsspektrum					Service			
			Publikationen	Revisionen	Endochirurgie	Entfernung zerbrochener Instrumente	Perforationsdeckungen (Verschließen von Wurzeldurchstößen)	Traumabehandlung	Wartezeit	Überweisung	Frühsprechstunde	Abendsprechstunde
Dr. Thomas Hacker Praxis www.wurzelkanal-erfurt.de/	**Erfurt** 0361/7923051	•		▲	▲	▲	▲	▲	☺☺			✔
Prof. Dr. Rudolf Beer Gemeinschaftspraxis www.dres-beer.de	**Essen** 0201/515344	••	■	▲		▲▲	▲▲		☺	✔		
Dr. Tomas Lang Praxis www.dr-lang.org	**Essen** 0201/25794	••		▲▲	▲	▲▲	▲▲	▲▲	☺	✔		
Dr. Winfried Zeppenfeld Praxis www.dr-zeppenfeld.de	**Flensburg** 0461/28323	•••		▲	▲	▲	▲	▲	☺☺☺		✔	✔
Dr. Valentin Barber Praxis www.drbarber.de	**Frankfurt am Main** 069/174487	•		▲	▲	▲		▲	☺			
Dr. Shiv Prashad Gemeinschaftspraxis www.prashad-schwarck.de	**Frankfurt am Main** 069/174676	••		▲	▲▲	▲	▲	▲	☺			✔
Daniel Reister Gemeinschaftspraxis www.pagp.de	**Frankfurt am Main** 069/9551 8551	••		▲	▲	▲	▲▲	▲	☺☺		✔	✔
Dr. Frank Sanner Praxis www.praxis-sanner.de	**Frankfurt am Main** 069/723668	••	■	▲	▲▲	▲	▲	▲	☺☺☺			✔
Dr. Katharina Schirrmeister Gemeinschaftspraxis www.endodontie-freiburg.de	**Freiburg** 0761/2852 7730	•		▲	▲	▲	▲	▲	☺	✔		
Prof. Dr. Jörg Schirrmeister Gemeinschaftspraxis www.endodontie-freiburg.de	**Freiburg** 0761/2852 7730	•••	■■	▲▲	▲	▲▲	▲▲	▲▲	☺			✔
Prof. Dr. Karl-Thomas Wrbas Uniklinikum, Zahnerhaltungskunde www.uniklinik-freiburg.de/zahnerhaltung	**Freiburg** 0761/2704 8890	•	■■	k.A.	k.A.	k.A.	k.A.	k.A.	☺☺☺			
Ella Briks Gemeinschaftspraxis www.zeitfuerzaehne.com	**Gailingen** 07734/2111	•		k.A.	k.A.	k.A.	k.A.	k.A.	Zahnärztin wurde angeschrieben, beteiligte sich aber nicht an der FOCUS-Befragung.			
Prof. Dr. Michael Hülsmann UK[1], Zahnmedizin, Parodont. und Kariologie www.konsparo.med.uni-goettingen.de	**Göttingen** 0551/392 2877	•••	■■	▲		▲	▲	▲	☺☺☺			
Dr. Tina Rödig UK[1], Zahnmedizin, Parodont. und Kariologie www.konsparo.med.uni-goettingen.de	**Göttingen** 0551/39-22877	••	■■	▲		▲	▲	▲	☺☺			
Dr. Heike Steffen Uniklinikum, Zahnerhaltung www.dental.uni-greifswald.de/abteilung/kons/	**Greifswald** 03834/861 9620	••		▲	▲▲	▲▲	▲▲		☺☺☺	✔		✔
Priv.-Doz. Dr. Christian Gernhardt UK[1], Zahnerhaltungskunde u. Parodontologie www.medizin.uni-halle.de	**Halle** 0345/557 3762	••	■■	▲	▲▲	▲	▲	▲▲	☺☺☺			
Dr. Clemens Bargholz Gemeinschaftspraxis www.endodontie.de	**Hamburg** 040/4149 5946	•••	■	▲▲	▲	▲▲	▲▲	▲▲	☺			✔
Dr. Horst Behring Gemeinschaftspraxis www.behring-und-partner.de	**Hamburg** 040/251 2925	••		k.A.	k.A.	k.A.	k.A.	k.A.	Zahnarzt wurde angeschrieben, beteiligte sich aber nicht an der FOCUS-Befragung.			

Legende:

- • = von Kollegen empfohlen
- •• = häufig von Kollegen empfohlen
- ••• = sehr häufig von Kollegen empfohlen
- ■ = publiziert
- ■■ = publiziert häufig
- ▲ = nimmt Eingriff vor
- ▲▲ = nimmt Eingriff häufig vor
- ☺ = maximal 1 Woche
- ☺☺ = maximal 2 Wochen
- ☺☺☺ = mehr als 2 Wochen
- ✔ = ja
- k.A. = keine Angaben

▷

Endodontologen

Zahnarzt/Klinik/Internetadresse	Ort/Tel.-Nr.	von Kollegen empfohlen	Publikationen	Behandlungsspektrum: Revisionen	Endochirurgie	Entfernung zerbrochener Instrumente	Perforationsdeckungen (Verschließen von Wurzeldurchstößen)	Traumabehandlung	Service: Wartezeit	Überweisung	Frühsprechstunde	Abendsprechstunde
Dr. Martin Brüsehaber Gemeinschaftspraxis www.endodontie.de	Hamburg 040/4149 5946	•••		▲▲	▲	▲▲	▲▲	▲▲	🕐			✔
Thomas Clauder Gemeinschaftspraxis www.praxis-clauder.de	Hamburg 040/677144 1	•••		▲▲	▲▲	▲▲	▲▲	▲	🕐	✔		✔
Dr. Johannes Cujé Gemeinschaftspraxis www.behring-und-partner.de	Hamburg 040/2512925	•	■	▲		▲	▲▲	▲	🕐🕐		✔	✔
Klaas Dasselaar Gemeinschaftspraxis www.zahhn.de	Hamburg 040/326095	•		▲▲	▲	▲	▲	▲	🕐			✔
Dr. Edith Falten Gemeinschaftspraxis www.dr-falten-dr-hartleb.de	Hamburg 040/60088360	••		▲▲		▲▲	▲▲	▲	🕐			✔
Dr. Karin Kremeier Gemeinschaftspraxis www.endodontie.biz	Hamburg 040/60088360	•	■	▲▲		▲	▲	▲	🕐			✔
Dr. Marc Schröder-Borm[2] Gemeinschaftspraxis www.die-zahnaerzte-harvestehude.de	Hamburg 040/4200123	••		▲	▲	▲	▲	▲	🕐🕐			✔
Priv.-Doz. Dr. Thomas Schwarze Praxis www.endoschwarze.de	Hannover 0511/8990 5990	•••	■	▲		▲	▲	▲	🕐🕐			✔
Dr. Johannes Mente UK[1], Poliklinik f. Zahnerhaltungskunde www.klinikum.uni-heidelberg.de	Heidelberg 06221/560	••	■■	k.A.	k.A.	k.A.	k.A.	k.A.	Zahnarzt wurde angeschrieben, beteiligte sich aber nicht an der FOCUS-Befragung.			
Dr. Thorsten Pfefferle Gemeinschaftspraxis www.zahnaerzte-pfefferle.de	Heidelberg 06221/166333	••	■	▲	▲	▲▲	▲	▲▲	🕐		✔	✔
Dr. Ralf Günther Praxis www.endodontie-zahnerhaltung.de	Holzgerlingen 07031/733789	•		▲▲	▲	▲	▲	▲	🕐			✔
Dr. Thomas Mayer Praxis	Karlsruhe 0721/890807	••		▲	▲		▲		🕐			✔
Dr. Christian Friedrichs Gemeinschaftspraxis www.endo-endo.de	Kiel 0431/803030	•••		▲▲	▲▲	▲▲	▲▲	▲▲	🕐			✔
Christof Riffel Gemeinschaftspraxis www.zahnarzt-kippenheim.de	Kippenheim 07825/870177	••		▲	▲		▲	▲	🕐🕐🕐	✔		✔
Dr. Carsten Franke Gemeinschaftspraxis www.endodontie-koblenz.de	Koblenz 0261/32872	•		▲		▲	▲	▲	🕐🕐🕐		✔	✔
Prof. Dr Michael A. Baumann Uniklinikum, Zahnerhaltung u. Parodontologie zahnklinik.uk-koeln.de	Köln 0221/4789 6743	•••	■	▲		▲	▲	▲	🕐🕐			
Dr. Christoph Zirkel Gemeinschaftspraxis www.gesunderzahn.de	Köln 0221/417378	•••		▲▲	▲▲	▲▲	▲▲	▲	🕐🕐			✔
Dr. Thomas Beyl Praxis www.beyl-endodontologie.de	Lahnstein 02621/8497	•		k.A.	k.A.	k.A.	k.A.	k.A.	🕐			

Legende:

- • = von Kollegen empfohlen
- •• = häufig von Kollegen empfohlen
- ••• = sehr häufig von Kollegen empfohlen
- ■ = publiziert
- ■■ = publiziert häufig
- ▲ = nimmt Eingriff vor
- ▲▲ = nimmt Eingriff häufig vor
- 🕐 = maximal 1 Woche
- 🕐🕐 = maximal 2 Wochen
- 🕐🕐🕐 = mehr als 2 Wochen
- ✔ = ja
- k.A. = keine Angaben

[1]Uniklinikum; [2]Adresse gilt ab 1.8.2012

Endodontologen

Zahnarzt/Klinik/Internetadresse	Ort/Tel.-Nr.	von Kollegen empfohlen	Publikationen	Behandlungsspektrum					Service			
				Revisionen	Endochirurgie	Entfernung zerbrochener Instrumente	Perforationsdeckungen (Verschließen von Wurzeldurchstößen)	Traumabehandlung	Wartezeit	Überweisung	Frühsprechstunde	Abendsprechstunde
Dr. Markus Lewitzki Gemeinschaftspraxis www.praxis32plus.de	**Lampertheim** 06206/1555566	•		▲	▲▲	▲▲	▲▲	▲▲	☺		✔	✔
Holger Dennhardt Gemeinschaftspraxis www.praxiszahnheilkunde.de	**Landshut** 0871/2768484	••		▲▲	▲▲	▲▲	▲▲	▲▲	☺☺		✔	✔
Dr. Silke Holderrieth Praxis www.praxis-endo.de	**Lauffen a.N.** 07133/9011507	•	■	▲▲	▲▲	▲	▲▲	▲▲	☺	✔	✔	✔
Dr. Olaf Löffler Praxis www.praxisdrloeffler.de	**Leipzig** 0341/5290860	••		▲▲	▲	▲	▲	▲	☺☺			
Prof. Dr. Benjamin Briseño Marroquin UK[1], Poliklinik f. Zahnerhaltungskunde www.unimedizin-mainz.de	**Mainz** 06131/173058	•	■	k.A.	k.A.	k.A.	k.A.	k.A.	Zahnarzt wurde angeschrieben, beteiligte sich aber nicht an der FOCUS-Befragung.			
Dr. Josef Diemer Praxis www.josefdiemer.de	**Meckenbeuren** 07542/912080	•••		▲	▲▲	▲	▲▲	▲▲	☺			
Prof. Dr. Norbert Linden Praxis www.drlinden.de	**Meerbusch** 02132/4851	••		▲▲	▲	▲▲	▲▲	▲	☺		✔	
Dr. Monica-Daniela Chiperi Praxis www.endodontics.de	**München** 089/28996555	••		k.A.	k.A.	k.A.	k.A.	k.A.	Zahnärztin wurde angeschrieben, beteiligte sich aber nicht an der FOCUS-Befragung.			
Dr. Benita Eisenmann Gemeinschaftspraxis www.endo-mayer.de	**München** 089/29160290	•		▲▲		▲▲	▲	▲	☺	✔		
Sandra Guggenberger Praxis www.endodontie-guggenberger.de	**München** 089/5599970	•		▲▲		▲▲	▲	▲▲	☺☺	✔		✔
Dr. Christoph Kaaden Praxis www.endokaaden.de	**München** 089/24203317	•••	■	▲▲	▲	▲▲	▲▲	▲▲	☺			
Dr. Thomas Mayer Gemeinschaftspraxis www.endo-mayer.de	**München** 089/29160290	•••		▲▲		▲▲	▲▲		☺	✔	✔	✔
Thuc-Quyen Nguyên-Ryzek Praxis	**München** 089/2710506	••		k.A.	k.A.	k.A.	k.A.	k.A.	Zahnärztin wurde angeschrieben, beteiligte sich aber nicht an der FOCUS-Befragung.			
Dr. Wolf Richter Praxis www.endorichter.de	**München** 089/1891750	•••		▲▲	▲▲	▲▲	▲▲	▲▲	☺☺	✔	✔	✔
Dr. Helmut Walsch Praxis	**München** 089/98108393	•••		▲▲	▲▲	▲▲	▲▲	▲▲	☺	✔		
Dr. Anselm Brune Praxis www.endoit.de	**Münster** 0251/791007	••		▲▲	▲	▲▲	▲	▲	☺		✔	✔
Dr. Sebastian Bürklein UK[1], Zentr. f. Zahn-, Mund- und Kieferheilkunde www.klinikum.uni-muenster.de	**Münster** 0251/8347051	•	■■	▲▲	▲▲	▲▲	▲▲	▲▲	☺☺☺			
Dr. Torsten Neuber Praxis www.zahnarzt-neuber.de	**Münster** 0251/791007	••		▲▲	▲▲	▲	▲	▲	☺			✔

Legende:

- • = von Kollegen empfohlen
- •• = häufig von Kollegen empfohlen
- ••• = sehr häufig von Kollegen empfohlen
- ■ = publiziert
- ■■ = publiziert häufig
- ▲ = nimmt Eingriff vor
- ▲▲ = nimmt Eingriff häufig vor
- ☺ = maximal 1 Woche
- ☺☺ = maximal 2 Wochen
- ☺☺☺ = mehr als 2 Wochen
- ✔ = ja
- k.A. = keine Angaben

Endodontologen

Zahnarzt/Klinik/Internetadresse	Ort/Tel.-Nr.	von Kollegen empfohlen	Behandlungsspektrum						Service			
			Publikationen	Revisionen	Endochirurgie	Entfernung zerbrochener Instrumente	Perforationsdeckungen (Verschließen von Wurzeldurchstößen)	Traumabehandlung	Wartezeit	Überweisung	Frühsprechstunde	Abendsprechstunde
Prof. Dr. Edgar Schäfer UK[1], Zentr. f. Zahn-, Mund- und Kieferheilkunde www.klinikum.uni-muenster.de	**Münster** 0251/8347051	●●●	■■	▲		▲	▲	▲▲	🕐🕐			
Dr. Jörn Noetzel Gemeinschaftspraxis www.gernernoetzel.de	**Mutlangen** 07171/71239	●	■	▲	▲	▲	▲	▲▲	🕐🕐		✔	✔
Dr. Holm Reuver Praxis www.reuver.de	**Neustadt/Weinstr.** 06321/480224	●●		▲	▲	▲	▲	▲	🕐🕐		✔	✔
Dr. Carsten Appel Praxis www.carstenappel.de	**Niederkassel** 02208/910139	●●●		▲▲	▲	▲▲	▲	▲	🕐🕐🕐	✔		
Dr. Dirk Hör Gemeinschaftspraxis www.zahnaerzte-hoer.de	**Niederlinxweiler** 06851/85491	●●		▲	▲▲	▲	▲▲	▲	🕐🕐	✔	✔	✔
Dr. Tom Schloss Praxis www.dr-schloss.de	**Nürnberg** 0911/2369332	●●		▲▲	▲▲	▲▲	▲▲	▲▲	🕐	✔		✔
Dr. Wenk Bösemeyer Praxis www.endospezialist.de	**Oldenburg** 0441/506550	●●		k.A.	k.A.	k.A.	k.A.	k.A.				✔
Dr. Ralf Schlichting Praxis www.endo-dontie.de	**Passau** 0851/98828828	●●		▲▲	▲	▲	▲▲	▲	🕐		✔	
Klaus Lauterbach Gemeinschaftspraxis www.rhein-neckar-endodontie.de	**Plankstadt** 06202/272364	●●		▲▲	▲▲	▲▲	▲▲	▲▲	🕐			✔
Dr. Holger Rapsch Gemeinschaftspraxis www.zahnarztpraxis-rheine.de	**Rheine** 05971/9149919	●		k.A.	k.A.	k.A.	k.A.	k.A.	Zahnarzt wurde angeschrieben, beteiligte sich aber nicht an der FOCUS-Befragung.			
Dr. Günther Stöckl Praxis www.zahnerhaltung-rottenburg.com	**Rottenburg** 08781/201161	●●		▲▲	▲	▲	▲		🕐	✔	✔	
Dr. Peter Kiefner Praxis www.dr-kiefner.de	**Stuttgart** 0711/613337	●●●	■	k.A.	k.A.	k.A.	k.A.	k.A.	Zahnarzt wurde angeschrieben, beteiligte sich aber nicht an der FOCUS-Befragung.			
Oscar von Stetten Praxis www.endodontie-kompetenz.de	**Stuttgart** 0711/8263616	●●		▲▲	▲	▲▲	▲▲	▲	🕐🕐	✔		✔
Dr. Gabriel Tulus Gemeinschaftspraxis www.dente.de	**Viersen** 02162/12904	●●●		▲▲	▲▲	▲▲	▲▲	▲▲	🕐🕐			
Dr. Volker Wettlin Praxis www.wettlin.de	**Wenningstedt** 04651/41258	●●		▲	▲	▲	▲		🕐🕐			
Dr. Henning Bahnemann Praxis www.zahnarztpraxis-bahnemann.de	**Wiesbaden** 0611/371737	●		▲▲	▲▲	▲	▲	▲	🕐		✔	✔
Dr. Marco Georgi Gemeinschaftspraxis www.praxis-am-kureck.de	**Wiesbaden** 0611/990370	●●●	■	▲▲	▲▲	▲	▲		🕐🕐			✔
Prof. Dr. Claudia Barthel-Zimmer Uniklinikum, Zahnerhaltung www.uni-wh.de/zahnklinik	**Witten** 02302/926600	●●	■	k.A.	k.A.	k.A.	k.A.	k.A.	🕐🕐	✔	✔	

Legende:

● = von Kollegen empfohlen
●● = häufig von Kollegen empfohlen
●●● = sehr häufig von Kollegen empfohlen

■ = publiziert
■■ = publiziert häufig

▲ = nimmt Eingriff vor
▲▲ = nimmt Eingriff häufig vor

🕐 = maximal 1 Woche
🕐🕐 = maximal 2 Wochen
🕐🕐🕐 = mehr als 2 Wochen

✔ = ja
k.A. = keine Angaben

[1] Uniklinikum

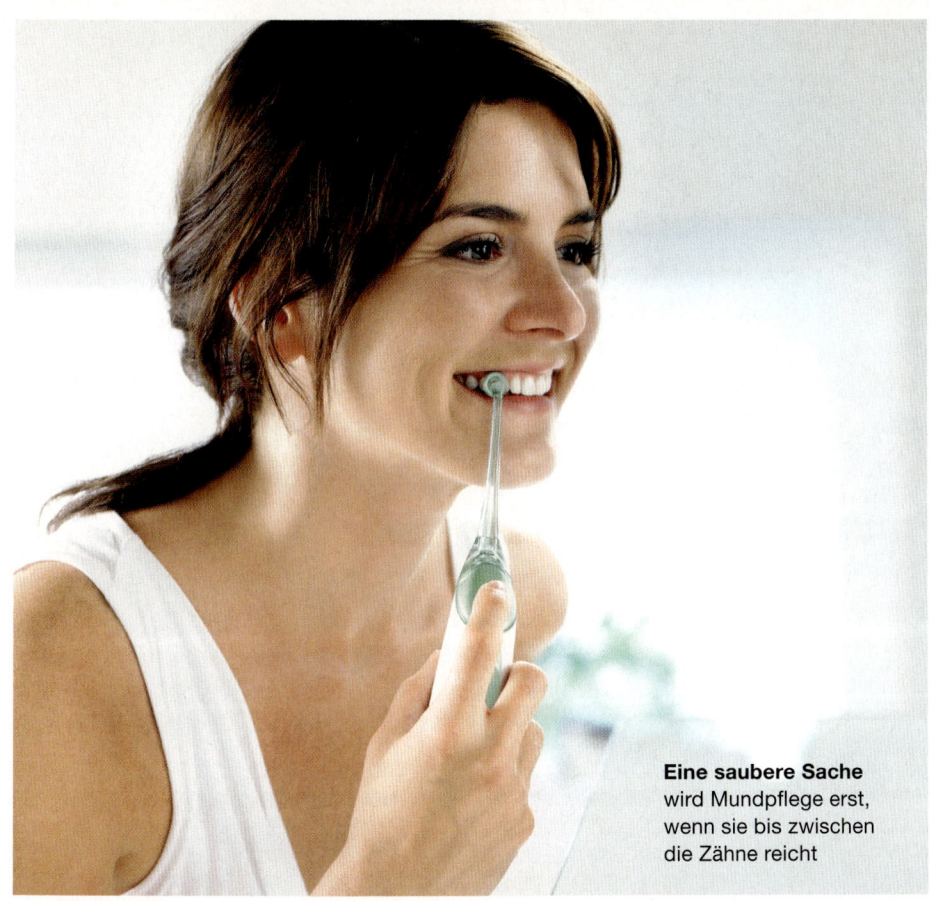

Eine saubere Sache wird Mundpflege erst, wenn sie bis zwischen die Zähne reicht

Innovative Technik

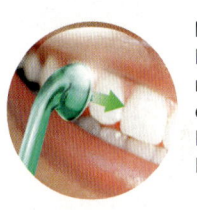

Einfach
Zielen und abdrücken: mit der Aktivierungstaste simpel wie ein Mausklick

Schnell
In nur 1 Minute: Unter Luftdruck reinigen feinste Tröpfchen alle Zahnzwischenräume

Effektiv
Entfernt 99 % mehr Plaque als das alleinige Putzen mit einer Handzahnbürste

PHILIPS SONICARE AIRFLOSS

Reinigen Sie jetzt einfach & schnell die
Zahnzwischenräume

Gesundheit beginnt im Mund! Ganz wichtig: Plaque-Bakterien sollten nicht nur von den Zähnen entfernt werden, sondern auch in den schwer erreichbaren Zahnzwischenräumen.

Mit dem Philips Sonicare AirFloss geht's einfach – und dauert nur 60 Sekunden

Zahnärzte fordern schon lange, dass den Zahnzwischenräumen beim Putzen mehr Aufmerksamkeit gewidmet wird. Doch viele Menschen finden das Verwenden von Zahnseide mühsam und zeitintensiv. Deshalb entwickelte Philips in Zusammenarbeit mit Zahnmedizinern Sonicare AirFloss: eine echte Revolution in der Mundpflege.

Die patentierte Luft- und Mikrotröpfchen-Technologie verbessert die Mundgesundheit auf sanfte und wirkungsvolle Art: Von Druckluft in 0,3 Sekunden beschleunigt, löst ein Strahl aus Luft und Wasser (wahlweise kann auch die gewohnte Mundspülung verwendet wer-

den) mit einem Sprühstoß die schädlichen Beläge zwischen den Zähnen. Die Geschwindigkeit und Kraft dieser Mikrotropfen ist effektiv und dabei schonend für das Zahnfleisch.

83 Prozent der deutschen Zahnarztpraxen empfehlen den Philips Sonicare AirFloss vor allem Verbrauchern, die selten oder nie die Zahnzwischenräume gereinigt haben: Die schlanke, abgewinkelte Reinigungsdüse kommt überallhin und kann so helfen, auch an schwer erreichbaren Stellen Karies und Entzündungen vorzubeugen. Bedienerfreundlich gestaltet und ausgestattet, ergänzt dieses innovative Gerät das tägliche Zähneputzen perfekt.

QR-Code scannen und das Demo-Video anschauen! Mehr Informationen gibt es auch unter
www.philips.de/airfloss

Ohne Risiko testen:
28 Tage Geld-zurück-Garantie

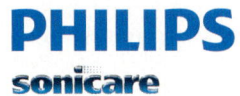

Renovierung
im Gebiss

Der Zahnarzt wählt die **optimale Behandlung** nach Größe und Art des Schadens.
Die Materialien unterscheiden sich erheblich in Haltbarkeit und Preis

1. Veneer

Verblendung – Hollywood-Lächeln zum Ankleben

Veneers sind hauchdünne Schalen aus Keramik, die durch einen Spezialklebstoff an den Vorderseiten der Zähne haften. So verschwinden kleinere Schäden und Schönheitsfehler.
Befestigung: Die Keramik-Verblendungen sind etwa 0,5 Millimeter dick. Damit sie nach dem Aufkleben nicht zu sehr auftragen und möglichst natürlich aussehen, muss der Zahnarzt eine dünne Schicht des gesunden Zahns abschleifen. Anschließend verklebt er die in Form und Farbe individuell angepassten Schalen auf den Zähnen. Inzwischen gibt es auch 0,2 Millimeter dünne Veneers, die kein Abschleifen mehr erfordern.
Haltbarkeit: Die Verblendschalen halten durchschnittlich zehn Jahre.

2. Füllung

Geflickter Zahn – Plomben stopfen kleine Löcher

Füllungen bestehen aus einem formbaren Material. Es passt sich im weichen Zustand genau an den Hohlraum im Zahn an und härtet dann erst aus.
Material: Klassiker unter den Füllungen ist Amalgam, eine Mischung aus Quecksilber und anderen Metallen. Es ist sehr stabil, langlebig und leicht zu verarbeiten. An den Backenzähnen ist Amalgam das einzige Füllmaterial, für das die Krankenkasse die Kosten trägt. Weil Quecksilber in seiner reinen Form giftig ist, hat Amalgam heute einen schlechten Ruf. Die Angst vor gesundheitlichen Schäden ist aber wissenschaftlich nicht haltbar. Mehrere Studien fanden keine Hinweise auf eine Gefahr. Schwangere, Kinder und Metallallergiker erhalten dennoch vorsichtshalber keine Amalgamfüllungen mehr. Auf Grund der auffälligen Metallfarbe ist Amalgam wenig ästhetisch. Vordere Zähne bekommen daher Kompositfüllungen. Sie sind zahnfarben und bestehen aus Kunststoffen, Quarz und Glas. Die Verarbeitung ist schwieriger als bei Amalgam. Klebstoffe und eine Speziallampe sind nötig, um den Kunststoff sicher im Loch zu verankern. Der Mehraufwand macht sich beim Preis bemerkbar – die Kasse übernimmt die Kosten deshalb nur an vorderen Zähnen.
Haltbarkeit: An den Seitenzähnen muss Amalgam durchschnittlich alle sieben bis acht Jahre erneuert werden, Kunststoff alle vier bis sechs Jahre.

3. Inlay

Maßgefertigte Einlagen – die langfristige Lösung

Ein Inlay ist eine Füllung aus einem starren Material. Im Labor wird es individuell geformt und anschließend als Ganzes in den Zahn eingesetzt.
Material: Einlagefüllungen bestehen meist aus Goldlegierungen oder Keramik, inzwischen gibt es sie auch aus Kunststoff. Gold ist besonders belastbar, gut zu verarbeiten und hält lange. Keramik und Kunststoff sind durch ihre unauffällige Farbe besonders ästhetisch. Allerdings ist Keramik deutlich komplizierter in der Verarbeitung als Gold und daher teurer. Inlays sind keine Kassenleistung.
Haltbarkeit: Goldinlays halten im Durchschnitt zehn bis 15 Jahre. Mit Einlagen aus Keramik und Kunststoff gibt es noch keine Langzeiterfahrung. Zumindest Keramikinlays scheinen aber ähnlich langlebig zu sein wie solche aus Edelmetall.

4. Krone

Die goldene Krönung – letzte Rettung für den Zahn

Eine Krone ersetzt den Teil des Zahns oberhalb des Zahnfleischs. Der eigene Zahn wird zu einem Stift abgeschliffen, auf den die künstliche Krone wie ein Helm gestülpt und festzementiert wird.
Material: Standard sind Kronen aus Metalllegierungen mit Gold oder Platin, die aus einem Guss bestehen (Vollgusskronen). Sie sind sehr stabil und langlebig.
Unauffälliger, aber weniger strapazierfähig sind Verblendkronen. Sie besitzen einen Metallkern, der mit einem zahnfarbenen Kunststoff oder Keramik umhüllt ist. An sichtbaren Zähnen bezuschussen die Krankenkassen eine Verblendung.
Besonders ästhetisch sind Vollkeramik-Kronen. Selbst Fachleute können sie kaum von natürlichen Zähnen unterscheiden. Dafür ist Vollkeramik aber auch die teuerste Variante.
Haltbarkeit: Vollguss 15 bis 25 Jahre, Verblendkronen 15 Jahre und länger (bei Kunststoff sind Verfärbungen nach ein paar Jahren möglich), Vollkeramik zehn bis 15 Jahre.

1. Wozu dienen Veneers?

Vor allem beheben sie Schönheitsfehler. Sie begradigen schiefe, verlängern zu kurze, verstecken abgebrochene oder verfärbte Zähne und lassen Lücken verschwinden.

3. Was behebt ein Inlay?

Es repariert hauptsächlich größere Löcher an kariesgeschädigten Backenzähnen. Voraussetzung ist, dass die Zahnwände noch ausreichend dick sind, um die Einlage zu tragen.

Baustelle Zahn
Die Größe des Schadens entscheidet über die Methode: von der Verblendung über die Füllung bis zur Krone

2. Welche Schäden reparieren Füllungen?

Sie verschließen kleinere Löcher, die den Zahn nicht in seiner Stabilität beeinträchtigen. Der Zahnarzt muss die schadhafte Stelle gründlich ausbohren und desinfizieren.

FOCUS INFOGRAFIK

4. Wann braucht der Zahn eine Krone?

Wenn er so stark von Karies zerfressen oder beschädigt ist, dass eine Füllung nicht mehr ausreicht. Kronen eignen sich prinzipiell für jede Stelle im Gebiss.

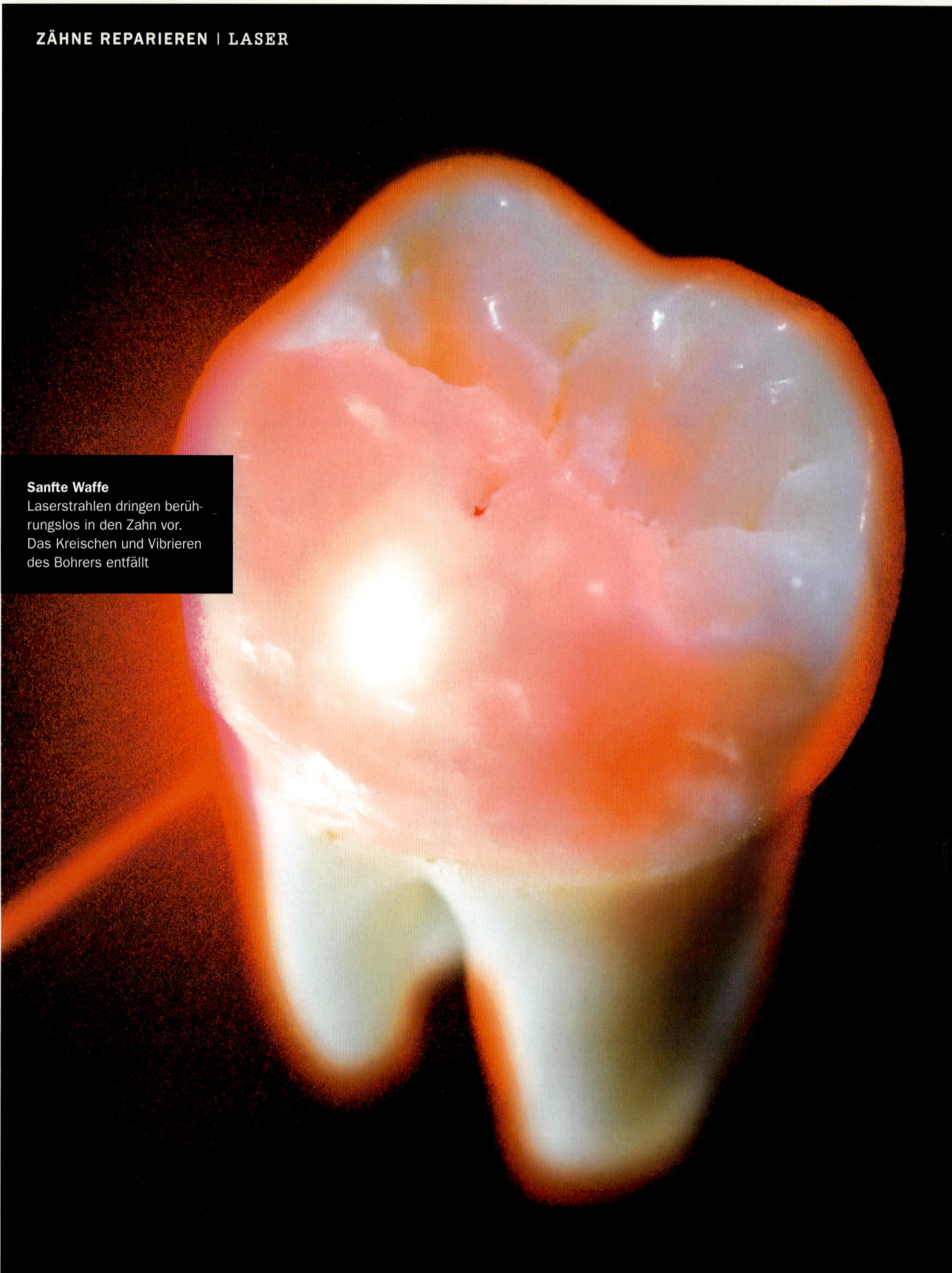

Sanfte Waffe
Laserstrahlen dringen berührungslos in den Zahn vor.
Das Kreischen und Vibrieren
des Bohrers entfällt

Lichtbohrer
gegen Karies

Laser können **gefürchtete Instrumente ersetzen –** und dem Patienten Schmerzen und Spritzen ersparen. Viele Zahnärzte nutzen die Technik bereits

Anfangs verläuft alles wie gewohnt. Der Patient legt sich auf dem Zahnarztstuhl unter eine grelle Lampe, die bedrohlich auf sein Gesicht zielt. Eine junge Dame mit Mundschutz schiebt ihm ein Plastik-Saugröhrchen in den aufgesperrten Mund, das leise gurgelt, während die Zahnmedizinerin Gabriele Schindler-Hultzsch ein bohrerförmiges Metallgerät auf die Zähne zubewegt.

Doch diesmal ertönt kein markdurchdringendes Surren, wie man es vom Bohren kennt. Stattdessen ist ein schnelles Tack-tack-tack zu hören, als ob ein kleines Spielzeug-Maschinengewehr feuern würde. Ein haarfeiner Laserstrahl ersetzt in dem Praxisraum in Aichach bei München das gängigste Folterwerkzeug der Dentalmedizin. Er entfernt Karies berührungslos.

Schindler-Hultzsch zählt zu der wachsenden Schar von Praxisbetreibern, die auf sanftem Weg in den kranken Zahn vordringen. „Der Laser als zahnärztliches Instrument erlebt einen Boom", erzählt Norbert Gutknecht, Professor am Universitätsklinikum Aachen und Präsident der Deutschen Gesellschaft für Laserzahnheilkunde. Circa 2200 der knapp 55 000 praktizierenden Zahnmediziner in Deutschland arbeiten bereits umfassend mit dem Laser. 4500 weitere nutzen das High-Tech-Werkzeug eingeschränkt: vor allem, um Wurzelkanäle zu desinfizieren und um Keime im Zahnfleisch zu zerstören.

Das Ende des Zahnarzt-Horrors sieht Gutknecht bereits kommen. In der Tat zeigen Patientenbefragungen der

Universität Ulm, dass die Lichttechnik weniger Schmerzen verursacht als der Bohrer. Laserzahnmediziner betonen zudem, dass sie viel seltener Betäubungsmittel spritzen müssten.

Bisherige Zahnarztgenerationen arbeiten zwar filigran wie Uhrmacher, aber nach Art der Bergarbeiter, wenn sie gegen Kariesbefall vorgehen: Sie fräsen, schleifen und meißeln sich in die Tiefe. Ziel ist es, alles kranke Gewebe aus dem Zahn herauszuholen und dabei möglichst wenig gesunde Substanz zu zerstören. Die lasernden Ärzte dagegen

---

> ## »Mit dem Laser ist eine Betäubung nur in seltenen Fällen nötig«

Gabriele Schindler-Hultzsch
Zahnärztin, Aichach

---

gehen wie Sprengmeister vor: Sie entfernen die Kariesbakterien durch gezielte Mikro-Explosionen.

Aus dem Zahnlaser-Handstück, das äußerlich einem herkömmlichen Bohrer ähnelt, schießen 30 bis 50 Laserpulse pro Sekunde. Trifft solch ein Puls auf kariöses Gewebe, erhitzt er dessen Oberfläche – so rasch, dass eine kleine Menge schlagartig verdampft. „Das Material wird regelrecht herausgesprengt", erklärt der Physiker Jörg Meister, der an der Zahnklinik der Universität Bonn in der Arbeitsgruppe „Laser in der Zahnmedizin" forscht. „Wenn Sie bei der Behandlung das knatternde Geräusch hören, ist jedes Tack eine winzige Explosion, bei der das erkrankte Gewebe herausfliegt."

Der Infrarot-Laserstrahl kann zwischen gesunder und kranker Zahnsubstanz unterscheiden: Er erhitzt insbesondere die kariösen Stellen, die durch die Bakterien aufgeweicht sind. An der harten gesunden Substanz dagegen prallt der Lichtstrahl großteils ab. „Die Energie lässt sich so einstellen, dass der Strahl nur das erkrankte Zahngewebe wegschießt, den Schmelz dagegen nicht zerstört", weiß Gutknecht. „Er ist das erste zahnärztliche Instrument, das selektiv arbeitet."

Doch viele seiner Kollegen sind alles andere als begeistert von der neuen Methode. Manche wenden ein, dass beim Lasern unangenehme, vielleicht sogar gefährliche Rauchgase verströmen. Der Sauger im Mund allerdings entfernt diese effektiv. Nur wenn er abgeschaltet ist, verbreitet sich ein ▶

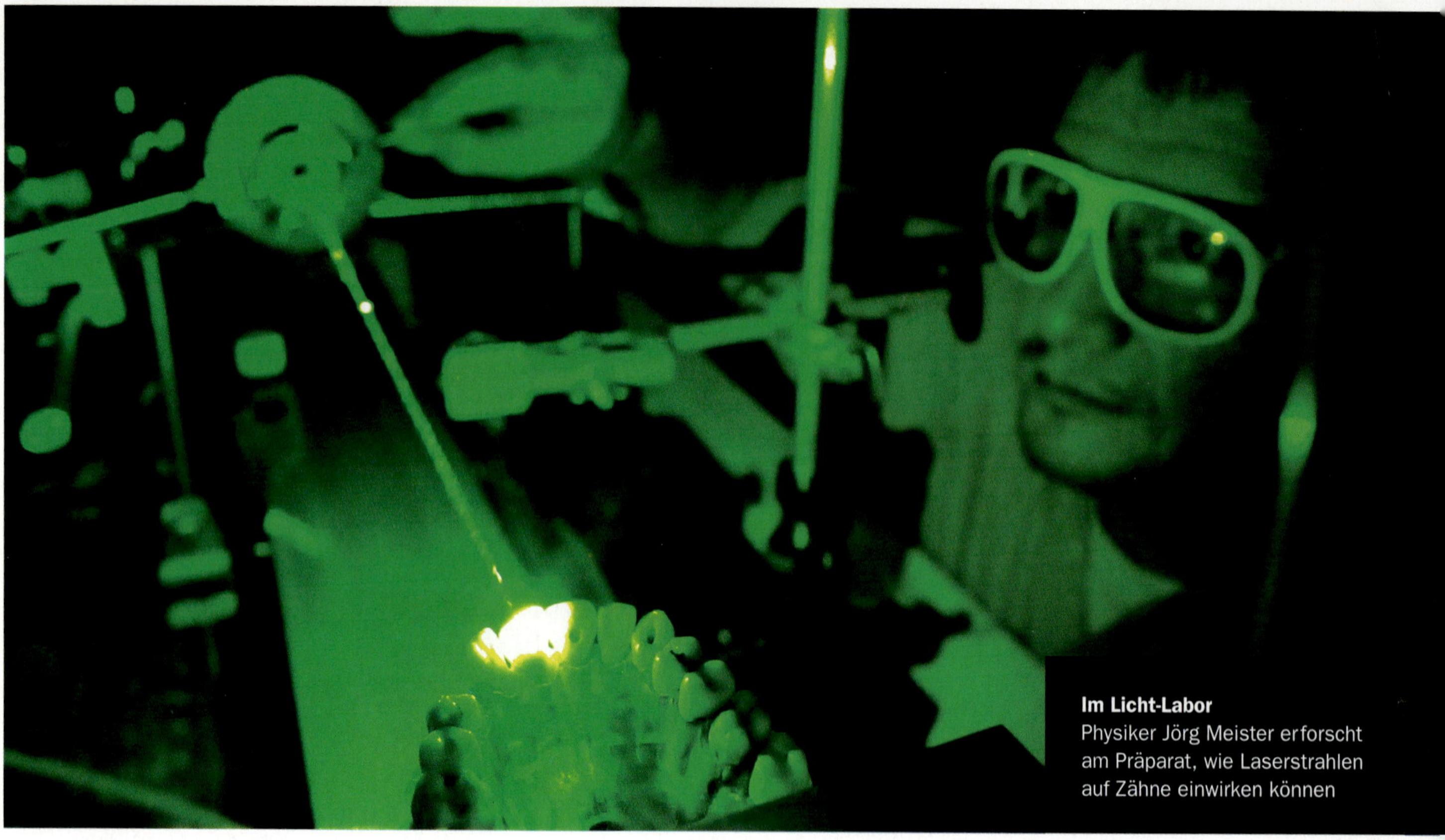

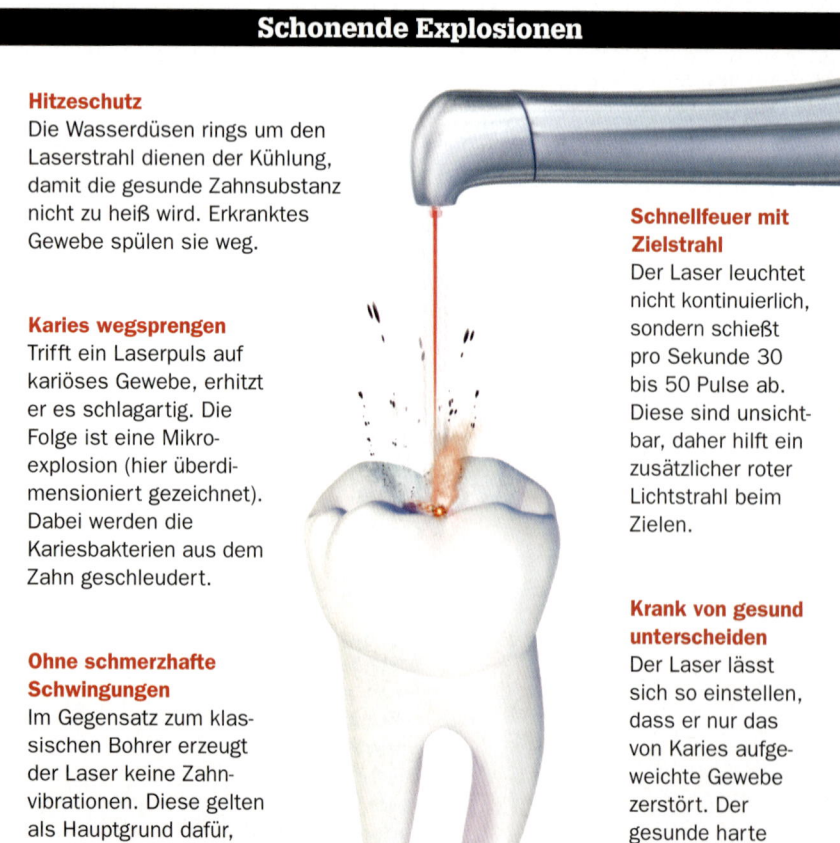

Im Licht-Labor
Physiker Jörg Meister erforscht
am Präparat, wie Laserstrahlen
auf Zähne einwirken können

Schonende Explosionen

Hitzeschutz
Die Wasserdüsen rings um den
Laserstrahl dienen der Kühlung,
damit die gesunde Zahnsubstanz
nicht zu heiß wird. Erkranktes
Gewebe spülen sie weg.

Karies wegsprengen
Trifft ein Laserpuls auf
kariöses Gewebe, erhitzt
er es schlagartig. Die
Folge ist eine Mikro-
explosion (hier überdi-
mensioniert gezeichnet).
Dabei werden die
Kariesbakterien aus dem
Zahn geschleudert.

Ohne schmerzhafte Schwingungen
Im Gegensatz zum klas-
sischen Bohrer erzeugt
der Laser keine Zahn-
vibrationen. Diese gelten
als Hauptgrund dafür,
dass Zahnbehandlungen
oft schmerzen.

Schnellfeuer mit Zielstrahl
Der Laser leuchtet
nicht kontinuierlich,
sondern schießt
pro Sekunde 30
bis 50 Pulse ab.
Diese sind unsicht-
bar, daher hilft ein
zusätzlicher roter
Lichtstrahl beim
Zielen.

Krank von gesund unterscheiden
Der Laser lässt
sich so einstellen,
dass er nur das
von Karies aufge-
weichte Gewebe
zerstört. Der
gesunde harte
Zahnschmelz
bleibt verschont.

Geruch, als stünde man neben einem
Holzkohlegrill.

Ein häufiger vorgebrachtes Gegen-
argument ist, der Laser sei technisch
noch nicht so weit, dem Bohrer Konkurrenz zu machen. Er arbeite viel langsamer, was bei großen Löchern ein
Zeitproblem bedeute – vor allem für
den Patienten, der den Mund aufsper-
ren muss.

Zahnärzte am Universitätsklinikum
Aachen, dem Zentrum der deutschen
Laserzahnmedizin, widerlegen diesen
Einwand rasch: Sie halten den Dentallaser an einen frei präparierten Zahn
und drehen die Leistung voll auf. Das
Tack-tack-tack ertönt – und wenige
Sekunden später ist von einer ganzen
Ecke des Zahns nur noch ein Rauch-
wölkchen übrig. „Die Kritiker sind auf
dem technischen Stand der 90er-Jahre,
als die Geräte noch viel schwächer waren", triumphiert Gutknecht. „Heute
kann der Laser so schnell sein wie
der Bohrer."

Weshalb aber nutzt nur eine Minder-
heit der Zahnmediziner die Lichttechnik? Zum einen kann sie die alte Methode nicht ganz ersetzen: Gegenüber
Gold-, Amalgam- und Keramikfüllungen
beispielsweise ist der Laser noch macht-
los. Muss sich der Patient ein solches Inlay entfernen lassen, hat er keine andere

Wahl, als eine klassische Tiefenbohrung über sich ergehen zu lassen.

Darüber hinaus kosten die Laser viel Geld. Zwar sind Geräte für die einfacheren Anwendungen wie Zahnfleisch- und Wurzelbehandlung zwischen 6000 und 15 000 Euro erhältlich. Doch ein Dentallaser, der Aufgaben des Bohrers übernimmt, kostet in der Regel zwischen 30 000 und 55 000 Euro. Und ein Apparat genügt oft nicht, da für verschiedene Anwendungen Laserlicht unterschiedlicher Wellenlänge benötigt wird. Für viele Praxisbetreiber sind diese Summen schlicht zu hoch.

„Die Laserbehandlung ist zwar oft angenehmer, aber weder schneller noch besser als die herkömmlichen Alternativen", resümiert Jürgen Fedderwitz, Vorstandsvorsitzender der Kassenzahnärztlichen Bundesvereinigung. „Da stellt sich die Frage, ob sich der gigantische Mehraufwand lohnt – aus Sicht der gesetzlichen Kassen sicher nicht."

Diese erstatten nur den günstigeren Bohrer. Für Privatversicherte existieren keine einheitlichen Regelungen. Doch die Laserzahnärzte wollen sich ihre Investitionen natürlich zurückholen.

Der Patient bildet so das letzte Glied in der Kostenkette: Meist muss er zwischen 30 und 70 Euro zuzahlen, wenn er sich ein Kariesloch weglasern statt wegfräsen lässt. Einheitliche Sätze gibt es nicht – jeder Laserzahnarzt setzt den Extra-Obolus so hoch an, wie er möchte. Für Patienten kann es daher lohnend sein, sich bei mehreren Praxen nach den Preisen zu erkundigen.

Interessenten sollten zudem nachfragen, ob der Zahnmediziner ein Laser-Ausbildungszertifikat besitzt. Im Studium lernen die angehenden Zahnärzte normalerweise nur den Umgang mit dem Bohrer. Der Laser gehört nicht zum Pflichtprogramm. „Dabei ist er ein ganz anderes Instrument", warnt Laserexperte Meister, der schon Studenten und Dentalärzte in der neuen Technik unterwiesen hat. „Ein Zahnarzt muss die physikalischen Grundlagen und das Handling lernen, sonst handelt er grob fahrlässig." Wie viele Praxisbetreiber ohne Ausbildung mit den High-Tech-Apparaten arbeiten, weiß niemand.

Ein Minimal-Gütesiegel stellt die Mitgliedschaft in der Deutschen Gesellschaft für Laserzahnheilkunde dar: Die

Foto: Thomas Pflaum/FOCUS-Magazin

Praktisches

Adressen, Kosten und Kunstfehler

Wie finde ich Laserzahnärzte?
Wer der Deutschen Gesellschaft für Laserzahnheilkunde (DGL) seine Postleitzahl nennt, erhält die Adressen von Praxen in der Nähe. Erreichbar ist die DGL in Aachen über die Telefonnummer 0241/8088-164 oder die Web-Seite www.dgl-online.de (auf „Patienteninformation" klicken).

Wie viele Laserpraxen gibt es in Deutschland?
Knapp 7000 Zahnmediziner arbeiten hierzulande mit dem energiereichen Lichtstrahl. Aber nur etwa ein Drittel kann damit den Bohrer ersetzen. Die übrigen nutzen den Laser für einfachere Anwendungen, etwa um Wurzelkanäle zu desinfizieren und Zahnfleischentzündungen zu behandeln. In der DGL sind gut 750 Zahnärzte organisiert.

Übernehmen die Krankenkassen die Kosten?
Die Kassen erstatten nur die Sätze für eine konventionelle Behandlung. Die meisten Zahnmediziner verlangen Aufpreise für den Laser, die der Patient selbst zahlen muss.

Hat man langfristige Erfahrung mit der Technik?
Die ersten Dentallaser, die in die harte Zahnsubstanz vordringen können, kamen 1989 auf den Markt. Seit 2000 setzen sie sich weitflächig durch, sodass man nun gut ein Jahrzehnt Erfahrung in der Breitenanwendung hat.

Welche Ausbildung ist Pflicht?
Der Laser bildet keinen Bestandteil des Zahnmedizinstudiums. Trotzdem darf ihn praktisch jeder Zahnarzt bedienen – dadurch drohen Kunstfehler. Die Mitglieder der DGL können eine Grundausbildung nachweisen.

Ärzte in dem Verband haben mindestens einen mehrtägigen Kurs absolviert. Fraglich ist, ob das bereits ausreicht.

Die Rheinisch-Westfälische Technische Hochschule (RWTH) Aachen bietet als bundesweit einzige Universität ein Master-Studium in der Laserzahnmedizin an. Der Ausbildungsgang dauert berufsbegleitend zwei Jahre und ist international gefragt.

Zu den deutschen Absolventen zählt Gabriele Schindler-Hultzsch aus Aichach. Sie behandelt in ihrer Praxis nicht nur Erwachsene, sondern auch viele Kinder – die wohl wichtigste Zielgruppe für die sanfte Therapie.

Die kleinen Patienten verspüren beim Bohren viel stärkere Schmerzen als Erwachsene, weil ihre Zähne empfindlicher reagieren. „Wenn sie früh schlechte Erfahrungen machen, entwickeln sie oft eine sehr große Angst vor dem Zahnarzt", mahnt Schindler-Hultzsch. „Bei den ersten Behandlungen ist es deswegen besonders wichtig, dass sie angenehm und schmerzfrei verlaufen."

Viele Kinderzahnärzte legen ihre Patienten vor dem Bohren in Vollnarkose, mit allen Risiken und Nebenwirkungen. „Mit dem Laser ist eine Betäubung nur in seltenen Fällen nötig", verspricht Schindler-Hultzsch, die ein kindgerechtes Behandlungskonzept namens Laserkids entwickelt hat. Dazu gehört, dass die Kleinen den Laserstrahl zunächst einmal kennen lernen, indem sie ihn auf ihrer Hand spüren. „So begreifen auch die Jüngsten, dass der Lichtstrahl ihnen keine Schmerzen zufügt." Während des Eingriffs lenkt die Ärztin dann die Kinder durch Trickfilme, Spielsachen und Gespräche ab – offenbar mit Erfolg.

Ein achtjähriges Mädchen etwa bleibt ohne Spritzen ruhig liegen, während Schindler-Hultzsch ihr zwei Backenzähne lasert. „Ein bisschen was habe ich gespürt", meint die junge Patientin danach. „Es hat gekitzelt."

Physiker Meister kennt noch einen weiteren Grund, weshalb viele Kinder die neue Technik mögen. „Die Kids finden es cool, wenn sie hören, dass der Laser die Bakterien zerstört", erzählt der Privatdozent. „Sie denken dann an ,Star Wars' und Lichtschwerter – und nehmen die Behandlung viel besser an." ∎

CHRISTIAN PANTLE

Foto: Heinz Heiss/ FOCUS-Magazin

Den Halt verloren
Kieferknochen auf dem Rückzug

Tiefe Krater offenbart das Röntgenbild eines Patienten mit schwerer Parodontitis. Die rechten Zähne stecken mit ihren Wurzeln kaum noch im verbliebenen Kieferknochen. Eine Bakterieninfektion des Zahnfleischs hat diese Schäden verursacht. Parodontologen gehen gegen die Keime vor, indem sie die infektiösen Beläge entfernen und dem Körper Zeit zur Heilung verschaffen. Manchmal kommt ein Teil des Knochens zurück.

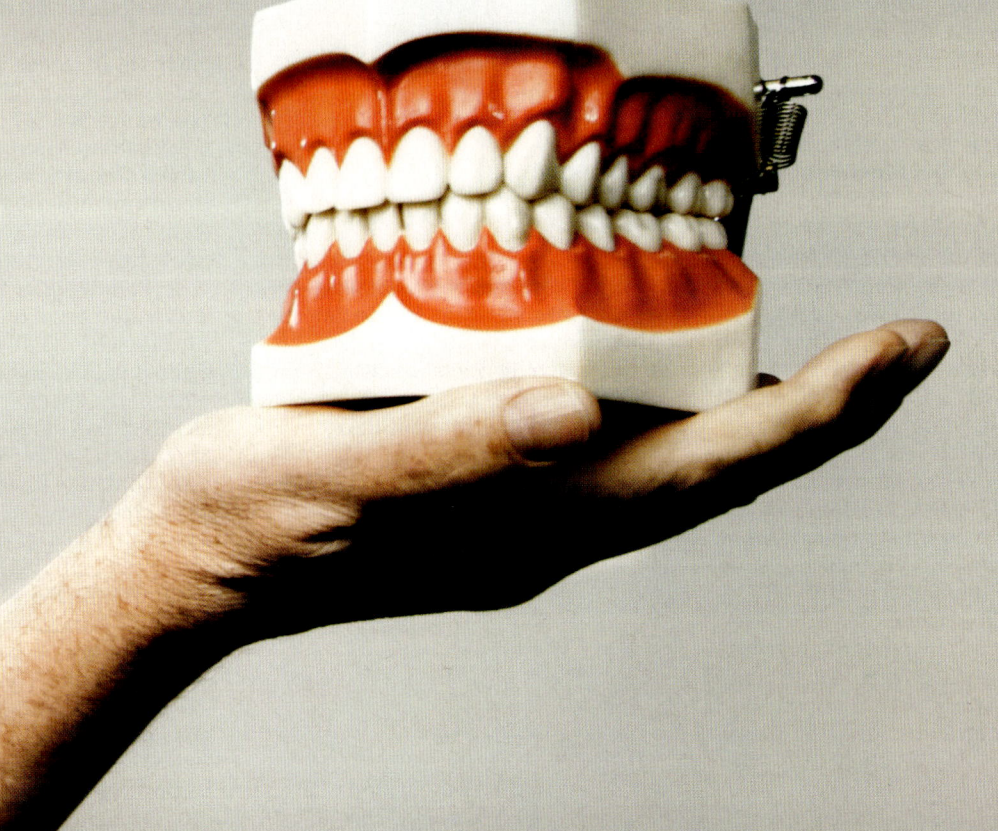

Stiller Abbau unterm
Zahnfleisch

Vier von zehn Deutschen haben eine mittelschwere **Parodontitis.** Die Entzündung bedroht den festen Sitz des Gebisses und kann den ganzen Körper krank machen

Das ist ja alles wackelig! Wir müssen vorne alle Zähne rausnehmen." Vor gut einem Jahr eröffnete seine Zahnärztin Eberhard Walter* die erschreckende Aussicht: Der gesamte Oberkiefer sollte durch ein künstliches Gebiss ersetzt werden. „Das hat mich schockiert", sagt der 73-Jährige. Ungläubig, dass seine Zähne in so einem schlechten Zustand sein sollten, wandte sich der Münchner an die Universitätszahnklinik. Dort wurde klar: Um einige Zähne herum war sein Kieferknochen schon zur Hälfte verschwunden. Diagnose: Parodontitis.

Die Entzündung des Zahnbetts entsteht durch Bakterien. Sie sammeln sich in der Falte zwischen Zahnfleisch und Zahnkrone. Werden diese Plaque genannten Beläge nicht regelmäßig entfernt, verhärten sie zu Zahnstein und führen zu einer Zahnfleischentzündung.

Bei Eberhard Walter breiteten sich die Beläge noch weiter unterhalb des Zahnfleischrands aus. Die verhärtete Plaque schob sich wie ein Keil vorwärts und zerstörte das Haltegewebe, das die Zähne des Rentners bis vor wenigen Jahren fest im Kiefer fixierte. Zum Selbstschutz baute Walters Organismus nach und nach den umliegenden Knochen ab, damit dieser nicht von Bakterien befallen wird – der Kauapparat verlor seinen Halt.

Vier von zehn Deutschen haben eine mittelschwere Parodontitis an mindestens einem Zahn. Die Krankheit ist die Ursache für jeden dritten gezogenen Zahn. Dabei verhindert eine konsequente Therapie, dass Lücken entstehen. Auch in fortgeschrittenen Stadien können Zahnfleisch-Spezialisten einen Großteil der angegriffenen Zähne erhalten.

Im Jahr 2011 wurden knapp eine Million Parodontitis-Therapien bei den gesetzlichen Krankenkassen abgerechnet. Peter Eickholz, Präsident der Deutschen Gesellschaft für Parodontologie, warnt aber: „Wir haben nach einer vorsichtigen Schätzung etwa zehn Millionen Unbehandelte mit fortgeschrittener Krankheit."

Zu dieser Gruppe gehörte auch Eberhard Walter bis Anfang des vergangenen Jahres: „Ich habe den Zustand gar nicht als so bedrohlich wahrgenommen." So geht es vielen Patienten, weil bei einer Parodontitis lange Zeit weder Schmerzen noch Probleme beim Kauen auftreten.

*Name geändert

Lockernde Keime

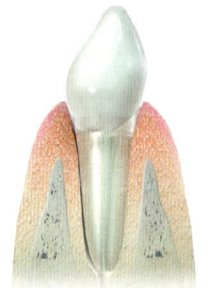

Gesunde Zahnhalterung
Das Zahnfleisch liegt vollständig bis zur Krone an. Es füllt die Zwischenräume des Gebisses ganz aus, ist nicht gerötet und blutet nicht, wenn es berührt wird. Auf den Zähnen lagern keine Beläge.

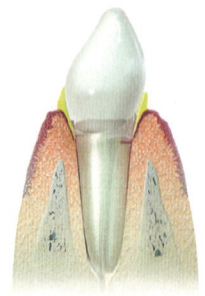

Gereiztes Zahnfleisch
Durch eine bakterielle Entzündung ist das Gewebe gerötet und geschwollen. Am Rand der Kronen lagert sich Plaque ab. Einfache Maßnahmen können Schlimmeres verhindern.

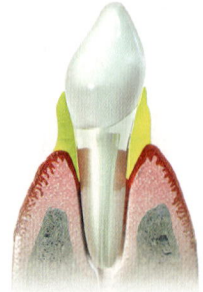

Schwere Parodontitis
Große Teile des Halteapparats sind zerstört. Zahnhälse liegen frei. Zähne können verrücken, weil der Knochen zurückgeht. Zahnverlust ist nur durch konsequente Behandlung vermeidbar.

Anhaltendes Zahnfleischbluten, eine Rötung des Weichgewebes, aber auch Mundgeruch (s. Seite 134) können auf den Keimbefall hinweisen. Sind die Zähne locker oder gar verschoben, ist die Erkrankung bereits weit fortgeschritten.

Für die Diagnose vermisst der Zahnarzt mit einer speziellen stumpfen Sonde, wie weit sich das Zahnfleisch gelöst hat. Beginnt das Zahnfleisch bei der Sondierung zu bluten, zeigt dies eine Entzündung an. Innerhalb weniger Minuten steht so fest, welche Zähne betroffen und wie schwer sie erkrankt sind. Diesen PSI-Test (Parodontaler Screening-Index) bezahlen die gesetzlichen Krankenkassen für Erwachsene alle zwei Jahre. Hat der Zahnarzt Zeichen einer Parodontitis festgestellt, macht er mit einem Röntgenbild sichtbar, wo der Kieferknochen bereits zurückgegangen ist.

Bei Christine Kirchner waren die Zahnfleischtaschen bis zu elf Millimeter tief – zwei Millimeter gelten als gesund. Wegen ihrer Zahnfleischprobleme ging die Organisationsberaterin regelmäßig zu ihrem Hauszahnarzt. „Aber meine Parodontitis wurde nicht besser, sondern eher schlechter", berichtet sie. Nachdem sie über mehrere Monate Schmerzen im gesamten Mund verspürt hatte, suchte sich Kirchner eine Spezialistin.

„Dort lief die Behandlung ganz anders ab, viel schonender", sagt die 44-Jährige. Unter örtlicher Betäubung entfernte die Zahnärztin die Beläge aus Kirchners Zahnfleischtaschen und glättete die raue Wurzeloberfläche, damit sich Bakterien dort weniger gut festsetzen können. Meist kommt die Entzündung durch diesen Eingriff zum Erliegen. Die Taschen werden wieder flacher. Bei Beraterin Kirchner sind sie nach wenigen Monaten Therapie auf ein bis drei Millimeter zurückgegangen.

Wenn sich der Biofilm an schwer zugänglichen Stellen eingenistet hat, muss der Zahnarzt das Zahnfleisch aufschneiden und die Zahnwurzel unter Sicht reinigen.

„Auch wenn die Entzündung erfolgreich bekämpft wurde, behält man die Anfälligkeit für den Keim ein Leben lang", erklärt Ulrich Schlagenhauf, Leiter der Abteilung Parodontologie am Universitätsklinikum Würzburg. Christine Kirchner lässt sich deshalb jedes Vierteljahr den Bakterienbelag unter

Foto: Tanja Demarmels/FOCUS-Magazin

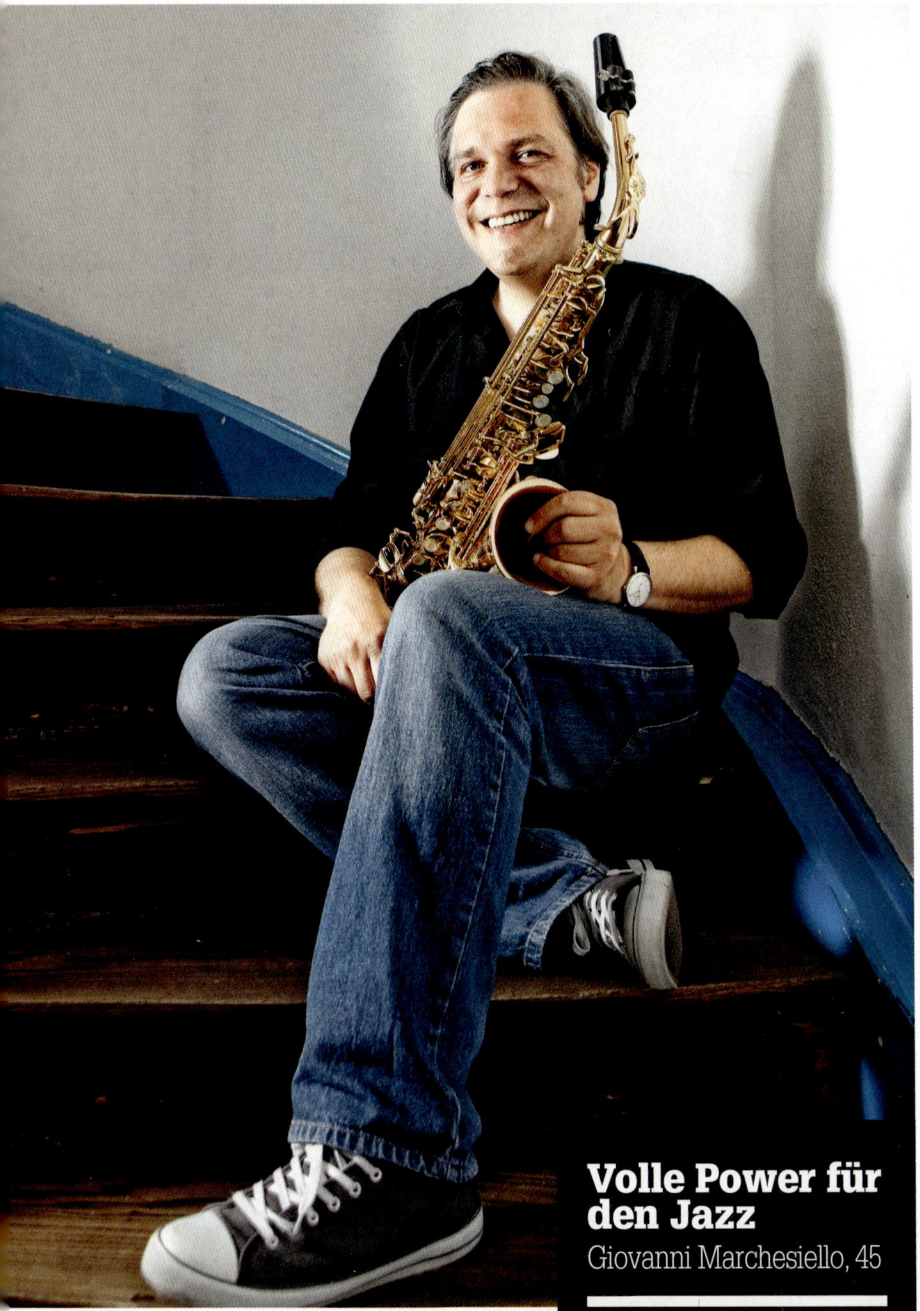

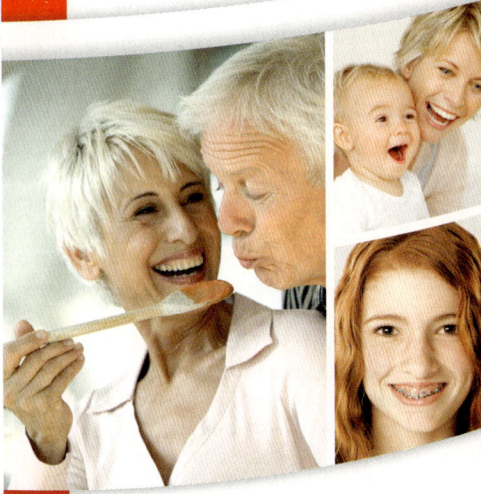

Volle Power für den Jazz

Giovanni Marchesiello, 45

Der passionierte Instrumentalist befürchtete noch vor zehn Jahren, seine Zähne zu verlieren und seinen Traum von der Musik wegen des lockeren Gebisses aufgeben zu müssen. Inzwischen hat er Jazz und Popularmusik studiert, gibt Konzerte und unterrichtet Saxofon und Musiktheorie.

dem Zahnfleischrand entfernen. Diese je nach Rückfallrisiko zwei- bis sechsmal im Jahr notwendige Nachsorge zahlen die gesetzlichen Kassen nicht, sie kostet je nach Aufwand 50 bis 150 Euro pro Sitzung. „Mit regelmäßiger Nachsorge haben wir gute Chancen, parodontal erkrankte Zähne lange zu erhalten", sagt Parodontologe Eickholz.

Inzwischen wissen Mediziner, dass ein entzündetes Zahnbett nicht nur den festen Sitz des Gebisses bedroht, sondern Folgen für den ganzen Körper nach sich zieht. „Wenn Sie eine schwere Parodontitis haben, die viele Zähne betrifft, addieren sich die Wundflächen etwa zu der Größe eines Handtellers", rechnet ▶

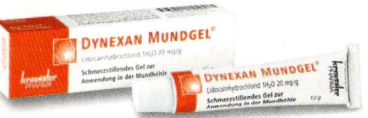
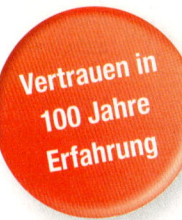

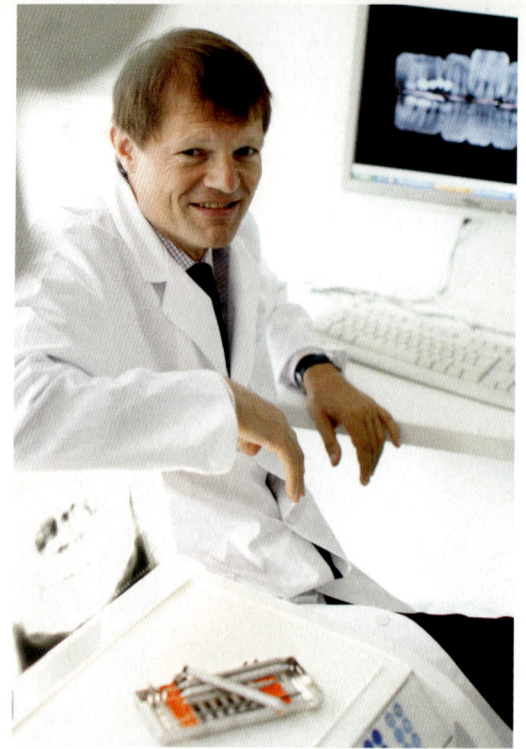

Eickholz vor. „Mit einer solchen Wunde auf der Haut würde Sie kein Arzt unversorgt wieder gehen lassen."

Durch das defekte Gewebe gelangen Krankheitserreger und Entzündungsbotenstoffe ins Blut, die den Organismus beeinflussen. Im vergangenen Jahr legten Experten für Parodontitis und Diabetes einen gemeinsamen Bericht darüber vor, wie sich beide Krankheiten gegenseitig beeinflussen. Bei zuckerkranken Patienten reagiert Glukose vermehrt mit Proteinen. „Diese verzuckerten Proteine binden an Immunzellen und bewirken so die Freisetzung von Zellgiften und eine überschießende Immunreaktion", erklärt Diethelm Tschöpe, Direktor des Diabeteszentrums in Bad Oeynhausen.

Der Dauerangriff der Mundbakterien verschärft umgekehrt auch Blutzuckerprobleme. Wird das kranke Zahnfleisch behandelt, verbessert sich die Blutzuckerregulierung. Diabetes ist einer der wichtigsten Risikofaktoren für eine Zahnbettentzündung. Stress und Rauchen erhöhen die Anfälligkeit ebenso wie genetische Faktoren.

In seltenen Fällen verursacht Parodontitis bereits vor dem 30. Geburtstag schwere Schäden. Giovanni Marchesiello erhielt die Diagnose mit Mitte 20. In den 90er-Jahren war er deswegen Dauergast beim Zahnarzt. Als „aggressive Parodontitis" bezeichnen Zahnärzte diese Form der Erkrankung, die auf eine genetisch bedingte Anfälligkeit zurückgeht.

»Wir haben gute Chancen, parodontal erkrankte Zähne zu erhalten«

Peter Eickholz
Präsident der Deutschen Gesellschaft für Parodontologie

Mehrfache Behandlung konnte die Entzündung bei dem Musiker Marchesiello nicht stoppen. „Bevor ich an die Uniklinik ging, waren meine Zähne locker", erzählt er. Der Freiburger sorgte sich, dass er bald Zahnersatz brauchen würde. Seinen Traum, Saxofon zu studieren, hätte er wohl aufgeben müssen.

Spezialisten der Zahnklinik aber verordneten ihm einen Antibiotika-Cocktail. Zehn Tage lang schluckte er die Tabletten. Bakterien tötende Medikamente setzen Zahnärzte bei aggressiver oder schwerer chronischer Parodontitis ein, wenn die übliche Behandlung die Zerstörung des Haltegewebes nicht stoppen kann. „Das hat bei mir richtig angeschlagen", sagt Marchesiello, der heute als Jazzmusiker arbeitet.

In einer gerade abgeschlossenen Studie von acht deutschen Kliniken stellte sich heraus, dass nur Patienten mit Taschentiefen ab sechs Millimetern von den Medikamenten profitieren. „Wir werden in Zukunft mit weniger Antibiotika auskommen, weil wir die Patientengruppe, die von der Behandlung profitiert, genauer definieren können", sagt Benjamin Ehmke von der Universität Münster.

Die Rückkehr der Bakterien verhindern die Mittel nur für sechs bis neun

Fotos: Tim Wegner, Tanja Demarmels/beide FOCUS-Magazin

Die Behandlung in fünf Schritten

Parodontitis zerstört den Kieferknochen und die Haltefasern, mit denen der Zahn verankert ist. Wurde die Zahnbettentzündung beseitigt, können Ärzte verlorenes Gewebe teilweise regenerieren. Normalerweise wuchern Operationsstellen schnell mit Bindegewebe zu. Mit der sogenannten gesteuerten Geweberegeneration verschaffen Operateure dem langsam wachsenden Knochen Gelegenheit, sich wieder aufzubauen. Die Technik eignet sich nur für eng umgrenzte Knochenabsenkungen an einzelnen Zähnen.

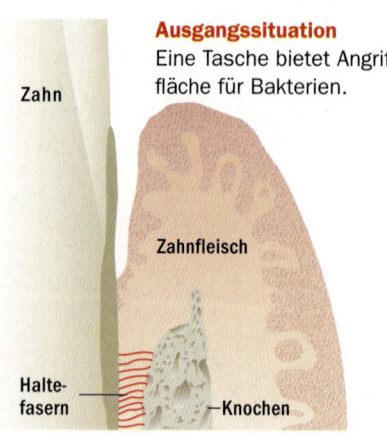

Ausgangssituation
Eine Tasche bietet Angriffsfläche für Bakterien.

Zahn

Zahnfleisch

Haltefasern — Knochen

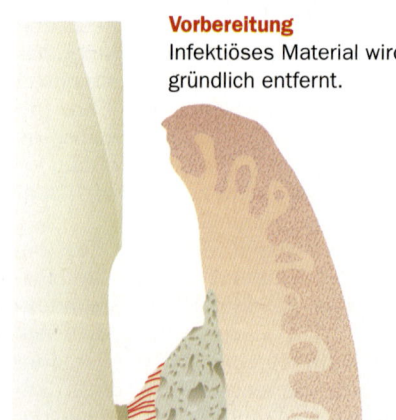

Vorbereitung
Infektiöses Material wird gründlich entfernt.

Monate. Allerdings kann sich das Immunsystem in dieser Zeit erholen und ist anschließend den Angriffen der Mikroorganismen besser gewachsen. „Neue Gewebeverluste fallen in den ersten zwei Jahren nach der Therapie um 50 Prozent geringer aus", erklärt Ehmke.

Ein Ziel der Behandlung ist es heute, möglichst viel Gewebe zu erhalten. Parodontitis ist eine häufige Ursache für freiliegende Zahnhälse. Ist das Zahnfleisch zwischen den Zähnen noch erhalten, können Spezialisten die Wurzeln mit einer Operation wieder zudecken. Unter bestimmten Bedingungen lassen sich auch Haltefasern und Teile des geschwundenen Knochens regenerieren (s. Kasten unten). Neben bilöslichen Membranen setzen Zahnärzte sogenannte Schmelzmatrixproteine ein. Diese Substanzen regen das Gewebewachstum an.

Im Idealfall umschließt das Zahnfleisch die Krone eng und füllt die Lücken zwischen den Zähnen vollständig. Die richtige Zahnpflege bewahrt bei Gesunden das harmonische Gesamtbild und schützt Parodontitis-Patienten vor weiterem Abbau. Der Musiker Marchesiello sagt: „Ich musste beim Zähneputzen umlernen." Neben einer elektrischen Zahnbürste benutzt er Zahnseide und Interdentalbürstchen für die Zahnzwischenräume. Wer dort täglich reinigt, verliert weniger Haltegewebe, wie eine im April veröffentlichte Langzeitstudie der Universität Greifswald ergab.

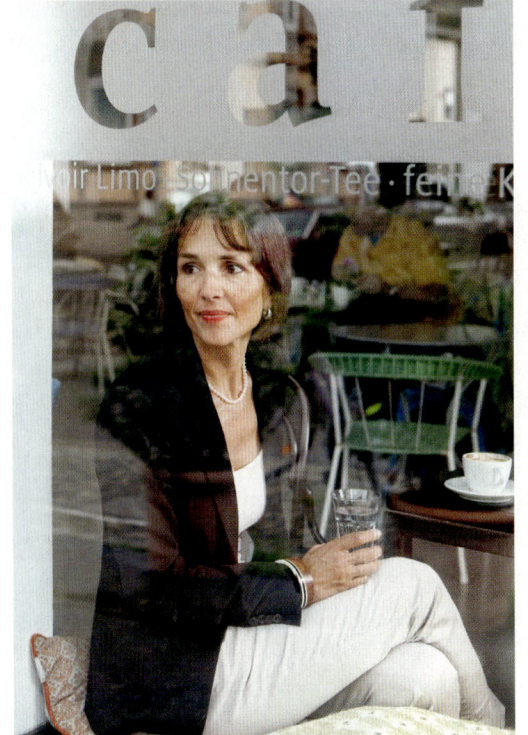

Feste Zähne ohne Schmerz
Christine Kirchner, 44

Über Monate nahm sie Medikamente gegen ihre Zahnschmerzen. Spezialisten erkannten schließlich die Ursachen: ein entzündeter Wurzelkanal und eine unzureichend behandelte Parodontitis. Heute hat sie keine Schmerzen mehr, ihre Zähne sitzen fest.

Selbst bei vermeintlich Gesunden kann die stille Zerstörung schnell voranschreiten, besonders im Alter zwischen 20 und 29 Jahren. „Wahrscheinlich würden wir bei Jüngeren mit Minimalaufwand einen Maximalertrag erzielen", meint Studienleiter Thomas Kocher.

Löst sich der Halteapparat ungehindert auf, steht irgendwann die Frage nach Zahnersatz im Raum. Implantate sind in einem entzündeten Gebiss mit Risiken behaftet. „Ohne begleitende Parodontalbehandlung geht das etwa fünf Jahre gut, danach ist die Prognose deutlich schlechter", sagt Parodontologe Schlagenhauf. Denn an der rauen Implantat-Schraube, die als künstliche Wurzel dient, ist eine bakterielle Entzündung schwerer zu bekämpfen als an der natürlichen Wurzel. Der teure Zahnersatz fällt aus.

Mit dritten Zähnen wollte sich Eberhard Walter trotz seiner 73 Jahre nicht abfinden. Von der Universitätszahnklinik wurde ihm ein Spezialist für Parodontologie empfohlen. Heute, ein Jahr später, trägt Müller tatsächlich Implantate. Vier Backenzähne waren nicht mehr zu retten. Die anderen zehn Zähne im Oberkiefer wackeln nicht mehr. ∎

PAUL KLAMMER

Schutz durch Membran
Mit einem Gewebestück, das sich mit der Zeit auflöst, wird die Wunde dicht verschlossen. Knochen und Haltefasern wachsen ungestört nach.

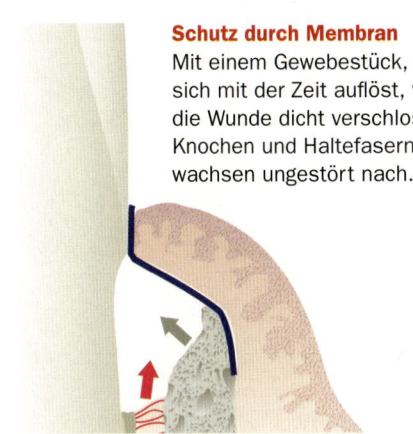

Wachstumsimpulse
Als Alternative bei kleinen Defekten können Eiweiße auf die Zahnwurzel aufgebracht werden, die die Regeneration des Halteapparats anregen.

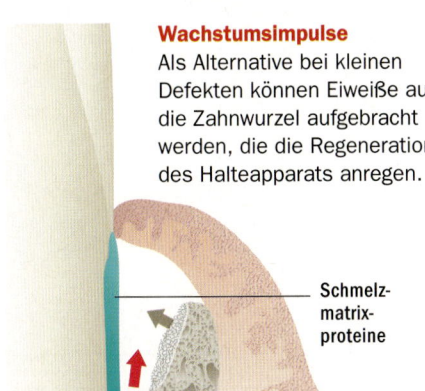

Schmelzmatrixproteine

Fester Anschluss
Innerhalb von mehreren Wochen entsteht neues Gewebe. Meist erreicht der Knochen nicht mehr die ursprüngliche Höhe.

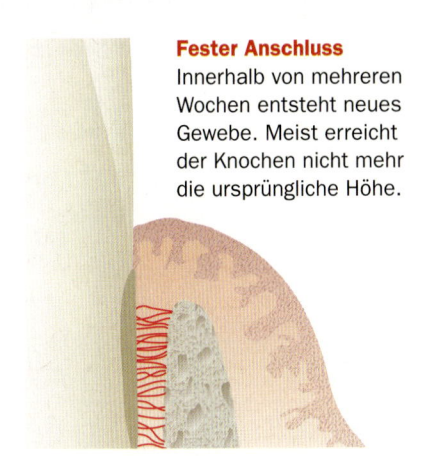

Parodontologen

Unbehandelte **Zahnbetterkrankungen** zerstören den Kieferknochen und lockern die Zähne. Um Zahnausfall zu verhindern, ist eine konsequente Therapie notwendig. FOCUS listet 45 Spezialisten für Parodontologie mit ihren jeweiligen Zusatzqualifikationen auf

Parodontologen

Zahnarzt/Klinik/Internetadresse	Ort/Tel.-Nr.	von Kollegen empfohlen	Publikationen	chronische Parodontitis	aggressive Parodontitis	regen. Parodontitischirurgie (Zahnfleisch-/Knochenaufbau)	ästhetische Zahnfleischchirurgie	Behandlung periimplantärer Infektionen[A]	zusätzliche Spezialisierung
Dr. Christina Tietmann Gemeinschaftspraxis www.paro-aachen.de	**Aachen** 0241/918450	●		▲▲	▲▲	▲▲	▲▲	▲	regenerative Parodontitistherapie in Kombination mit Kieferorthopädie und Implantologie; plastische Parodontalchirurgie
Dr. Jochen Tunkel Gemeinschaftspraxis www.fachzahnarzt-praxis.de	**Bad Oeynhausen** 05731/28822	●	■	▲▲	▲▲	▲▲	▲▲	▲	Oralchirurgie; Implantate bei Parodontitispatienten
Dr. Thorsten Gehrke Praxis www.paropraxisberlin.de	**Berlin** 030/7915193	●		▲	▲▲	▲▲	▲▲	▲	Prophylaxe und Implantologie
Priv.-Doz. Dr. Stefan Hägewald Gemeinschaftspraxis	**Berlin** 030/83409585	●●●	■	▲	▲▲	▲▲	▲▲	▲	Behandlung komplexer Parodontitisfälle; Implantation im parodontal geschädigten Gebiss
Dr. Peter Purucker UK[1] Charité, Zahn-, Mund-, Kieferheilk. www.kons-paro.charite.de	**Berlin** 030/4505625 29	●●		▲▲	▲▲	▲▲	▲▲	▲	Behandlung der aggressiven, weit fortgeschrittenen Parodontitis
Prof. Dr. Elmar Reich Praxis www.zahnprofilaxe.de	**Biberach an der Riß** 07351/444840	●	■	▲	▲	▲	▲	▲	Kooperation mit Fachärzten bei Risikopatienten; Kariesprävention und -therapie; Endodontologie (Wurzelbehandlungen)
Dr. Gerd Körner Gemeinschaftspraxis www.paroplant.de	**Bielefeld** 0521/179688	●●		▲▲	▲▲	▲▲	▲▲	▲▲	ästhetische Implantatversorgung
Dr. Hans-Georg von der Ohe Gemeinschaftspraxis www.bisspraxis.de	**Bielefeld** 0521/285714	●		k. A.	k. A.	k. A.	k. A.	k. A.	Zahnarzt wurde angeschrieben, beteiligte sich aber nicht an der FOCUS-Befragung.
Prof. Dr. Soeren Jepsen Uniklinikum, Parodontologie www.zahnerhaltung.uni-bonn.de	**Bonn** 0228/28722480	●●●	■■	▲	▲	▲▲	▲▲	▲	minimalinvasive, regenerative und plastisch-ästhetische Parodontaltherapie

Behandlungsspektrum

● = von Kollegen empfohlen
●● = häufig von Kollegen empfohlen
●●● = sehr häufig von Kollegen empfohlen

■ = viel publiziert
■■ = überdurchschnittlich viel publiziert

▲ = nimmt Eingriff vor
▲▲ = nimmt Eingriff häufig vor
k. A. = keine Angaben

[1]Uniklinikum   [A] Entzündung in der Umgebung eines Implantats   FOCUS-GESUNDHEIT

Zahnarzt/Klinik/Internetadresse	Ort/Tel.-Nr.	von Kollegen empfohlen	Publikationen	chronische Parodontitis	aggressive Parodontitis	regen. Parodontitischirurgie (Zahnfleisch-/Knochenaufbau)	ästhetische Zahnfleischchirurgie	Behandlung periimplantärer Infektionen[A]	zusätzliche Spezialisierung
				Behandlungsspektrum					zusätzliche Spezialisierung
Dr. Michael Stimmelmayr Gemeinschaftspraxis www.m-stimmelmayr.de	**Cham** 09971/2346	●●●		▲	▲	▲	▲	▲	komplexe Restaurationen in Kombination mit Parodontologie und Implantologie
Prof. Dr. Thomas Hoffmann Uniklinikum, Parodontologie www.uniklinikum-dresden.de	**Dresden** 0351/4582712	●●●	■■	k.A.	k.A.	k.A.	k.A.	k.A.	Zahnarzt wurde angeschrieben, beteiligte sich aber nicht an der FOCUS-Befragung.
Prof. Dr. Thomas Beikler UK[1], Zahnerh., Parodont., Endodont. www.uniklinik-duesseldorf.de	**Düsseldorf** 0211/8118144	●●	■	k.A.	k.A.	k.A.	k.A.	k.A.	Zahnarzt wurde angeschrieben, beteiligte sich aber nicht an der FOCUS-Befragung.
Prof. Dr. Michael Christgau Gemeinschaftspraxis www.zahnaerzte-oberkassel.de	**Düsseldorf** 0211/575301	●●●	■	▲	▲	▲	▲	▲▲	Infektionstherapie, regenerative und plastisch-ästhetische Chirurgie; Implantologie
Dr. Markus Schlee Praxis www.32schoenezaehne.de	**Forchheim** 09191/341500	●●●	■	▲	▲	▲	▲▲	▲	Zahnheilkunde unter ästhetischen und parodontalen Aspekten
Prof. Dr. Peter Eickholz Uniklinikum, Parodontologie www.kgu.de/zzmk/pa.htm	**Frankfurt am Main** 069/63015642	●●	■■	▲	▲	▲	▲	▲▲	regenerative Parodontitistherapie
Dr. Matthias Mayer Praxis www.matthiasmayermsd.de	**Frankfurt am Main** 069/74748787	●		▲▲	▲▲	▲▲	▲▲		Implantologie
Prof. Dr. Petra Ratka-Krüger UK[1], Zahnerhaltung u. Parodont. www.uniklinik-freiburg.de	**Freiburg** 0761/27048850	●●●	■	▲	▲	▲	▲	▲	nichtchirurgische Parodontitistherapie; lokale und systemische Antibiotikatherapie
Dr. Kai Worch Praxis www.dr-worch.de	**Garbsen** 05137/73737	●		▲▲	▲▲	▲	▲	▲	Implantologie; sämtliche Zahnfleischerkrankungen
Prof. Dr. Jörg Meyle Uniklinikum, Parodontologie www.ukgm.de	**Gießen** 0641/98546191	●●	■	▲▲	▲	▲	▲	▲	Implantate bei Parodontitispatienten
Dr. Norbert Salenbauch Gemeinschaftspraxis www.wolfstrasse.com	**Göppingen** 07161/71001	●●		▲▲	▲▲	▲▲	▲▲	▲▲	Implantologie; Prothetik
Prof. Dr. Thomas Kocher Uniklinikum, Parodontologie www.dental.uni-greifswald.de	**Greifswald** 03834/867172	●●	■■	▲	▲	▲	▲	▲	Implantologie
Jan Hendrik Halben Praxis www.halben.de	**Hamburg** 040/4203030	●		▲▲	▲▲	▲▲	▲	▲	Prophylaxe; Endodontologie und Zahnerhaltung; ästhetische Rekonstruktionen
Dr. Bernd Heinz Praxis www.praxis-dr-heinz.de	**Hamburg** 040/464449	●●		▲▲	▲▲	▲▲	▲▲	▲▲	Zahnerhalt durch regenerative Parodontitistherapie; plastische Parodontalchirurgie; Implantologie
Prof. Dr. Klaus Roth Praxis www.prof-roth.de	**Hamburg** 040/41497100	●		▲	▲▲	▲	▲	▲	ursachengerichtete Kausaltherapie mit anschließender prophylaktischer Langzeitbetreuung
Prof. Dr. Hüsamettin Günay Uniklinikum, Parodontologie www.mh-hannover.de	**Hannover** 0511/5326671	●●	■	k.A.	k.A.	k.A.	k.A.	k.A.	alle Therapieformen parodontaler und periimplantärer Erkrankungen; Gesundheitsfrühförderung
Prof. Dr. Ti-Sun Kim Uniklinikum, Zahnerhaltungskunde www.klinikum.uni-heidelberg.de	**Heidelberg** 06221/5636020	●	■■	k.A.	k.A.	k.A.	k.A.	k.A.	regenerative Parodontitistherapie; Behandlung der aggressiven Parodontitis
Dr. Tomislav Kresic Gemeinschaftspraxis www.zahnarzt-kresic.de	**Hünstetten** 06126/8260	●		▲	▲	▲	▲	▲	Implantologie; Endodontie; ästhetische Zahnheilkunde; Prophylaxe

Legende:

●	= von Kollegen empfohlen	■	= viel publiziert	▲	= nimmt Eingriff vor
●●	= häufig von Kollegen empfohlen	■■	= überdurchschnittlich viel publiziert	▲▲	= nimmt Eingriff häufig vor
●●●	= sehr häufig von Kollegen empfohlen			k.A.	= keine Angaben

Parodontologen

Zahnarzt/Klinik/Internetadresse	Ort/Tel.-Nr.	von Kollegen empfohlen	Publikationen	chronische Parodontitis	aggressive Parodontitis	regen. Parodontitischirurgie (Zahnfleisch-/Knochenaufbau)	ästhetische Zahnfleischchirurgie	Behandlung periimplantärer Infektionen[A]	zusätzliche Spezialisierung
Dr. Thomas Eger Bundeswehrzentral-KH, Parodontol. bundeswehrkrankenhaus-koblenz.de	**Koblenz** 0261/2812765	●●		▲▲	▲▲	▲▲	▲▲	▲▲	prothetische und implantologische Versorgung von Patienten mit aggressiver und schwerer chronischer Parodontitis
Dr. Klaus-Dieter Hellwege Praxis www.mehrzahngesundheit.de	**Lauterecken** 06382/8542	●		k.A.	k.A.	k.A.	k.A.	k.A.	Zahnarzt wurde angeschrieben, beteiligte sich aber nicht an der FOCUS-Befragung.
Prof. Dr. Holger Jentsch Uniklinikum, Parodontologie zahnerhaltung.uniklinikum-leipzig.de	**Leipzig** 0341/9721202	●	■■	k.A.	k.A.	k.A.	k.A.	k.A.	Therapie der Parodontitis und Gingivitis (Zahnfleischentzündung)
Prof. Dr. Reiner Mengel UK[1], Zahn-, Mund- u. Kieferheilkunde www.med.uni-marburg.de	**Marburg** 06421/5863228	●●	■■	▲	▲▲	▲	▲	▲▲	implantologische Behandlung von Patienten mit fortgeschrittenen parodontalen Erkrankungen
Dr. Josef Diemer Praxis www.josefdiemer.de	**Meckenbeuren** 07542/912080	●●		▲▲	▲▲	▲▲	▲▲	▲▲	Endodontologie, Implantologie und Okklusion bei komplexen Fällen
Dr. Gerhard Iglhaut Praxis www.dr-iglhaut-praxis.de	**Memmingen** 08331/2864	●●●		▲	▲	▲	▲▲	▲	plastisch-ästhetische Parodontalchirurgie; Prothetik; Implantologie; ästhetische Zahnheilkunde
Dr. Christoph Hardt Praxisgemeinschaft www.parodontologie-hardt.de	**München** 089/2421 46 46	●		▲▲	▲▲	▲	▲		Implantologie
Prof. Dr. Markus Hürzeler Gemeinschaftspraxis www.huerzelerzuhr.com	**München** 089/1891750	●●	■■	▲▲	▲▲	▲▲	▲▲	▲▲	Implantologie
Prof. Dr. Hannes Wachtel Praxisklinik www.bolz-wachtel.de	**München** 089/5404 2580	●●	■■	▲	▲▲	▲	▲▲	▲	Sofortversorgung mit festsitzenden Implantaten; Behandlung des fortgeschrittenen Knochenabbaus
Dr. Otto Zuhr Gemeinschaftspraxis www.huerzelerzuhr.com	**München** 089/1891750	●●●	■■	▲	▲	▲▲	▲▲	▲▲	Parodontalchirurgie
Dr. Raphael Borchard Praxis www.paroimplant.de	**Münster** 0251/25623	●●		▲	▲	▲▲	▲▲	▲	prothetische Behandlungskonzeption von der Initial- bis zur Erhaltungstherapie
Prof. Dr. Benjamin Ehmke Uniklinikum, Parodontologie www.paro.klinikum.uni-muenster.de	**Münster** 0251/8345500	●●	■	▲	▲	▲▲	▲▲	▲	Vorsorge und lebenslange Nachsorge bei Parodontitispatienten; ästhetische Chirurgie
Prof. Dr. Heinz Hans Topoll Praxis	**Münster** 0251/25103	●●●	■	▲	▲	▲▲	▲	▲	Implantologie
Prof. Dr. Heiko Visser Praxis	**Oldenburg** 0441/76282	●		▲▲	▲	▲	▲	▲	Zahnerhaltung
Dr. Frank Beck Praxis www.frankbeck.de	**Regensburg** 0941/8702020	●●	■	k.A.	k.A.	k.A.	k.A.	k.A.	Zahnarzt wurde angeschrieben, beteiligte sich aber nicht an der FOCUS-Befragung.
Dr. Brigitte Simon Praxis www.dr-brigitte-simon.de	**Stuttgart** 0711/2268022	●		k.A.	k.A.	k.A.	k.A.	k.A.	Zahnärztin wurde angeschrieben, beteiligte sich aber nicht an der FOCUS-Befragung.
Dr. Gregor Petersilka Gemeinschaftspraxis	**Würzburg** 0931/55855	●●	■	▲▲	▲▲	▲	▲	▲	nichtchirurgische Parodontitistherapie
Prof. Dr. Ulrich Schlagenhauf Uniklinikum, Parodontologie www.parodontologie.uk-wuerzburg.de	**Würzburg** 0931/2017 2620	●●●	■	▲▲	▲▲	▲	▲	▲▲	Therapie parodontaler Erkrankungen bei multimorbiden Patienten mit allgemein-medizinischer Beteiligung

Legende:

● = von Kollegen empfohlen	■ = viel publiziert	▲ = nimmt Eingriff vor	
●● = häufig von Kollegen empfohlen	■■ = überdurchschnittlich viel publiziert	▲▲ = nimmt Eingriff häufig vor	
●●● = sehr häufig von Kollegen empfohlen		k.A. = keine Angaben	

Schutz und Pflege von der Zahnung bis in die Schulzeit

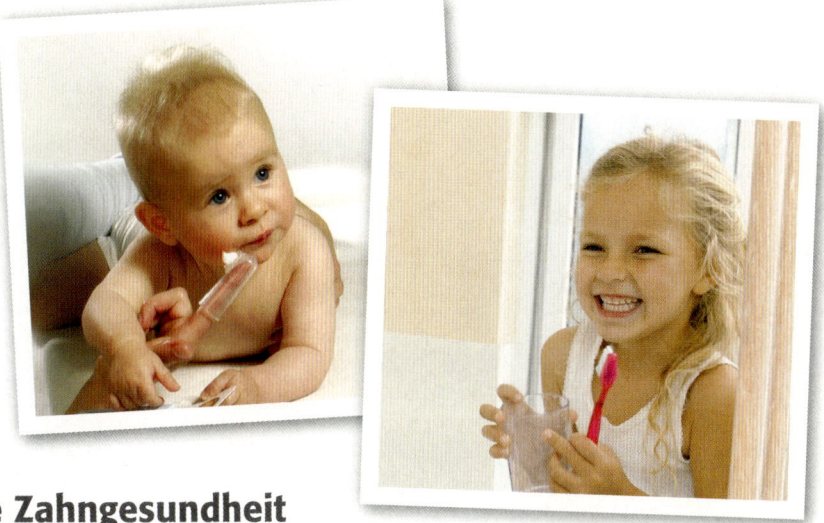

Grundsteinlegung für lebenslange Zahngesundheit

Zahn- und Mundgesundheit sind entscheidend für die Entwicklung des Gesamtorganismus und vermitteln das Sinnbild eines gesunden Menschen. Die Grundsteinlegung für ein gesundes Gebiss erfolgt bereits ab dem Durchbruch der ersten Zähnchen. Zu diesem Zeitpunkt muss mit der Mundhygiene begonnen werden.

Zahnpflege von Anfang an „fingerleicht" mit den speziell entwickelten nenedent®-Zahnpflege-Lernsets und der Fingerhut-Zahnbürste:

nenedent®-baby Lern-Zahncreme

milde Baby- Zahncreme ohne Fluorid bei zusätzlicher Einnahme von Fluoridtabletten.

- ■ mit Xylit ■ mit Kieselgel ■ ohne Konservierungsstoffe

nenedent® Erstes Zähnchen

Baby-Zahncreme mit 500 ppm Fluorid zur täglichen Zahnpflege

- ■ mit Xylit ■ mit Kieselgel ■ ohne Konservierungsstoffe

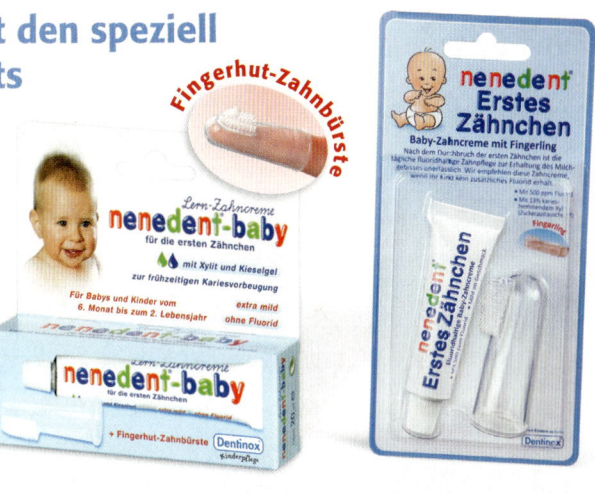

Zum „Gerne-Zähneputzen" für eigene Putzversuche etwa ab dem zweiten Lebensjahr:

nenedent® Kinderzahncreme

mit Fluorid /ohne Fluorid /homöopathieverträglich mit Fluorid
individuelle, speziell entwickelte Kinderzahncreme, die allen Anforderungen gerecht wird.

- ■ unter Berücksichtigung des speziellen Fluoridbedarfs Ihres Kindes
- ■ zusätzliche karieshemmende Wirkung durch Xylit
- ■ mit mildem Kieselgel-Putzkörper
- ■ ÖKO-TEST-Bewertung: „sehr gut"
  nenedent® mit Fluorid im Jahrbuch Kleinkinder 2008,
  nenedent® ohne Fluorid und nenedent homöopathieverträglich
  im ÖKO-TEST-Magazin 2010

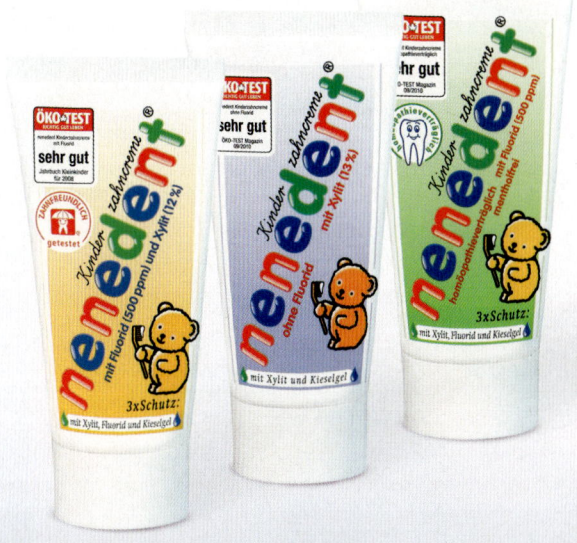

Dentinox Gesellschaft für pharmazeutische Präparate Lenk & Schuppan KG
Nunsdorfer Ring 19, D-12277 Berlin
Telefon: 030 / 72 00 34 - 0, Telefax: 030 / 72 11 038, e-mail: dentinox@dentinox.de, www.dentinox.de

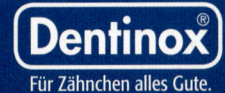

Für Zähnchen alles Gute.

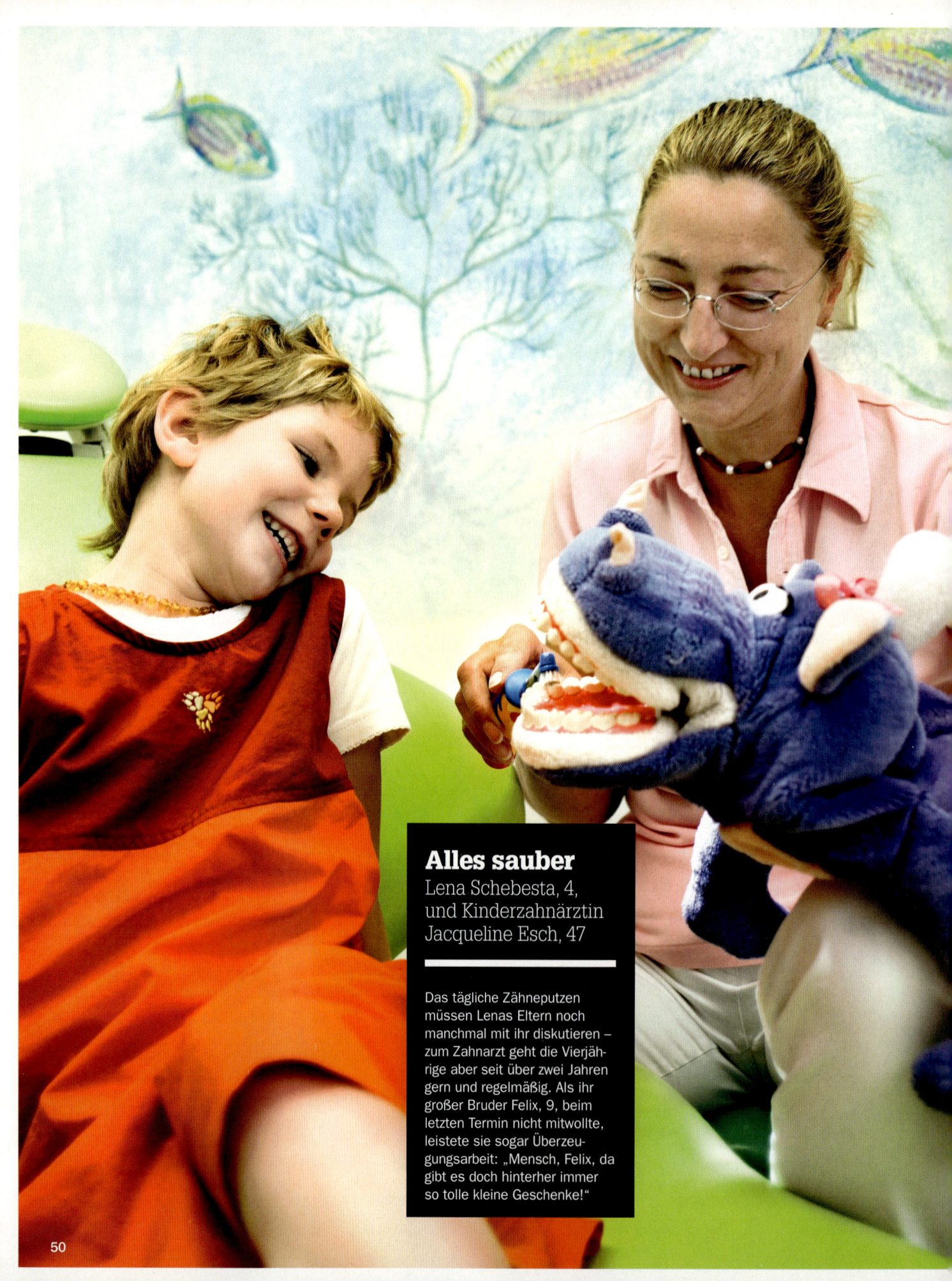

Alles sauber

Lena Schebesta, 4,
und Kinderzahnärztin
Jacqueline Esch, 47

Das tägliche Zähneputzen
müssen Lenas Eltern noch
manchmal mit ihr diskutieren –
zum Zahnarzt geht die Vierjäh-
rige aber seit über zwei Jahren
gern und regelmäßig. Als ihr
großer Bruder Felix, 9, beim
letzten Termin nicht mitwollte,
leistete sie sogar Überzeugungsarbeit: „Mensch, Felix, da
gibt es doch hinterher immer
so tolle kleine Geschenke!"

Putzkurs mit dem
Krokodil

Kariesprävention ist eine Erfolgsgeschichte. Doch es gibt noch immer zu viele Schäden **an den Milchzähnen.** Bei Kleinkindern müssen Eltern nachputzen

Mit fast fünf Jahren ist Lena schon ein alter Hase. Routiniert klettert das blonde Mädchen auf den Behandlungsstuhl und erklärt die wesentlichen Schritte ihres Zahnarztbesuchs: „Zuerst werden die Lippen geschminkt! Und zum Schluss darf man sich was aus dem Koffer da aussuchen – also, wenn man brav mitgemacht hat." Dass zwischen dem Vaseline-Schutz gegen trockene Lippen und dem kleinen Belohnungsgeschenk auch noch eine ausgiebige Untersuchung und eine Zahnreinigung liegen, findet die Kleine kaum der Rede wert. Ein wenig kitzeln würde das, „aber gar nicht schlimm". Und ohnehin hätte die nette Zahnärztin sie ja bisher immer gelobt.

Noch nie hatten Kinder in Deutschland so wenig Karies wie heute. Rund 70 Prozent aller Zwölfjährigen besitzen mittlerweile ein kariesfreies Gebiss. Die durchschnittliche Zahl der kariösen oder wegen Karies gefüllten oder entfernten Zähne sank zwischen 1994 und 2009 von 2,44 auf 0,7 pro Kind. Grund für diese Entwicklung ist, dass der Mundhygiene in den vergangenen Jahrzehnten deutlich mehr Aufmerksamkeit geschenkt wurde als früher: Kindergärten und Schulen klären heute systematischer auf, tägliches Zähneputzen ist in Familien selbstverständlicher und die Versiegelung der besonders kariesanfälligen Backenzähne ist für Zahnärzte mittlerweile eine Standardmaßnahme (genauer siehe Kasten S. 54).

Der Prophylaxe-Erfolg ist jedoch nicht ungetrübt. Zwar ist die Gruppe der Kinder mit Karies insgesamt kleiner geworden. Wer dazu zählt, hat aber häufig nicht nur eine kleine schwarze Stelle,

Zahnwechsel

Etwa ab dem sechsten Lebensjahr fallen die Milchzähne aus. Dann rücken die bleibenden Zähne nach (im Bild pink), und zwei zusätzliche Backenzähne brechen durch. Ab circa 17 Jahren kommen die Weisheitszähne hinzu.

sondern schon mehrere tiefe Löcher. Zudem sind die Erfolge am Milchgebiss, also bei Kleinkindern unter zwölf Jahren, weit weniger eindrucksvoll als bei den Älteren mit überwiegend bleibenden Zähnen. „Es gibt in Deutschland immer noch viel zu viel Milchzahnkaries, teilweise sogar schon bei Zwei- bis Dreijährigen", warnt Christian Splieth, Professor für Präventive Zahnmedizin und Kinderzahnheilkunde an der Universität Greifswald. Im Jahr 2009 hatte fast die Hälfte aller Schulanfänger bereits mindestens einmal einen Kariesbefund. Im Durchschnitt sind im Alter von sechs bis sieben Jahren knapp zwei von insgesamt 20 Zähnen kariös. Dabei sind gesunde

Milchzähne in den ersten Lebensjahren äußerst wichtig für die Entwicklung der Kaufunktion und der Sprachbildung. Fallen sie krankheitsbedingt zu früh aus oder müssen sie gezogen werden, wachsen zudem die bleibenden Zähne schief nach. Zusätzlich schwächen Kariesbakterien das Immunsystem, betroffene Kinder sind anfälliger für Infektionskrankheiten.

Wissenslücken und mangelnde Konsequenz der Eltern tragen zur Verbreitung von Milchzahnkaries bei. „Aus Untersuchungen wissen wir, dass die Hälfte aller Eltern ihrem Nachwuchs nicht ab dem ersten Zahn die Zähne putzt", betont Präventionsexperte Splieth. „Und auch später ist vielen nicht klar, dass ihr Kind motorisch noch nicht alle Putzbewegungen korrekt ausführen kann. Bis zum Alter von acht, neun Jahren müssen Eltern deshalb nachputzen."

Unterschiedliche Empfehlungen zur Prophylaxe mit Fluorid schaffen ebenfalls Verwirrung. Während viele Kinderärzte immer noch Fluoridtabletten verschreiben (gern als Kombinationspräparat mit Vitamin D), plädieren Zahnmediziner inzwischen für die wirksamere lokale Anwendung von fluoridierter Kinderzahnpasta – und zwar ab dem ersten Zahn. Kommt beides zum Einsatz, ist das allerdings zu viel des Guten. Unschöne weiße Verfärbungen der Zähne können die Folge sein. Erhält der Nachwuchs hingegen gar keine Fluoride, fehlt ihm der wichtigste Schutz gegen Karies.

Die Mineralsalze helfen, den Zahnschmelz widerstandsfähig zu halten. Diese oberste Schutzschicht der Zähne ist Angriffsfläche für die von den ▶

Fotos: Dieter Mayr/FOCUS-Magazin, Your Photo Today

Kariesbakterien produzierten Säuren (siehe auch Kasten S. 54). Kann sich der Zahnschmelz nach dem Essen nicht regenerieren – ein Prozess, den Fluoride unterstützen –, dringen die Säuren immer tiefer in den Zahn vor. Die gefürchteten Löcher können sich bis in die Wurzel ausbreiten. Reize von außen wie Druck oder stark zuckerhaltige Nahrung und Getränke verursachen Schmerzen, sobald das unter dem Schmelz liegende Zahnbein erreicht ist. Dringen die Bakterien noch tiefer ins Zahnmark vor, kommt es zu Entzündungen.

Neugeborene Kinder infizieren sich meist über den Speichel der Eltern mit den Karies verursachenden Bakterien. Deshalb raten Experten davon ab, den Schnuller oder den Löffel des Babys abzulecken. Allerdings ist bislang nicht nachgewiesen, dass diese Vorsichtsmaßnahmen das Ausmaß an Kariesbefall stark beeinflussen. Denn zum einen sind die Bakterien so verbreitet, dass quasi jedes Kleinkind früher oder später damit in Kontakt kommt – etwa wenn es sich im Kindergarten einen Gegenstand in den Mund steckt, den bereits ein Spielkamerad zwischen den Zähnen hatte. Zum anderen entsteht die Zahnerkrankung nur, wenn den Bakterien auch viele Kohlenhydrate, vor allem Zucker, zu ihrer Vermehrung zur Verfügung stehen.

Neben mangelnder Mundhygiene gilt deshalb der Speiseplan der Kinder als Ursache des Übels. „Das Ernährungsverhalten ist das A und O", betont Jan Kühnisch, Leiter der Sektion Kinderzahnheilkunde an der Poliklinik für Zahnerhaltung und Parodontologie der Münchner Ludwig-Maximilians-Universität. „Dass Süßigkeiten nicht gut für die Zähne sind, weiß mittlerweile jeder. Aber nur wenigen Eltern ist bewusst, wie schädlich zucker- und säurehaltige Getränke sind, egal, ob Bio-Fruchtsaft, Eistee oder Milch mit Honig."

Geradezu fatal wirkt sich die Angewohnheit vieler Eltern aus, dem Kind Tag und Nacht ein Fläschchen oder den Trink-Lernbecher mit Fruchtsäften oder Schorlen zur Selbstbedienung zu überlassen – oft mit besten Absichten, schließlich soll das Kleine ja genügend Flüssigkeit zu sich nehmen. „Dabei werden besonders die Frontzähne ständig mit zucker- und säurehaltiger Flüssigkeit umspült", warnt Kinderzahnarzt Splieth

Säuglinge

Putzanleitung für die ersten Zähne

Legen Sie Ihr Baby rücklings auf den Wickeltisch, so haben Sie beide Hände frei. Der Zeigefinger der einen Hand hält die Ober- beziehungsweise Unterlippe von der Zahnbürste fern, um reflexhaftes Saugen zu verhindern. Die andere Hand putzt die einzelnen Zähne, möglichst von allen Seiten. Ein Motivationstrick: Drücken Sie dem Baby zunächst selbst eine Zahnbürste in die Hand, und lassen Sie es bei Mama, Papa oder einem Kuscheltier „bürsten". Auch ein vorgesungenes Lied kann den Spaß an der Prozedur fördern. Zahnputzlieder findet man z. B. bei YouTube. Ausspucken lernen Kinder übrigens erst mit etwa vier Jahren, verschluckte Zahnpasta schadet aber nicht.

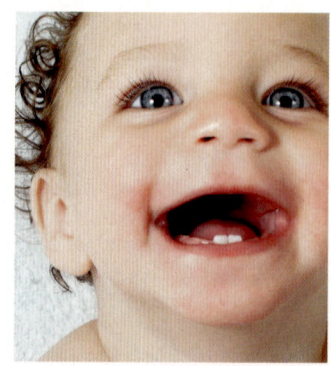

von der Universität Greifswald. „Die Fruchtsäure schwächt den Zahnschmelz, die Zuckerzufuhr treibt die Vermehrung der Kariesbakterien an – und die produzieren noch mehr Säure, die den Zahnschmelz noch weiter angreift", erklärt Splieth den Teufelskreis. Die Folge: Die sogenannte Nuckelflaschenkaries ist heute die häufigste chronische Erkrankung bei Zwei- bis Dreijährigen.

Zahnärzte würden Kinder gern schon ab dem ersten Zahn zu Gesicht bekommen, um die Eltern umfassend beraten und aufklären zu können. Eine erste Vorsorgeuntersuchung, die sogenannte zahnärztliche Früherkennungsuntersuchung, ist im Leistungskatalog der gesetzlichen Krankenkassen jedoch erst ab zweieinhalb Jahren vorgesehen.

Prophylaxe-Unterricht findet meistens zum ersten Mal im Kindergarten statt. „Da ist das Kind schon in den Brunnen gefallen", sagt Zahnarzt Kühnisch. Zwar starten einzelne Bundesländer und Bezirke immer wieder Projekte, bei denen bereits Schwangere über die Zahngesundheit ihres Nachwuchses informiert werden oder Hebammen das Thema ansprechen. Eine bundesweite Lösung gibt es aber bislang nicht.

Dabei wäre die Versorgung zusätzlicher kleiner Patienten überhaupt kein Problem. Neben den „normalen" Zahnärzten, die selbstverständlich auch Kinder behandeln, gibt es mittlerweile fast in jeder Stadt auch spezialisierte Kinderzahnarztpraxen. Spielzeug-Ecken und farbenfrohe Einrichtung schaffen ein kindgerechtes Ambiente. Vor allem aber verfügen die Ärzte über spezielle Aus- und Weiterbildungen, die die psychologische Komponente der Arzt-Patienten-Beziehung in den Fokus rücken.

„Es ist enorm wichtig, langsam Vertrauen zu den Kindern aufzubauen", erklärt Jacqueline Esch, stellvertretende Vorsitzende des Bundesverbands der Kinderzahnärzte mit eigener Praxis in München. „Wir nennen das eine ‚mundferne' Annäherung", so Esch. „Zuerst begrüßen wir einmal das Kind und das Kuscheltier, das es eventuell mitgebracht hat, wir plaudern miteinander und interessieren uns erst einmal überhaupt nicht für die Zähne." In Eschs Praxis sind sogar die Konsolen mit Bohrern und Saugern in einem Schrank versteckt, damit das Kind die

Fotos: Mauritius, Wolf Heider-Sawall/FOCUS-Magazin

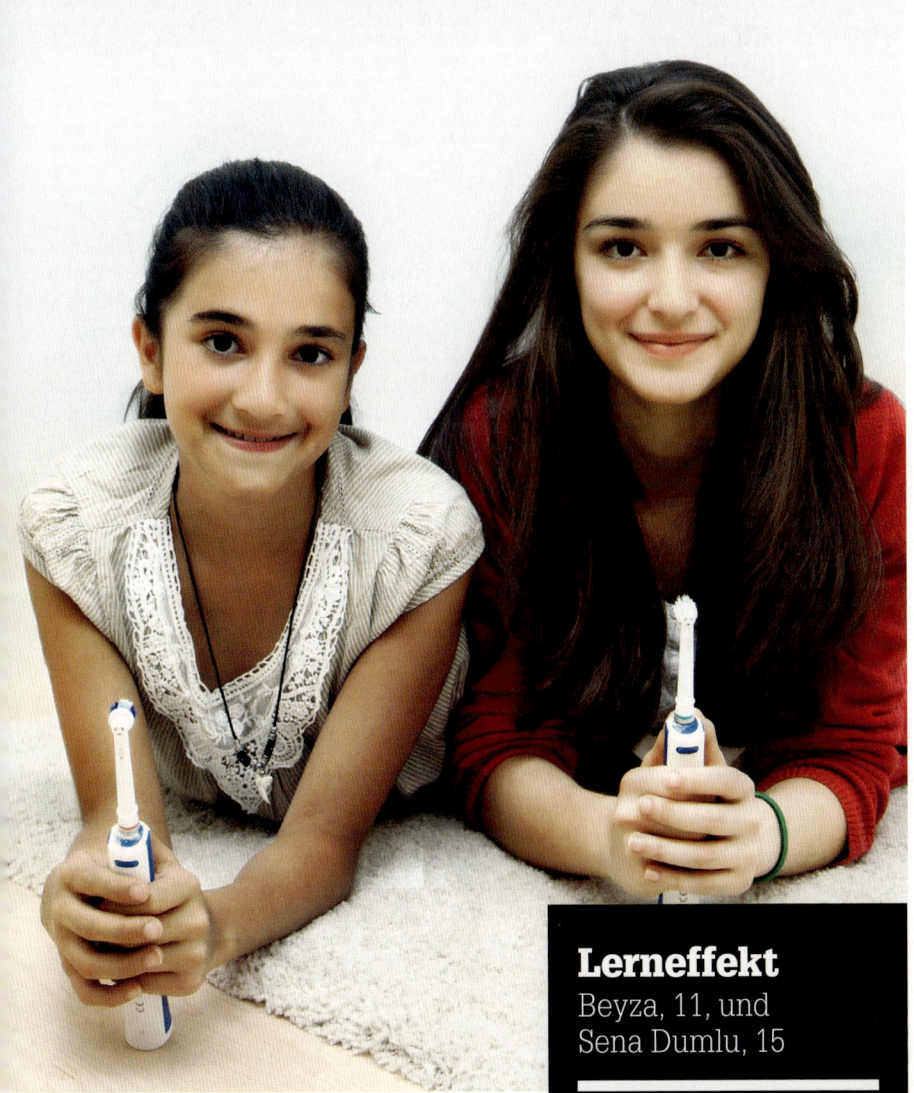

Lerneffekt
Beyza, 11, und
Sena Dumlu, 15

Früher haben sich die Münchner Schwestern oft vor dem Zähneputzen gedrückt. Dann wurden die ersten Kariesbehandlungen fällig. Ganz geheuer waren Zahnarzttermine den Mädchen nie. Nachdem Sena während einer Behandlung mit dem Bohrer verletzt wurde, hatten beide aber richtig Angst davor. Deshalb wechselten die Dumlus zu einer Kinderzahnarztpraxis. „Weil dort immer alles genau erklärt wird, haben wir beide schnell Vertrauen gefasst", sagt Sena. Heute putzen die Schwestern regelmäßig.

oft bedrohlich erscheinenden Geräte nicht ständig im Blickfeld hat.

Bevor überhaupt ein Instrument sichtbar wird, erklären die Kinderzahnärzte und Arzthelferinnen jeden einzelnen Behandlungsschritt. Diesen führen sie den kleinen Patienten dann vor, zum Beispiel an einer Handpuppe. Erst danach beginnt die eigentliche Behandlung – und das auch nur, solange das Kind die Aktion akzeptiert. „Wenn es noch nicht so weit ist, gehen wir ganz geduldig wieder einen Schritt zurück, wieder zum Erklären und Veranschaulichen", sagt Kinderzahnärztin Esch. „Es kann also schon mal mehrere Sitzungen dauern, bis wir etwa eine Zahnreinigung durchführen können." Mit Cartoons oder Hörspielen lassen sich allerdings die meisten Kinder ablenken. In vielen spezialisierten Praxen sind Bildschirme über den Behandlungsstühlen angebracht, auf denen Zeichentrickfilme laufen. Einige Kinderzahnärzte arbeiten zusätzlich mit Hypnose.

Besonders eher ängstliche Kinder sind beim Kinderzahnarzt gut aufgehoben. Bei den Münchner Schwestern Sena und Beyza Dumlu war es nicht nur ein mulmiges Gefühl, das beim Anblick der Geräte überwunden werden musste. Dem früheren Zahnarzt der 15-jährigen Sena war bei einer Kariesbehandlung der Bohrer abgerutscht und hatte ihre Mundschleimhaut unter der Zunge verletzt. Die Blutung war nicht zu stoppen, das Mädchen musste genäht werden und wurde von zwei Krankenschwestern nach Hause gebracht. „Danach hatte ich erst mal genug von Zahnärzten", erzählt Sena rückblickend. „Und meine kleine Schwester Beyza wollte überhaupt nie mehr hingehen, obwohl sie bei dem Vorfall gar nicht dabei war." Mittlerweile haben beide Vertrauen zu ihrer neuen Kinderzahnärztin gefasst. „Die erklärt immer genau, was sie als Nächstes tut und warum", schwärmt Sena. Weitere kleine Kariesfüllungen, die seit dem Bohr-Unfall bei ihr gemacht werden mussten, überstand sie problem- und schmerzlos. „Ich habe mir einfach die Zeichentrickfilme angeschaut, die auf dem Bildschirm über mir gelaufen sind, und auf einmal war schon alles vorbei."

Wenn Behandlungen notwendig sind, die die Geduld der jungen Patienten übersteigen, reichen solche Ablenkungsmanöver nicht aus. „Mit drei Jahren sitzen die meisten Kinder maximal fünf Minuten still und aufmerksam auf dem Behandlungsstuhl", erklärt Kinderzahnärztin Esch. „In dieser Zeit schafft man keine einzige Füllung." Zahnärzte schlagen dann den Einsatz von leichten Beruhigungsmitteln vor, die die Kinder entspannen und länger durchhalten lassen. Verbreitet sind zum Beispiel Medikamente wie Dormicum-Saft oder auch das Inhalieren von Lachgas.

Besonders zeitaufwendige Behandlungen muss der Zahnarzt unter Vollnarkose vornehmen. Dann zieht er einen Anästhesisten hinzu. „Für eine Vollnarkose entscheidet man sich nicht leichtfertig", betont Esch. „Manchmal bleibt einem aber nichts anderes übrig." Das trifft vor allem auf Kinder unter drei Jahren mit massiven Zahnschäden zu, aber auch auf ältere Kinder, die sich sehr gegen die Behandlung wehren. Entzündungen und Abszesse lassen sich ▶

Karies

Wie Löcher in den Zähnen entstehen

Ab der Geburt beginnt die natürliche Besiedelung der Mundhöhle mit verschiedenen Bakterien, darunter auch dem Hauptverursacher der Karies, Streptococcus mutans. Wer häufig zuckerhaltige Speisen und Getränke zu sich nimmt, bei dem vermehren sich die Kariesbakterien besonders gut, da sich die Mikroorganismen von Zucker ernähren. Als Stoffwechselprodukt hinterlassen sie organische Säuren, zum Beispiel Milchsäure. Diese greifen zunächst den Zahnschmelz an, die oberste Schutzschicht des Zahns. Dann dringen sie in das Zahnbein (Dentin) vor und schließlich sogar bis zum Zahnmark (Pulpa). Mit der Zeit entstehen so die gefürchteten Löcher, die bis in die Wurzel reichen können und dort im Extremfall auch Entzündungen zur Folge haben.

Anfangs macht sich der Kariesbefall nur durch weiße Flecken auf der Zahnoberfläche bemerkbar. Farbpigmente aus der Nahrung lassen diese dann aber immer dunkler und schließlich schwarz werden. Der umgangssprachliche Begriff für Karies lautet daher auch „Zahnfäule".

Karies ist also ein chemischer Prozess, bei dem Säuren die Zahnsubstanz auflösen. Zahnärzte sprechen von Demineralisation. Zu einem gewissen Grad ist diese umkehrbar. In den Pausen zwischen Mahlzeiten und Getränken neutralisiert der Speichel die Säuren und remineralisiert die angegriffene Zahnsubstanz. Es kommt daher aus zahnmedizinischer Sicht nicht unbedingt darauf an, niemals Süßes zu essen und zu trinken, sondern den Zähnen dazwischen Zeit zur Regeneration zu lassen. Fluoride in der Zahnpasta unterstützen die Remineralisation: Die Mineralsalze werden in den Zahnschmelz eingebaut, bilden so eine Schutzschicht rund um den Zahn und stören den Stoffwechsel der Bakterien.

Verbesserte Aufklärung und Prophylaxe-Maßnahmen in Schulen und Kindergärten haben den Kariesbefall in den vergangenen Jahrzehnten stark zurückgedrängt. Vor knapp 20 Jahren waren bei Zwölfjährigen im Durchschnitt zweieinhalb Zähne kariös oder auf Grund von Karies gefüllt oder entfernt, 2009 war es weniger als ein Zahn. Das entspricht einem Rückgang von 70 Prozent. Eine wichtige Rolle bei dieser Entwicklung spielte die sogenannte Fissurenversiegelung der bleibenden Backenzähne – seit 1993 eine Kassenleistung für 6- bis 17-Jährige. Der Zahnarzt überzieht dabei die besonders kariesanfälligen Grübchen

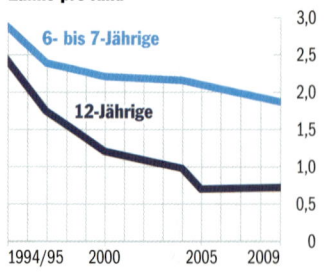

Durchschnittliche Zahl kariöser oder auf Grund von Karies gefüllter/fehlender Zähne pro Kind

6- bis 7-Jährige

12-Jährige

1994/95   2000   2005   2009

3,0
2,5
2,0
1,5
1,0
0,5
0

Quelle: Epid. Begleituntersuchung 2009

Auf dem Rückzug Kariesbefall bei sechs- und zwölfjährigen Kindern

und Furchen in den Kauflächen der Backenzähne mit einer Kunststoffschicht. Dies verhindert die Ansiedelung der Bakterien.

Weniger eindrucksvoll sind die Fortschritte in der Kariesprophylaxe aber bei jüngeren Kindern mit Milchgebiss. Hier ging die Zahl von durchschnittlich fast drei betroffenen Zähnen nur auf knapp zwei zurück. Alarmierend ist auch, das bestimmte Gruppen von Kindern besonders schlechte Zähne haben: Über 60 Prozent des Kariesbefalls konzentrieren sich auf etwa zehn Prozent der Kinder.

lokal schlecht betäuben, auch in diesen Fällen ist eine Vollnarkose unumgänglich.

Für die Eltern ist die Prozedur oft dramatischer als für ihren Nachwuchs, denn für den wird alles getan, damit er nichts von der Behandlung mitbekommt. In der Regel trinken die Kinder zunächst eine sogenannte Prämedikation. Der Saft enthält angstlösende und schlaffördernde Wirkstoffe, die nach 15 bis 20 Minuten müde, entspannt und gleichgültig machen. Erst dann lässt der Anästhesist das Kind über eine Maske Narkosegas inhalieren. Während der gesamten Zahnbehandlung kontrolliert der Anästhesist die wichtigsten Körperfunktionen des Kindes, und auch nach dem Aufwachen überwacht er die Erholung noch für mindestens zwei Stunden. Das ist wichtig, weil einige Narkosemittel Übelkeit und Erbrechen verursachen können. Da das Herz-Kreislauf-System von Kindern in der Regel sehr gesund und stabil ist, erholen sie sich recht schnell von der Betäubung, Komplikationen sind selten. „Der Sicherheitsstandard in der Kinderanästhesie ist in Deutschland sehr hoch", versichert Kinderzahnärztin Esch.

Oberstes Ziel der Zahnmediziner ist jedoch, dass aufwendige Behandlungen gar nicht erst notwendig werden. In der Praxis scheitert die so wichtige Kariesprophylaxe aber häufig am Kind, das seine Zähne nicht putzen will – auch bei sehr engagierten Eltern. „Wir haben oft Streit miteinander, weil Lena trotz lustiger Zahnputz-Lieder und ihrer eigenen Kinder-Zahnpasta nicht mitmachen will", erzählt auch Lydia Schebesta, die Mutter des vierjährigen Mädchens. „Zuletzt hat ihr die Zahnärztin ein offizielles Putz-Versprechen abgenommen, das hilft momentan ganz gut, sie sträubt sich weniger."

Ein kleiner Trost für entnervte Eltern: Irgendwann entwickeln viele Kinder von selbst ein Interesse an sauberen, gesunden Zähnen. „Meine Schwester und ich haben uns früher auch gerne um die Zahnbürste gedrückt", sagt die 15-jährige Sena Dumlu. „Aber ich will später nicht ständig Schmerzen und Probleme haben, vielleicht sogar mal künstliche Zähne brauchen. Deshalb putzen wir jetzt regelmäßig." ∎

JULIA GROSS

Wissen

Das Wichtigste zu gesunden Zähnen, Zahnkrankheiten und Diagnosemethoden

Physiologie

Abrasion: durch Kauen verursachte Abnutzung der harten Zahnsubstanz.

Abrasionsgebiss: Zahnzustand nach Abnutzungen im gesamten Gebiss durch intensives Beißen und Kauen.

Dentition: Zahndurchbruch, der ab dem fünften Lebensmonat beginnt und mit dem Durchbruch der Weisheitszähne zwischen 17 und 24 Jahren endet.

Erosion: Schäden am Zahnschmelz durch Säuren in Nahrungsmitteln.

Fissur: Vertiefung in den Kauflächen der Backenzähne.

Plaque: Biofilm aus Nahrungsresten, Bakterien und Speichel, der sich nach dem Essen bildet. An Stellen mit Zahnbelag können Karies und Parodontitis entstehen.

Zahnstein: Ablagerungen von Kalksalzen und organischen Stoffen aus dem Speichel, besonders an den Innenseiten der unteren Schneidezähne und den Außenseiten der oberen Backenzähne.

Kranke Zähne

Approximalkaries: Karies im Zahnzwischenraum, eine der häufigsten Kariesformen. Grund dafür ist, dass die Zahnzwischenräume allein mit der Zahnbürste nicht erreichbar sind.

Bruxismus: Fachbegriff für Zähneknirschen. Die meisten Betroffenen knirschen im Schlaf, einige auch stressbedingt. Folgen sind Abnutzungserscheinungen, Schäden am Zahnhalteapparat sowie Muskel- und Kiefergelenkschmerzen.

Caries profunda: tief gehende Karies, die bis in das zahnmarknahe Drittel des Dentins (Zahnbein) reicht.

Demineralisation: Die Bakterien im Zahnbelag bilden Säuren, die den Zahnschmelz auflösen.

Dentalfluorose: Veränderung des Zahnschmelzes durch zu hohe Fluoridaufnahme während der Zahnentwicklung in den ersten Lebensjahren. Zeigt sich durch weißliche oder bräunliche Flecken auf dem Zahnschmelz.

Gingivitis: Zahnfleischentzündung. Vernachlässigte Zahn- und Mundpflege, aber auch verschiedene andere Ursachen führen zu Schwellung, Rötung und Bluten des Zahnfleischs.

Halitosis: Mundgeruch. Verantwortlich ist hauptsächlich Schwefelwasserstoff, der beim Abbau von Eiweißen entsteht.

Karies: Einwirkung von Bakterien und Säuren, die zum Verlust der Zahnsubstanz führt.

Parodontitis: bakterielle Entzündung des Zahnfleischs. Im fortgeschrittenen Stadium folgen Bindegewebsverlust, Taschenbildung, Zahnfleischbluten und -rückgang. Die Zähne lockern sich und fallen aus.

Parodontose: umgangssprachliche Bezeichnung für Parodontitis; veralteter, heute nicht mehr verwendeter Begriff für nicht entzündliche Erkrankungen des Zahnhalteapparats mit Rückbildung des Zahnfleischs und Zahnausfall.

Tasche: entzündliche Vertiefung der Furche zwischen Zahnfleisch und Zahn, die durch Zahnbelag unterhalb des Zahnfleischs verursacht wird.

Toter Zahn: Ausdruck für einen Zahn, bei dem das Zahnmark (Pulpa) nicht mehr vital ist oder im Rahmen einer Wurzelkanalbehandlung entfernt wurde.

Diagnose

Abdruck: Dient der Erstellung eines Gebissmodells. Dabei beißt der Patient

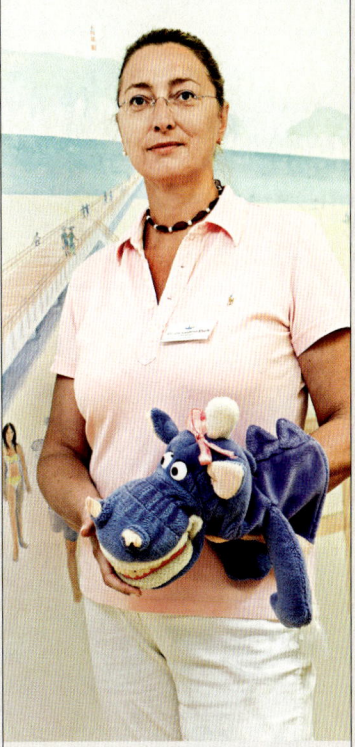

»Bei Kindern ist es wichtig, langsam Vertrauen aufzubauen«

Jacqueline Esch ist stellvertretende Vorsitzende des Bundesverbands der Kinderzahnärzte und behandelt Kinder in ihrer Münchner Praxis

in einen Abdrucklöffel, der mit einer formbaren Masse gefüllt ist.

API: Der Approximalraum-Plaque-Index ist eine Messzahl zur Kontrolle der Mundhygiene, insbesondere im Zahnzwischenraum. Dabei beurteilt der Zahnarzt den nach Einfärben sichtbaren Plaquebefall.

Bissflügelröntgenaufnahme: eine Röntgentechnik, vor allem zum Nachweis von Karies im Zwischenraum der Seitenzähne.

Bisskontrolle: Nach dem Einsetzen von Füllungen, Kronen, Brücken oder Implantaten beißt der Patient auf eine dünne, bunt abfärbende Spezialfolie. An den Spuren auf den Zähnen erkennt der Zahnarzt, ob die Zähne richtig aufeinanderpassen.

Funktionstest: Um mögliche Erkrankungen des Kiefers zu erkennen, überprüft der Zahnarzt die Bewegungen beim Kauen und Sprechen, tastet die Muskeln ab und prüft, wie sich der Mund öffnet.

PSI: kurz für parodontaler Screening-Index. Er gibt Auskunft über den Zustand des Zahnhalteapparats. Mit einer Sonde misst der Zahnarzt die Tiefe der Zahnfleischtaschen.

Röntgen: Auf einer Röntgenaufnahme erkennt der Zahnarzt Karies, Mängel an Kronen oder Brücken, Entzündungen, Knochenabbau sowie Zahnwurzel- und Kieferbrüche. Eine Panorama-Schichtaufnahme stellt das gesamte Gebiss dar.

Speicheltest: zeigt an, wie viele und welche Bakterien in der Mundflora leben, und gibt Auskunft darüber, ob ausreichend Speichel produziert wird und wie gut dieser Säuren neutralisiert.

Vitalitätstest: Mit Trockeneis überprüft der Zahnarzt, ob ein Zahn noch lebt. Ein gesunder Zahn reagiert auf Kälte mit Schmerz.

Ihr mobiler Wegweiser zum Spezialisten.

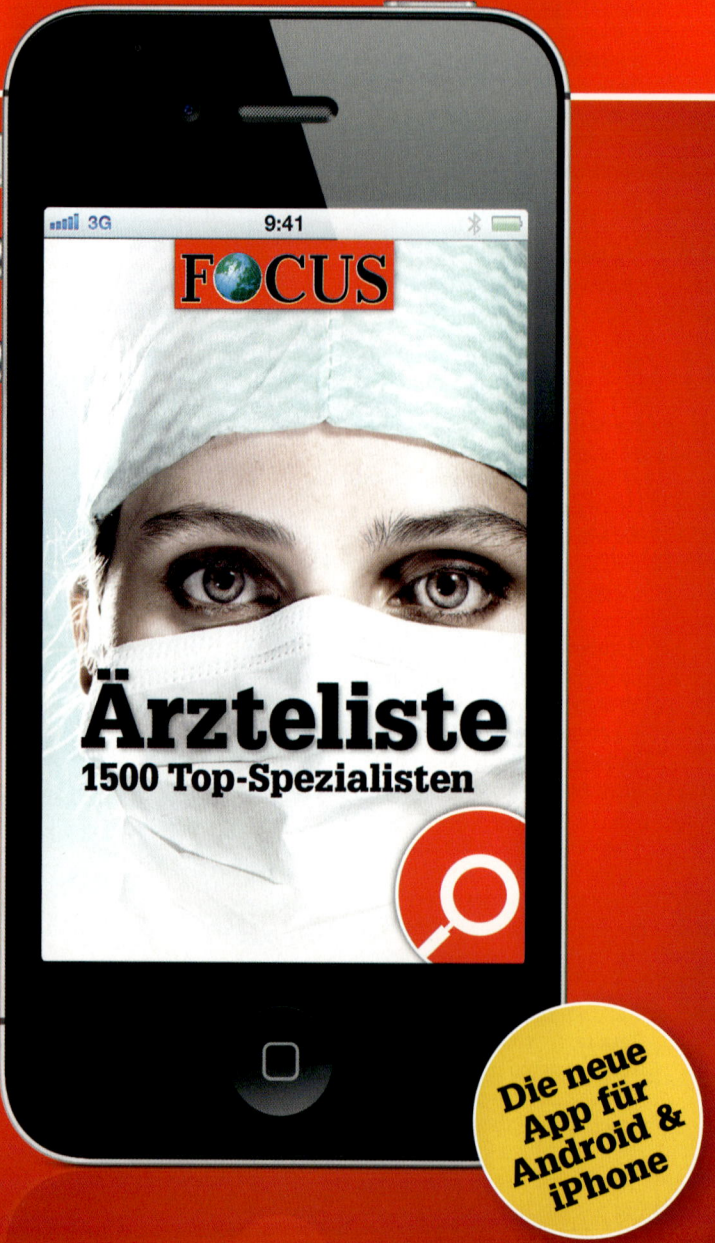

Die neue App für Android & iPhone

Mit der neuen FOCUS Ärzteliste-App finden Sie die besten Fachärzte Deutschlands. 1.500 Top-Mediziner aus 24 Fachgebieten jetzt mit praktischer Umkreissuche einfach und bequem für Ihr Smartphone. Nur 0,79 € im App Store und im Android Market.

Einfach QR-Code scannen und App herunterladen. Oder im App Store/Android Market Suchbegriff „FOCUS Ärzteliste" eingeben.

Zähne ersetzen

+ Implantate + Zahnarztphobie + Amalgam + Implantologen-Liste + Zusatztarife +

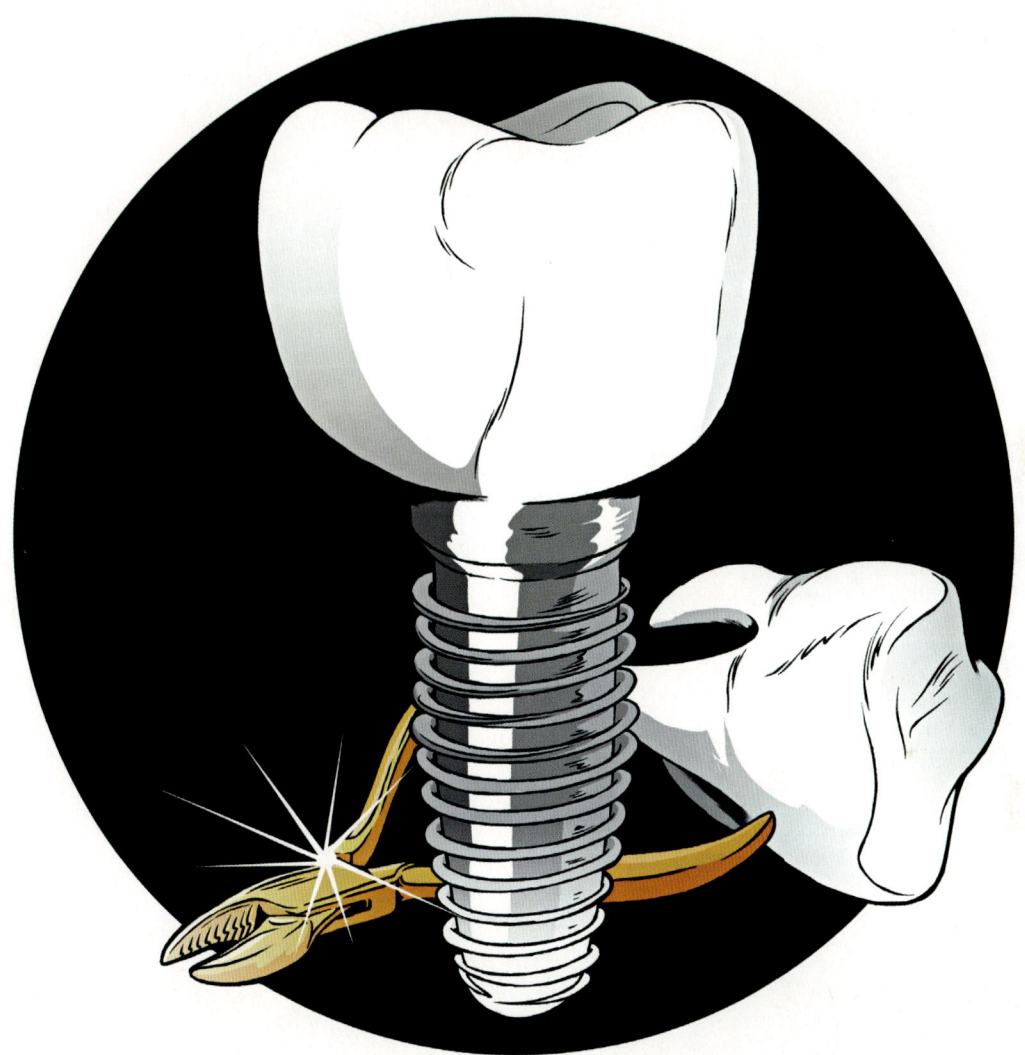

68 % der Kosten sparen Patienten, wenn sie ihren **Zahnersatz im Ausland** fertigen lassen. Einige Kassen bieten Importware ohne Zuzahlung an. **S. 82**

»Eine Quecksilberallergie ist der einzige wissenschaftlich abgesicherte Grund, intakte Amalgamfüllungen zu entfernen«

Dietmar Oesterreich, stellv. Vorsitzender der Bundeszahnärztekammer **S. 78**

Die virtuelle Planung von Implantaten am Computer erlaubt heute präzise Eingriffe mit einem deutlich geringeren Zeitaufwand als noch vor zehn Jahren. Auch Komplikationen wie Entzündungen und das Ausfallen des Implantats werden so seltener. **S. 58**

Beruhigende Erinnerungen, entspannende Musik oder fantasievolles Umdeuten der typischen Praxisgeräusche helfen Zahnarztphobikern, ihre Panik zu überwinden. Oft ist eine **Angsttherapie die letzte Rettung** für ein jahrelang vernachlässigtes Gebiss. **S. 72**

Illustration: Jörn Kaspuhl/FOCUS-Magazin

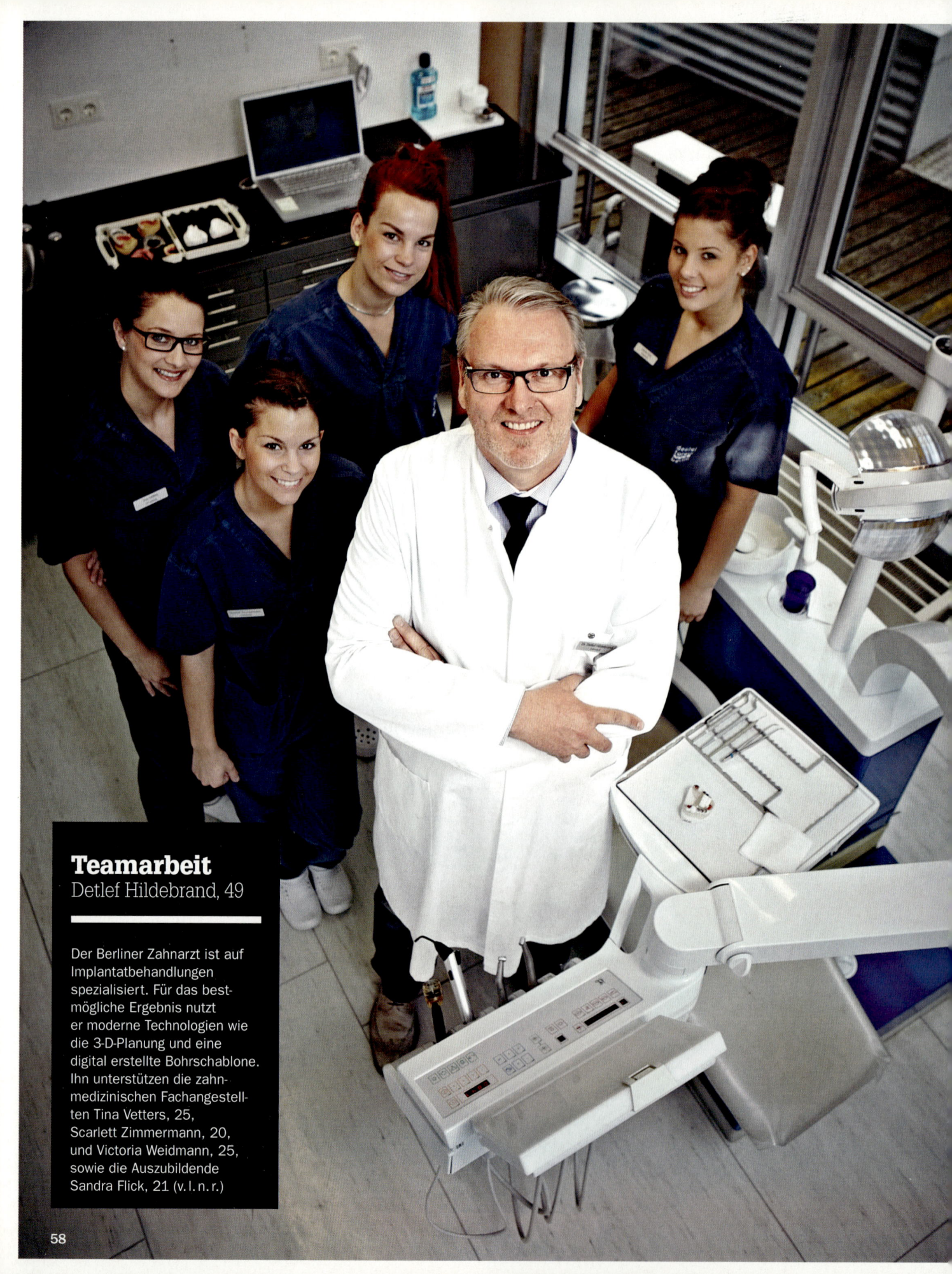

Teamarbeit
Detlef Hildebrand, 49

Der Berliner Zahnarzt ist auf
Implantatbehandlungen
spezialisiert. Für das best-
mögliche Ergebnis nutzt
er moderne Technologien wie
die 3-D-Planung und eine
digital erstellte Bohrschablone.
Ihn unterstützen die zahnmedizinischen Fachangestell-
ten Tina Vetters, 25,
Scarlett Zimmermann, 20,
und Victoria Weidmann, 25,
sowie die Auszubildende
Sandra Flick, 21 (v. l. n. r.)

Künstliche Wurzeln
aus Titan

Die Erfahrung der Ärzte wächst, der Computer hilft: Implantate lassen sich immer präziser und schneller setzen. Komplikationen werden seltener

E ine Vollprothese? Machen Sie Scherze?" Peter Milpacher glaubte, sich verhört zu haben, als ihm ein Zahnarzt vor sieben Jahren all seine erkrankten Zähne ziehen wollte. Der damals 59-Jährige fühlte sich viel zu jung für ein künstliches Gebiss. „Ich wollte schließlich noch ausgehen, das Herz einer Dame gewinnen, vielleicht sogar noch mal heiraten!", erzählt der Aschaffenburger Rentner rückblickend. „So ein Ding, das mir womöglich noch in den Suppenteller fällt und nachts im Wasserglas auf dem Nachttisch steht – das kam gar nicht in Frage!"

Über Jahrzehnte hinweg hatte der Angestellte einer Schifffahrtsgesellschaft durch Dauerstress und nachlässige Mundpflege den schleichenden Verfall seiner Zähne provoziert. Zahnfleisch und Kieferknochen hatten sich bereits extrem zurückgebildet. Dennoch wollte Milpacher sein echtes Gebiss nicht aufgeben. Und tatsächlich: Eine andere Zahnärztin entschied sich gegen eine Prothese. Sie zog nur drei Zähne und schloss die Lücken mit Implantaten.

Vor zehn Jahren waren künstliche Zahnwurzeln noch ein Experiment mit vagen Erfolgsaussichten. Mittlerweile hat sich die Implantologie zu einem etablierten Fach der Zahnmedizin entwickelt. Dank wachsendem Erfahrungsschatz und moderner Technologien werden Komplikationen wie Entzündungen oder gar das Ausfallen des Implantats immer seltener. „Die computergestützte Planung und die automatisierte Herstellung des Zahnersatzes machen den Eingriff heute präziser,

Virtuelles Gebiss
Das digitale Volumentomogramm zeigt den Kiefer dreidimensional. So kann der Arzt die OP präzise planen

erfolgversprechender und vor allem weniger zeitaufwendig als früher", sagt Frank Palm, Facharzt für Mund-, Kiefer- und Gesichtschirurgie in Konstanz. „Wenn diese Entwicklung weiter voranschreitet, könnten die Kosten für Implantatbehandlungen in Zukunft um mehr als 20 Prozent sinken."

Ein Implantat ist eine künstliche Zahnwurzel, meist aus Titan, die wie ein Dübel im Kieferknochen verankert wird.

Eine Keramikkrone als Aufsatz macht den künstlichen Zahn komplett (siehe Grafik S. 63). So lassen sich einzelne Zahnlücken, aber auch große Leerräume im Gebiss wieder füllen.

Der große Vorteil von Implantaten ist, dass sie die umliegenden Zähne schonen. Für eine Brücke ohne künstliche Wurzel – die alternative Form des Zahnersatzes – muss der Patient gesundes Zahnmaterial opfern. Das Imitat wird an den natürlichen Nachbarzähnen befestigt – die Lücke so „überbrückt" (siehe Grafik S. 62). Für diese Fixierung schleift der Zahnarzt die nebenstehenden Zähne bis zu 70 Prozent ab; übrig bleiben nur zurechtgestutzte Stümpfe. Sie übernehmen die Haltefunktion für die Brücke, die bei Implantaten dem Titanstift zukommt. Der herkömmliche Zahnersatz ist ▶

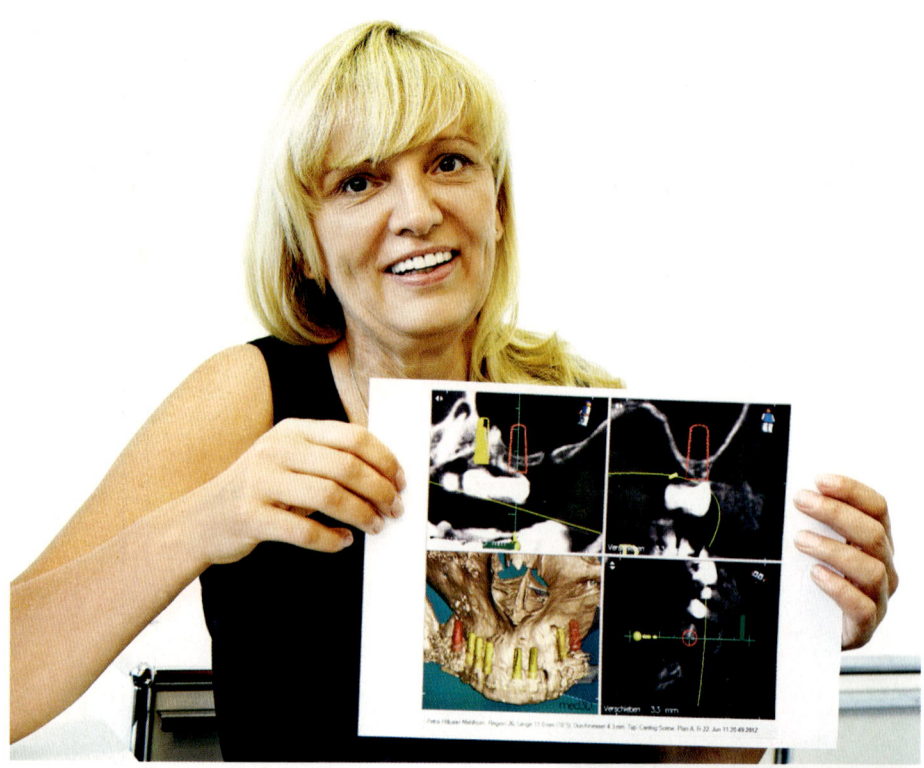

Wieder lachen
Petra Häusler-
Mehlhorn, 51

Die Hautärztin aus Chemnitz
hatte über Jahrzehnte hinweg
Zahnprobleme. Letztendlich
musste ihre gesamte obere
Zahnreihe mit acht Implantaten erneuert werden. Der
Eingriff wurde im Vorfeld mit
Computersimulationen ge-
plant. „Ich bin so froh, dass
meine Zähne endlich wieder
schön und gesund aussehen."

kostengünstiger als Implantate, durch
den Verlust an Zahnmaterial werden
die verkleinerten Zähne jedoch auch anfälliger für Verschleiß, Kariesbefall und
Wurzelentzündungen.

Eine Implantatbehandlung lässt die
umliegenden Zähne unangetastet. Mit
circa 2000 Euro je Zahn sind die künstlichen Wurzeln und Kronen aber auch
deutlich kostspieliger. Die gesetzlichen
Krankenkassen erstatten jeweils nur wenige hundert Euro. Kritiker hielten die Methode deshalb lange für Geldschneiderei,
mit unabsehbaren Komplikationen und
von geringer Haltbarkeit.

**Doch die Implantologie wird immer zu-
verlässiger.** Eine Million Kunstwurzeln
wurden im Jahr 2011 gesetzt, schätzt
die Deutsche Gesellschaft für Implantologie. Nur einer von zehn Implantat-
trägern verliert seinen künstlichen Zahn
innerhalb von zehn Jahren – meist weil
sich das Gewebe um den Metallstift entzündet hat oder der Kieferknochen von
Anfang an zu mürbe war. Ein weiteres
früher verbreitetes Problem ist mittlerweile fast ausgemerzt: „Bis vor etwa zwei
Jahren kam es häufiger vor, dass sich das

Zahnfleisch ein bis zwei Millimeter um
die Implantate herum ringförmig zurück-
zog und der Knochen schwand", berichtet Kieferchirurg Norbert Kübler vom
Universitätsklinikum Düsseldorf. In dem
kleinen Spalt zwischen Implantat und
Aufbauelement vermehrten sich Bakterien, die das Zahnfleischgewebe zer-
störten. Schlimmstenfalls wurde der me-
tallische Implantathals sichtbar, gerade
bei den Frontzähnen ein ästhetisches
Drama. „Mittlerweile haben wir dieses Problem viel besser im Griff", sagt
Kübler. „Die Titanwurzeln sind heute so
geformt, dass der Spalt zum Aufbauelement minimal ist und Bakterien kaum
noch Raum haben." Einige Implantologen füllen die kleine Fuge auch komplett
mit Kunststoffzement.

**Große Fortschritte in der Implantologie
brachte auch die Digitalisierung.** Dazu
zählt zum Beispiel das digitale Volumentomogramm, eine dreidimensionale
Darstellung von Zähnen und Kiefer.
Bei dieser speziellen Aufnahmetechnik
kreist der Röntgenapparat einmal um
das Gesicht des Patienten und erstellt
permanent Bilder, die der Computer automatisch zu einer 3-D-Ansicht zusammen-
fügt. Anhand dieser Aufnahme bereiten
Implantologen den Eingriff am Computer
präzise vor.

Der Berliner Implantatespezialist Detlef
Hildebrand wählt per Mausklick am Bildschirm Titanstifte aus und positioniert sie
in der dreidimensionalen Kiefersimulation
(siehe S. 59). Virtuell prüft er im Voraus,
wie lang und breit die künstlichen Zahnwurzeln sein müssen, damit sie später perfekt in das Gebiss des Patienten passen.
Den Zustand des Kieferknochens – wesentlich für die Dauerhaftigkeit des
Implantats – macht die 3-D-Software
ebenfalls sichtbar. „Früher war eine
Vorabplanung nicht möglich", so Hildebrand. „Erst nach dem Aufschneiden des
Zahnfleischs konnten wir sehen, ob das
Knochenmaterial wirklich ausreicht."

Der Knochenaufbau ist ein wesentlicher
Schritt der meisten Implantatbehandlungen. Auch die Hautärztin Petra Häusler-
Mehlhorn musste die Prozedur über sich
ergehen lassen. Die 51-Jährige kämpfte
schon von klein auf immer wieder mit
Wurzelentzündungen und Karies. Bereits
mit Mitte 30 mussten ihr mehrere Zähne
gezogen werden, und selbst die verblei-
benden Exemplare machten weiter ▶

Fotos: Marcus Thelen, Werner Schuering/beide FOCUS-Magazin

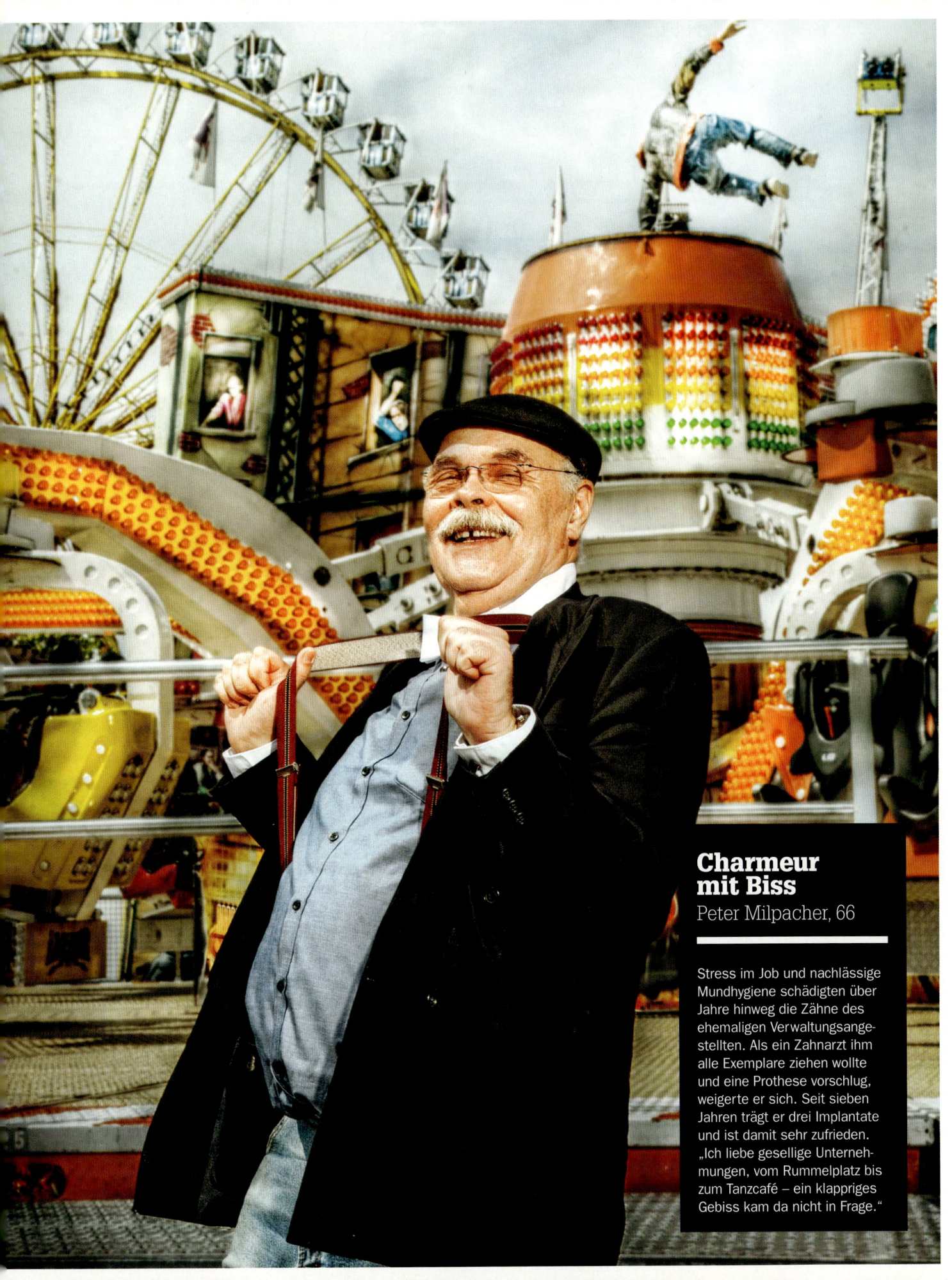

Charmeur mit Biss

Peter Milpacher, 66

Stress im Job und nachlässige Mundhygiene schädigten über Jahre hinweg die Zähne des ehemaligen Verwaltungsange-stellten. Als ein Zahnarzt ihm alle Exemplare ziehen wollte und eine Prothese vorschlug, weigerte er sich. Seit sieben Jahren trägt er drei Implantate und ist damit sehr zufrieden. „Ich liebe gesellige Unterneh-mungen, vom Rummelplatz bis zum Tanzcafé – ein klappriges Gebiss kam da nicht in Frage."

Wie und wann der Zahnarzt Implantate setzt

In vier Schritten zum neuen Zahn

Bohren

Zunächst spritzt der Zahnarzt eine örtliche Betäubung und öffnet das Zahnfleisch. Mit einem dünnen Spezialbohrer fräst er ein Loch in den Kieferknochen.

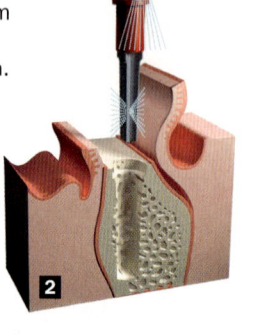

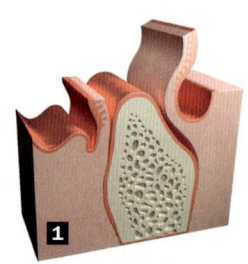

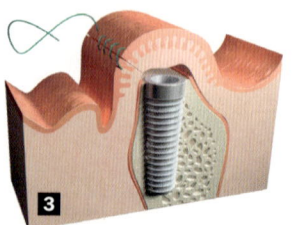

Heilen

Ist der Titanstift in den Knochen geschraubt, wird das Zahnfleisch über dem Implantat mit einem Faden zugenäht.

Verkronen

Nach einer Einheilphase wird das Aufbauelement in das Implantat gefügt und eine künstliche Zahnkrone darauf befestigt.

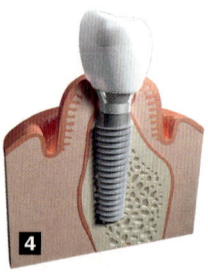

Fall 1: einzelne Zahnlücke

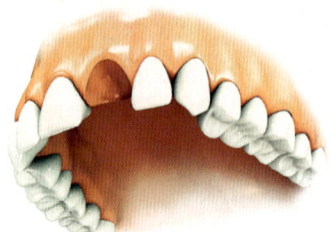

Fehlender Schneidezahn

Eine Lücke in der Zahnfront ist nicht nur ein ästhetisches Problem. Sie sollte umgehend geschlossen werden, sonst bildet sich der Kieferknochen zurück.

Einfaches Implantat

Die Titanwurzel hält eine einzelne Krone. Nachbarzähne bleiben bei diesem Eingriff unbeschädigt. Der Nachteil: Kosten von ca. 2000 Euro pro Zahn.

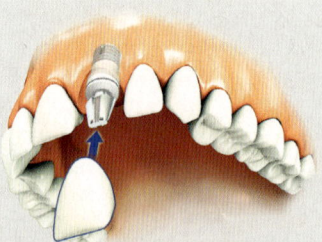

Alternative: die Brücke

Der Vorteil: gutes ästhetisches Ergebnis bei niedrigeren Kosten. Jedoch müssen die gesunden Nachbarzähne erheblich abgeschliffen werden, um die Brücke zu halten.

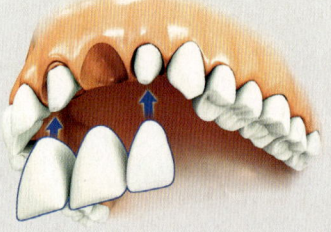

Fall 2: mehrere Zahnlücken

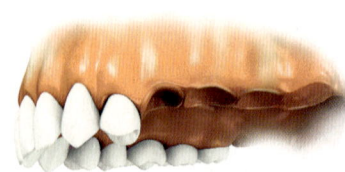

Fehlende Backenzähne

Nach jahrelangem Kariesbefall mussten die hinteren Backenzähne im Oberkiefer gezogen werden. In dieser Situation fände eine Brücke keinen festen Halt.

Drei Implantate mit drei Einzelkronen

Drei Titanwurzeln schließen die Lücke, drei Kronen stellen die Kaufläche wieder her. Etwas kostengünstiger wären zwei Implantate mit einer Brücke.

Alternative: herausnehmbare Teilprothese

Dieser flexible Zahnersatz ist mit Klammern an den vorderen und gegenüberliegenden Zähnen befestigt. Er ist deutlich billiger als Implantate.

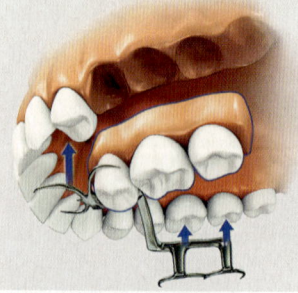

FOCUS INFOGRAFIK

Probleme. Schließlich suchte Häusler-Mehlhorn Hilfe bei dem Implantologen Hildebrand. Der riet, die gesamte obere Zahnreihe durch acht Implantate zu ersetzen. Weil sich ihr Oberkieferknochen durch jahrelange Fehlbelastung und Entzündungen jedoch zu stark zurückgebildet hatte, musste erst eine stabile Basis für die Titanstifte geschaffen werden.

Der Knochenaufbau ist mittlerweile ein Standardverfahren. Knochengewebe aus dem Unterkiefer oder dem Beckenkamm wird dafür in Stücken abgehoben und auf den Oberkieferknochen geschraubt. Einige Implantologen verwenden statt des körpereigenen Materials ein Knochenimitat oder sterilisierten Rinderknochen. „Wir sind heute in der Lage, das Knochengewebe fast jedes Patienten so weit aufzubauen, dass er Implantate tragen kann", erklärt Frank Palm, Präsident der Deutschen Gesellschaft für Zahnärztliche Implantologie. Der aufgeschraubte Knochenersatz verwächst binnen einigen Monaten mit der natürlichen Struktur.

Die 3-D-Simulation des Kiefers ermöglichte dem Implantologen Hildebrand, genau zu planen, wie viel zusätzliches Knochengewebe bei Patientin Häusler-Mehlhorn nötig war. Er nutzte die Software aber auch, um die künstlichen Wurzeln der Chemnitzerin millimetergenau einzusetzen – an der optimalen Position und im optimalen Winkel.

Für diese hoch präzise Implantation fertigt ein Zahnlabor anhand der Daten aus der virtuellen Planung eine Bohrschablone an (siehe S. 58). Auf die Kauflächen aufgelegt, sitzen exakt an jenen Stellen Löcher, an denen der Zahnarzt die Implantate versenken will. Durch die Öffnungen gleitet der Bohrer zielgenau in das Gewebe, wesentlich exakter als frei Hand.

Nachdem die künstlichen Wurzeln in Häusler-Mehlhorns Kiefergelenk verankert waren, vervollständigte Hildebrand das Gebiss zunächst mit einem Kunststoff-Provisorium. Das sah schon fast so aus wie die endgültigen Keramikkronen, die einige Monate später die Behandlung abschließen sollten, belastete aber die neuen Wurzeln noch nicht. Die Schonzeit ist grundsätzlich wichtig, weil der Knochen die Titanstifte erst in den folgenden Wochen endgültig umschließt und nur langsam stabiler wird.

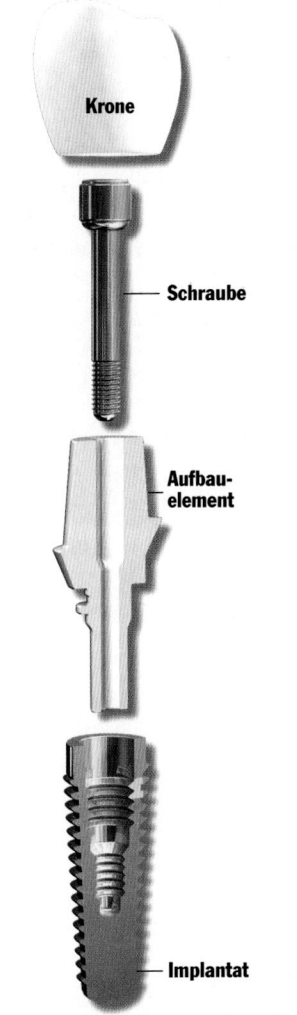

Stück für Stück

Das eigentliche Implantat ist die Titanwurzel. Darauf wird das Aufbauelement geschraubt, das die Krone hält. Sie ist der teuerste Teil der Konstruktion und besteht aus Vollkeramik oder einem verblendeten Metallkern.

Manche Zahnärzte werben damit, auf den frisch gesetzten Kunstwurzeln sofort den endgültigen Zahnersatz anzubringen. Nach nur einer Sitzung geht der Patient mit seinen neuen Zähnen nach Hause. Dieses „Teeth in one hour"-Konzept birgt jedoch etliche Nachteile. „In den ersten beiden Wochen nach dem Einsetzen der Metallstifte wird der Knochen erst einmal weicher", erklärt Experte Hildebrand. „Es besteht die Gefahr, dass die Patienten in dieser Zeit beim Kauen oder durch unbewusstes Knirschen in der Nacht die Implantate gleich wieder verlieren." Bei der Schnellmethode wächst das Zahnfleisch laut Hildebrand zudem nicht optimal um die Zähne herum. „Nur durch den sanften Druck des am Zahnfleisch anliegenden Provisoriums entstehen die schönen Zahnfleischgirlanden, die jeden natürlichen, gesunden Zahnhals umschließen." Der Druckreiz lässt das Gewebe dicker werden, so wie Hornhaut an jenen Stellen wächst, an denen die Haut stärker belastet wird.

„Die Digitalisierung wird die Implantologie in Zukunft vollständig prägen", prophezeit Hendrik Terheyden, Chefarzt für Mund-, Kiefer- und Gesichtschirurgie am Rotes Kreuz Krankenhaus Kassel. „In ein paar Jahren wird der Patient schon beim Erstgespräch am Computer betrachten können, wie sein Gebiss und damit auch sein Gesicht später aussehen werden."

Terheyden geht auch davon aus, dass sogenannte Oralscanner den unangenehmen Gebissabdruck mit Gummimasse in fünf bis zehn Jahren ganz verdrängt haben werden. Zahnärzte werden dann nur noch ein stabförmiges Handstück in die Mundhöhle halten, das das Gebiss mit Hilfe von Lichtstrahlen oder Minikameras in Sekundenschnelle digital ausmisst. Bereits heute sind Oralscanner in einigen Praxen im Einsatz.

Kronen und Brücken fertigt ohnehin kaum noch ein Zahntechniker per Hand. Sie entstehen zunehmend durch vollautomatische, digital gesteuerte Maschinen (siehe auch S. 8). Häusler-Mehlhorns Zahnersatz hat ein Fräszentrum in Berlin hergestellt. Vor sechs Wochen wich ihr Provisorium den endgültigen Kunstzähnen aus Keramik. „Sie sind noch schöner, als ich erwartet hatte", findet die 51-Jährige. „Endlich traue ich mich wieder, richtig ausgelassen zu lachen!"

Auch Rentner Milpacher bereut die Entscheidung nicht, obwohl er seine Implantate ohne den Einsatz moderner Technik erhielt. Nach sieben Jahren ist der 66-jährige Rentner mit den Kunstzähnen noch immer vollauf zufrieden. „Die sitzen bombenfest", sagt er. Allerdings achtet Milpacher seither auch peinlichst genau auf seine Mundhygiene. Und scherzt: „Von dem Geld, das ich spare, wenn ich keine weiteren Implantate bezahlen muss, kann ich noch viele schöne Damen auf ein Bier einladen!" ∎

SUSANNE DONNER

Implantologen

Fest sitzender Zahnersatz mit Implantaten erfordert häufig einen vorbereitenden Knochenaufbau, damit der Kiefer die Kunstzähne tragen kann. FOCUS nennt **125 führende Implantat-Spezialisten** mit ihrem Behandlungsangebot und den Finanzierungsmöglichkeiten

Implantologen

Zahnarzt/Klinik/Internetadresse	Ort/Tel.-Nr.	Fachrichtung	von Kollegen empfohlen	Publikationen	gesetzte Implantate	Prothetik (Implantatkronen)	Aufbau mit Eigenknochen (vorwiegend)	Aufbau mit Fremdmaterial (vorwiegend)	Knochenaufbau	Revisionseingriffe (extraoral)	Keramikimplantate	Narkoseangebot	monatliche Raten* (in Euro)	Laufzeit* (in Monaten)	davon zinsfrei (in Monaten)
					Behandlungsspektrum								Finanzierung		
Dr. Ralf Kettner Gemeinschaftspraxis www.mkg-ac.de	**Aachen** 0241/474820	M	••		k.A.	k.A.	k.A.	k.A.	k.A.	k.A.	k.A.	k.A.	Zahnarzt wurde angeschrieben, beteiligte sich aber nicht an der FOCUS-Befragung.		
Prof. Dr. Stefan Wolfart Uniklinikum, zahnärztliche Prothetik www.ukaachen.de	**Aachen** 0241/8088241	Z	••	■■	▲	▲	▲	▲	▲	▲		D, V	–	–	–
Prof. Dr. Bernd Kreusser Gemeinschaftspraxis www.kreusser.de	**Aschaffenburg** 06021/35350	M	••		▲▲		▲▲	▲▲	▲		✔	D, V	✔	k.A.	k.A.
Dr. Georg Michael Henrich Gemeinschaftspraxis avadent.de	**Bad Homburg** 06172/307777	M	•		▲▲		▲	▲	▲	▲	✔	D, H, V	ab 50	3 bis 48	6
Dr. Ralf Masur Implantatzentrum www.implantat-aktuell.de	**Bad Wörishofen** 08247/998300	Z	••		▲▲	▲▲	▲	▲	▲▲	▲▲	✔	D, V	50 bis 300	4 bis 36	4
Dr. Marcus Beschnidt Praxis www.beschnidt.com	**Baden-Baden** 07221/3939718	Z	••		▲	▲	▲	▲	▲			A, D, H, V	50 bis 2000	6 bis 48	6
Dr. Detlef Hildebrand Praxis www.zahnarztpraxis-hildebrand.de	**Berlin** 030/3989811	Z	•••	■	▲▲	▲	▲	▲	▲▲	▲▲	✔	D, V	50 bis 500	6 bis 36	6
Priv.-Doz. Dr. Steffen Köhler Praxis www.implantate-pankow.de	**Berlin** 030/4859275	M, O	••	■	▲▲		▲	▲	▲▲	▲	✔	V	✔	1 bis 24	6
Priv.-Doz. Dr. Michael Stiller Praxis www.implant-consult.de	**Berlin** 030/21969656	M	•••	■	▲▲	▲▲		▲		▲▲	✔	D, V	✔	bis 12	k.A.

Z = Zahnarzt	○ = von Kollegen empfohlen	■ = viel publiziert
O = Oralchirurg	○○ = häufig von Kollegen empfohlen	■■ = überdurchschnittlich viel publiziert
M = Mund-Kiefer-Gesichtschirurg	○○○ = sehr häufig von Kollegen empfohlen	

▲ = nimmt Eingriff vor	A = Akupunktur
▲▲ = nimmt Eingriff häufig vor	H = Hypnose
k.A. = keine Angaben	D = Dämmerschlaf
✔ = ja	V = Allgemeinnarkose
– = nein	

*Richtwerte/variabel je nach Heil- und Kostenplan

Implantologen

Zahnarzt/Klinik/Internetadresse	Ort/Tel.-Nr.	Fachrichtung	von Kollegen empfohlen	Publikationen	gesetzte Implantate	Prothetik (Implantatkronen)	Aufbau mit Eigenknochen (vorwiegend)	Aufbau mit Fremdmaterial (vorwiegend)	Knochenaufbau	Revisionseingriffe (extraoral)	Keramikimplantate	Narkoseangebot	monatliche Raten* (in Euro)	Laufzeit* (in Monaten)	davon zinsfrei* (in Monaten)
Priv.-Doz. Dr. Frank Peter Strietzel Uniklinikum Charité, CC 3 www.oralmed.charite.de	Berlin 030/4505626 93	O	●●	■	▲		▲	▲				✔	k.A.	k.A.	
Prof. Dr. Volker Strunz Gemeinschaftspraxis www.praxis-strunz.de	Berlin 030/860 9870	M	●●●		▲		▲	▲		▲	✔	A, V	k.A.	k.A.	
Dr. Gerd Körner Praxis www.paroplant.de	Bielefeld 0521/179688	Z	●●		▲▲	▲▲	▲▲	▲▲			✔	D, V	–	–	–
Dr. Torsten Conrad Praxis	Bingen am Rhein 06721/991070	O	●	■	▲		▲	▲▲		▲▲	✔	D, V	k.A.	k.A.	6
Prof. Dr. Rudolf Reich Uniklinikum, MKG-Chirurgie www.mkg.uni-bonn.de	Bonn 0228/28722417	M	●	■	▲▲	▲▲	▲	▲	▲	▲▲		D, V	ab 50	k.A.	k.A.
Prof. Dr. Gerhard Wahl Uniklinikum, ZMK-Heilkunde www.pczmk.uni-bonn.de	Bonn 0228/28722409	O	●●	■	k.A.	k.A.	k.A.	k.A.	k.A.	k.A.	k.A.	k.A.	Zahnarzt wurde angeschrieben, beteiligte sich aber nicht an der FOCUS-Befragung.		
Prof. Dr. Andreas Bremerich Klinikum Mitte, MKG-Chirurgie www.praxis-bremerich.de	Bremen 0421/4972450	M	●	■	▲▲	▲	▲	▲	▲	▲▲	✔	A, D, V	k.A.	k.A.	
Dr. Michael Stimmelmayr Gemeinschaftspraxis www.m-stimmelmayr.de	Cham 09971/2346	O	●●●		▲	▲	▲▲	▲	▲	▲	✔	D, V	k.A.	k.A.	
Prof. Dr. Christian Foitzik Gemeinschaftspraxis www.opi-darmstadt.de	Darmstadt 06151/26644	M	●●	■	▲	▲	▲	▲	▲		✔	D, V	200 bis 1000	3 bis 6	6
Prof. Dr. Stefan Haßfeld Klinikum Nord, MKG-Chirurgie www.klinikumdo.de/mkg	Dortmund 0231/9531 8500	M	●●●	■	▲		▲		▲▲	▲		D, V	–	–	–
Priv.-Doz. Dr. Michael Fröhlich Gemeinschaftspraxis www.mkg-chirurgie-dresden.de	Dresden 0351/8497183	M	●●		▲▲		▲	▲	▲		✔	D, H, V	k.A.	k.A.	
Prof. Dr. Michael Walter Uniklinikum, zahnärztliche Prothetik www.uniklinikum-dresden.de/zap	Dresden 0351/4582706	M	●	■	k.A.	k.A.	k.A.	k.A.	k.A.	k.A.	k.A.	k.A.	Zahnarzt wurde angeschrieben, beteiligte sich aber nicht an der FOCUS-Befragung.		
Prof. Dr. Murat Yildirim Gemeinschaftspraxis www.prof-yildirim.net	Düren 02421/17195	Z	●●	■	▲▲	▲▲	▲▲	▲▲		▲	✔	D, V	500 bis 1000	6 bis 24	6
Prof. Dr. Jürgen Becker Uniklinikum, zahnärztliche Chirurgie www.uniklinik-duesseldorf.de	Düsseldorf 0211/8118155	O	●●●	■■	▲	▲	▲▲	▲▲		▲▲	✔	D, V	–	–	–
Dr. Martin Bonsmann Gemeinschaftspraxis www.mkg-praxis.com	Düsseldorf 0211/136090	M, O	●●●		▲▲		▲		▲	▲▲	✔	D, V		6 bis 48	6
Dr. Wolfgang Diener Gemeinschaftspraxis www.mkg-praxis.com	Düsseldorf 0211/136090	M, O	●●		▲▲		▲			▲▲	✔	D, V		6 bis 48	6
Prof. Dr. Frank Schwarz Uniklinikum, zahnärztliche Chirurgie www.uniklinik-duesseldorf.de	Düsseldorf 0211/8118155	O	●●	■■	▲	▲	▲	▲		▲▲	✔	V	–	–	–
Dr. Stephan Wunderlich Gemeinschaftspraxis www.mkg-praxis.eu	Düsseldorf 0211/173920	M	●		▲	▲	▲	▲	▲	▲		D, V	50 bis 2000	6 bis 48	6

Implantologen

Zahnarzt/Klinik/Internetadresse	Ort/Tel.-Nr.	Fachrichtung	von Kollegen empfohlen	Publikationen	gesetzte Implantate	Prothetik (Implantatkronen)	Aufbau mit (vorwiegend) Eigenknochen	Aufbau mit (vorwiegend) Fremdmaterial	Knochenaufbau (extraoral)	Revisionseingriffe	Keramikimplantate	Narkoseangebot	monatliche Raten* (in Euro)	Laufzeit* (in Monaten)	davon zinsfrei (in Monaten)
Prof. Dr. Friedrich-Wilhelm Neukam Uniklinikum, MKG-Chirurgie www.mkg.uni-erlangen.de	Erlangen 09131/8534201	M	●●●	■■	▲		▲	▲	▲	▲		D, V	✔	k.A.	k.A.
Prof. Dr. Manfred Wichmann Uniklinikum, zahnärztl. Prothetik www.prothetik.uk-erlangen.de	Erlangen 09131/8534288	Z	●●●	■■		▲▲						A, D, H, V	–	–	–
Prof. Dr. Thomas Weischer Kliniken Essen-Mitte www.mkg-chirurgie-essen.de	Essen 0201/17428601	O	●●		▲▲	▲▲	▲▲	▲	▲			D, V	✔	k.A.	k.A.
Dr. Karl-Ludwig Ackermann Gemeinschaftspraxis	Filderstadt 0711/708810	O	●●●		▲▲	▲▲	▲	▲	▲			D, V	ab 50	bis 48	6
Dr. Axel Kirsch Gemeinschaftspraxis	Filderstadt 0711/708810	O	●●●		▲	▲	▲	▲	▲			D, V	ab 50	bis 48	6
Dr. Uwe Bötel Gemeinschaftspraxis	Flensburg 0461/310405	M	●		k.A.	k.A.	k.A.	k.A.	k.A.	k.A.	k.A.	k.A.	Zahnarzt wurde angeschrieben, beteiligte sich aber nicht an der FOCUS-Befragung.		
Dr. Markus Schlee Praxis www.32schoenezaehne.de	Forchheim 09191/341500	Z	●●●	■	▲▲	▲	▲	▲▲	▲▲	▲▲		D, H, V	✔	6	6
Dr. Matthias Mayer Praxis www.matthiasmayermsd.de	Frankfurt am Main 069/7474787	Z	●		▲▲		▲▲	▲▲	▲▲	▲▲		D, V	ab 500	6 bis 24	6
Prof. Dr. Georg-H. Nentwig Uniklinikum, zahnärztliche Chirurgie www.carolinum-frankfurt.de	Frankfurt am Main 069/63015632	O	●●●	■	▲	▲	▲	▲		▲		D, V	–	–	–
Dr. Paul Weigl Uniklinikum, zahnärztliche Prothetik www.kgu.de/zzmk/prothetik.htm	Frankfurt am Main 069/6301753	Z	●●●			▲						D, V	–	–	–
Dr. Steffen Borrmann Praxis	Freiberg 03731/23252	Z	●		▲	▲	▲	▲	▲			V	✔	k.A.	k.A.
Prof. Dr. Ralf Kohal Uniklinikum, zahnärztliche Prothetik www.uniklinik-freiburg.de/prothetik	Freiburg 0761/27049520	Z	●●	■■	▲	▲	▲	▲			✔	V			
Prof. Dr. Katja Nelson Uniklinikum, MKG-Chirurgie www.uniklinik-freiburg.de/mkg	Freiburg 0761/27049400	O	●●	■■	▲▲	▲▲	▲▲	▲▲	▲▲	▲▲		D, V	✔	k.A.	k.A.
Prof. Dr. Rainer Schmelzeisen Uniklinikum, MKG-Chirurgie www.uniklinik-freiburg.de/mkg	Freiburg 0761/27049400	M	●●●	■■	▲		▲	▲	▲▲	▲▲		V	–	–	–
Prof. Dr. Jörg Strub Uniklinikum, zahnärztliche Prothetik www.uniklinik-freiburg.de/prothetik	Freiburg 0761/27049520	Z	●●●	■■	k.A.	k.A.	k.A.	k.A.	k.A.	k.A.	k.A.	k.A.	Zahnarzt wurde angeschrieben, beteiligte sich aber nicht an der FOCUS-Befragung.		
Dr. Edgar Spörlein Gemeinschaftspraxis www.dr-spoerlein.de	Geisenheim 06722/71440	O	●		▲	▲	▲	▲		▲	✔	A, D, V	1000 bis 2000	3 bis 6	6
Dr. Helmut Steveling Praxis	Gernsbach 07224/659121	O	●		▲▲	▲▲	▲		▲			D, V	✔	bis 6	6
Prof. Dr. Henning Schliephake Uniklinikum, MKG-Chirurgie www.mkg.med.uni-goettingen.de	Göttingen 0551/398306	M	●●●	■■	k.A.	k.A.	k.A.	k.A.	k.A.	k.A.	k.A.	k.A.	Zahnarzt wurde angeschrieben, beteiligte sich aber nicht an der FOCUS-Befragung.		

Legende:

- Z = Zahnarzt
- O = Oralchirurg
- M = Mund-Kiefer-Gesichtschirurg
- ● = von Kollegen empfohlen
- ●● = häufig von Kollegen empfohlen
- ●●● = sehr häufig von Kollegen empfohlen
- ■ = viel publiziert
- ■■ = überdurchschnittlich viel publiziert
- ▲ = nimmt Eingriff vor
- ▲▲ = nimmt Eingriff häufig vor
- k.A. = keine Angaben
- ✔ = ja
- – = nein
- A = Akupunktur
- H = Hypnose
- D = Dämmerschlaf
- V = Allgemeinnarkose

*Richtwerte/variabel je nach Heil- und Kostenplan

Implantologen

Zahnarzt/Klinik/Internetadresse	Ort/Tel.-Nr.	Fachrichtung	von Kollegen empfohlen	Publikationen	gesetzte Implantate	Prothetik (Implantatkronen)	Aufbau mit Eigenknochen (vorwiegend)	Aufbau mit Fremdmaterial (vorwiegend)	Knochenaufbau (extraoral)	Revisionseingriffe	Keramikimplantate	Narkoseangebot	monatliche Raten* (in Euro)	Laufzeit* (in Monaten)	davon zinsfrei* (in Monaten)
Prof. Dr. Wolfgang Sümnig Uniklinikum, MKG-Chirurgie www.medizin.uni-greifswald.de	Greifswald 03834/867180	M, O	•		▲	k.A.	k.A.	k.A.	k.A.	▲		V	✔	k.A.	k.A.
Dr. Lutz Tischendorf Praxis www.drtischendorf.de	Halle 0345/501438	M	••	■	▲	▲	▲	▲		▲		D, V	–	–	–
Dr. Bernhard Brinkmann Klinik ABC Bogen www.zahnklinik-abc-bogen.de	Hamburg 040/35004114	M	••	■	▲▲	▲▲	▲▲	▲▲	▲▲	▲▲		D, V	6 bis 48	k.A.	6
Dr. Dieter Edinger Praxis www.dr-edinger.de	Hamburg 040/367060	M	••		▲	▲	▲▲	▲	▲▲	▲▲	✔	D, V	ab 25	2 bis 48	6
Dr. Ulrich Konter Gemeinschaftspraxis www.konter-kanehl.de	Hamburg 040/30382222	M	••		▲▲		▲▲	▲▲	▲▲	▲▲	✔	A, D, H, V	✔	k.A.	6
Prof. Dr. Thomas Kreusch Asklepios Klinik Nord, MKG-Chir. www.asklepios.com	Hamburg 040/1818873491	M	••	■	▲		▲		▲▲	▲		D, V	50 bis 100	12 bis 36	36
Dr. Dietrich Engelke Gemeinschaftspraxis www.kiefer-gesicht.de	Hannover 0511/831754	M	•		▲▲		▲▲	▲	▲	▲	✔	D, V	100 bis 300	6 bis 24	24
Prof. Dr. Nils-Claudius Gellrich Uniklinikum, MKG-Chirurgie www.mkg-hannover.de	Hannover 0511/5324763	M	•••	■■	▲▲		▲▲		▲	▲▲		A, D, H, V	✔	k.A.	k.A.
Dr. Hans Hermann Liepe Gemeinschaftspraxis www.sliepe.de	Hannover 0511/880819	Z	•		▲▲	▲▲	▲▲	▲▲					1000 bis 6000	bis 6	6
Dr. Eckbert Schulz Gemeinschaftspraxis www.zentrum-zahnmedizin.de	Hannover 0511/9562960	Z	•		▲	▲▲	▲	▲		▲		D, V	✔	k.A.	6
Dr. Norbert Mrochen Gemeinschaftspraxis	Kaiserslautern 0631/6655	O	••		k.A.	k.A.	k.A.	k.A.	k.A.	k.A.	k.A.	k.A.	Zahnarzt wurde angeschrieben, beteiligte sich aber nicht an der FOCUS-Befragung.		
Prof. Dr. Anton Dunsche Städt. Klinikum, MKG-Chirurgie www.klinikum-karlsruhe.com	Karlsruhe 0721/9744201	M	•		▲▲	▲	▲▲	▲▲	▲▲	▲▲	✔	A, D, H, V	ab 100	12 bis 60	12
Prof. Dr. Hendrik Terheyden Rotes Kreuz KH, MKG-Chirurgie www.rkh-kassel.de	Kassel 0561/30865501	M	•••	■■	▲	▲	▲▲	▲	▲			D, V	✔	k.A.	k.A.
Prof. Dr. Matthias Kern Uniklinikum, zahnärztliche Prothetik www.uni-kiel.de/proth	Kiel 0431/5972874	Z	•••	■■	▲	▲	▲	▲					–	–	
Prof. Dr. Jörg Wiltfang Uniklinikum, MKG-Chirurgie www.uni-kiel.de/mkg	Kiel 0431/5972821	M	•••	■■	▲▲		▲		▲▲	▲▲	✔	D, V	✔	k.A.	k.A.
Dr. Wolfgang Hörster Praxis www.drhoerster.de	Köln 0221/513026	M			▲▲		▲▲	▲▲	▲▲			D, V	300 bis 500	1 bis 5	0
Priv.-Doz. Dr. Hans-Joachim Nickenig Uniklinikum, orale Chir./Implantolog. zahnklinik.uk-koeln.de	Köln 0221/4784700	Z	•••	■	▲▲	▲▲	▲▲	▲	▲	▲		D, V	–		
Prof. Dr. Joachim Zöller Uniklinikum, MKG-Chirurgie zahnklinik.uk-koeln.de	Köln 0221/47896555	M	•••	■■	▲	▲	▲	▲▲	▲▲	▲▲	✔	A, D, H, V	ab 100	12	12

Behandlungsspektrum · **Finanzierung**

Legende:

- **Z** = Zahnarzt
- **O** = Oralchirurg
- **M** = Mund-Kiefer-Gesichtschirurg
- • = von Kollegen empfohlen
- •• = häufig von Kollegen empfohlen
- ••• = sehr häufig von Kollegen empfohlen
- ■ = viel publiziert
- ■■ = überdurchschnittlich viel publiziert
- ▲ = nimmt Eingriff vor
- ▲▲ = nimmt Eingriff häufig vor
- k.A. = keine Angaben
- ✔ = ja
- – = nein
- A = Akupunktur
- H = Hypnose
- D = Dämmerschlaf
- V = Allgemeinnarkose

Implantologen

Zahnarzt/Klinik/Internetadresse	Ort/Tel.-Nr.	Fachrichtung	von Kollegen empfohlen	Publikationen	gesetzte Implantate	Prothetik (Implantatkronen)	Aufbau mit Eigenknochen (vorwiegend)	Aufbau mit Fremdmaterial (vorwiegend)	Knochenaufbau (extraoral)	Revisionseingriffe	Keramikimplantate	Narkoseangebot	monatliche Raten* (in Euro)	Laufzeit* (in Monaten)	davon zinsf* (in Monaten)
							Behandlungsspektrum							Finanzierung	
Prof. Dr. Frank Palm Gemeinschaftspraxis www.palm-roser.de	Konstanz 07531/51533	M	●●		▲▲		▲▲	▲▲	▲	▲▲	✔	D, V	150 bis 500	4 bis 12	6
Dr. Andres Stricker Praxis www.impla-paro-3D.de	Konstanz 07531/917110	O	●		▲▲		▲▲	▲▲	▲	▲▲	✔	D, V	✔	bis 12	12
Dr. Georg Bayer Gemeinschaftspraxis www.implantate-landsberg.de	Landsberg 08191/9476660	Z	●●		▲▲	▲	▲▲	▲▲	▲	▲▲	✔	A, D, V	50 bis 500	12 bis 24	6
Priv.-Doz. Dr. Jörg Neugebauer Gemeinschaftspraxis www.implantate-landsberg.de	Landsberg 08191/9476660	O	●	■■	▲	▲▲	▲	▲	▲	▲	✔	A, D, V	50 bis 500	12 bis 24	6
Dr. Friedemann Petschelt Gemeinschaftspraxis www.petschelt.de	Lauf 09123/12100	O	●		▲▲	▲▲	▲▲	▲▲				D, V	✔	k.A.	k.A.
Dr. Thomas Barth Gemeinschaftspraxis www.dentale.de	Leipzig 0341/9136730	Z	●●●		▲	▲	▲	▲▲	▲			D, V	ab 50	bis 48	6
Prof. Dr. Hans-Ludwig Graf Uniklinikum, MKG-Chirurgie mkg.uniklinikum-leipzig.de	Leipzig 0341/9721104	O	●●	■	▲	▲	▲	▲	▲	▲		D, V	✔	bis 24	12
Dr. Wolfram Knöfler Praxis www.implantis.de	Leipzig 0341/4425468	M	●●		▲	▲▲	▲▲	▲	▲	▲		V	✔	k.A.	6

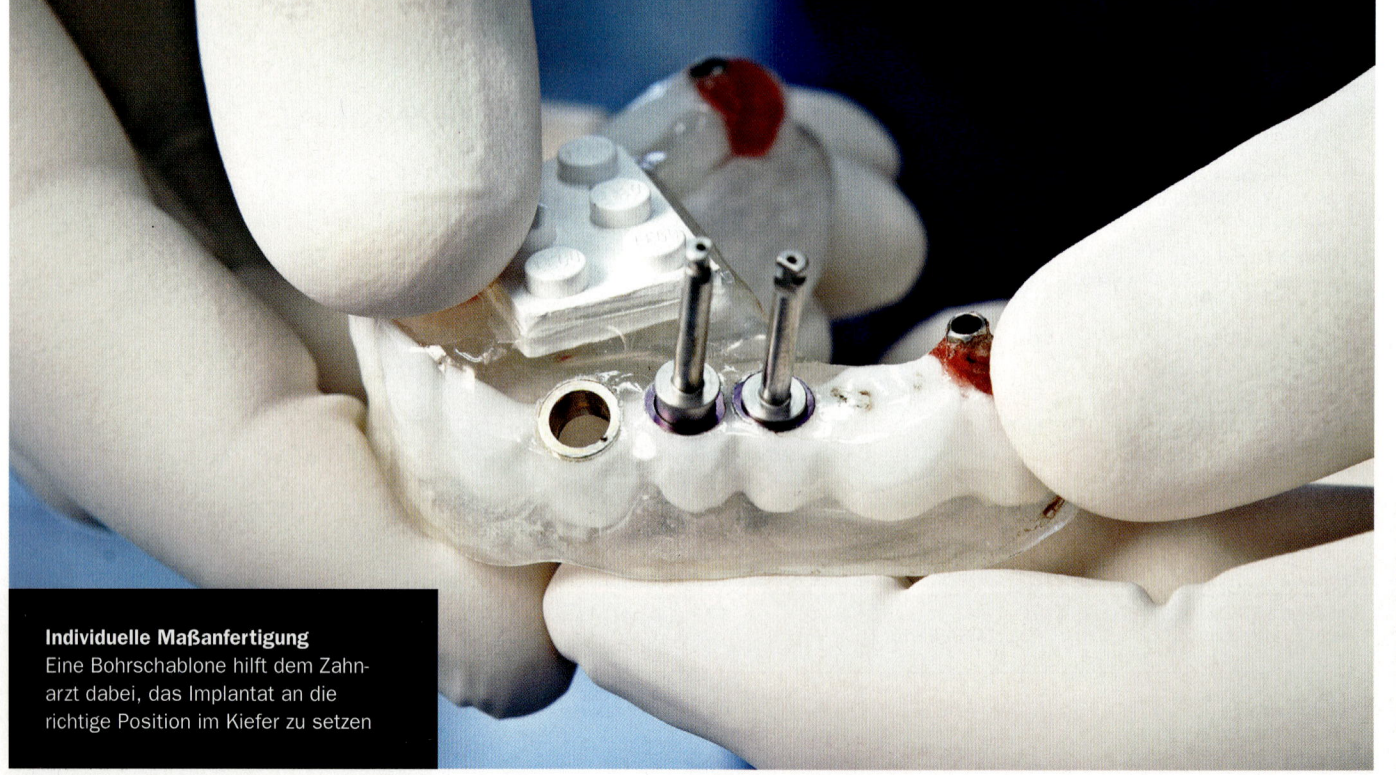

Individuelle Maßanfertigung
Eine Bohrschablone hilft dem Zahnarzt dabei, das Implantat an die richtige Position im Kiefer zu setzen

Foto: Werner Schuering/FOCUS-Magazin

Implantologen

Zahnarzt/Klinik/Internetadresse	Ort/Tel.-Nr.	Fachrichtung	von Kollegen empfohlen	Publikationen	gesetzte Implantate	Prothetik (Implantatkronen)	Aufbau mit Eigenknochen (vorwiegend)	Aufbau mit Fremdmaterial (vorwiegend)	Knochenaufbau (extraoral)	Revisionseingriffe	Keramikimplantate	Narkoseangebot	monatliche Raten* (in Euro)	Laufzeit* (in Monaten)	davon zinsfrei* (in Monaten)
Dr. Roland Streckbein Gemeinschaftspraxis www.izi-online.de	**Limburg** 06431/570580	Z	●●		▲▲	▲▲	▲▲	▲▲	▲▲	▲		D, V	ab 50	bis 48	6
Dr. Robert Nölken Praxis www.dr-noelken.de	**Lindau** 08382/944030	O	●		▲	▲	▲▲			▲▲	✔	D, V	ab 50	6 bis 48	6
Prof. Dr. Günter Dhom Gemeinschaftspraxis www.prof-dhom.de	**Ludwigshafen** 0621/68124444	O	●●●	■	▲		▲▲	▲▲	▲▲	▲	✔	D, H, V	50 bis 3300	6 bis 48	6
Dr. Hans-Peter Ulrich Gemeinschaftspraxis www.mkg-lindenarcaden.de	**Lübeck** 0451/504910	M	●●		▲		▲	▲	▲	▲		D, V	50 bis 500	6 bis 24	6
Prof. Dr. Bilal Al-Nawas Uniklinikum, MKG-Chirurgie www.unimedizin-mainz.de/mkg	**Mainz** 06131/173083	M	●●	■■	▲		▲	▲	▲		✔	D, V	–	–	–
Prof. Dr. Nikolaus Behneke Uniklinikum, zahnärztliche Prothetik www.unimedizin-mainz.de/prothetik	**Mainz** 06131/177257	Z	●●			▲					✔	D, V	✔	k. A.	k. A.
Prof. Dr. Bernd d'Hoedt Uniklinikum, zahnärztliche Chirurgie www.klinik.uni-mainz.de/oralchir	**Mainz** 06131/177332	O	●●	■	▲	▲			▲		✔	D, V	–	–	–
Prof. Dr. Wilfried Wagner Uniklinikum, MKG-Chirurgie www.unimedizin-mainz.de/mkg	**Mainz** 06131/177334	M	●●●	■■	▲▲	▲▲				▲	✔	D, V	–	–	–
Dr. Wolfgang Seifert Gemeinschaftspraxis www.praxis-seifert-deak.de	**Markneukirchen** 037422/47803	O	●		▲▲	▲▲	▲▲	▲			✔	D, V	✔	k. A.	k. A.
Dr. Josef Diemer Praxis www.josefdiemer.de	**Meckenbeuren** 07542/912080	O	●●●		▲	▲▲	▲▲	▲▲		▲▲		H	–	–	–
Dr. Gerhard Iglhaut Praxis www.dr-iglhaut-praxis.de	**Memmingen** 08331/2864	O	●●●		▲	▲▲		▲▲			✔	D, V	✔	k. A.	k. A.
Prof. Dr. Michael Augthun Praxisgemeinschaft www.implantologie-muelheim.de	**Mülheim** 0208/471684	O	●●		▲	▲	▲	▲			✔	D, V	✔	k. A.	k. A.
Dr. Wolfgang Bolz Praxisklinik www.bolz-wachtel.de	**München** 089/54042580	Z	●●	■	▲▲	▲▲	▲				✔	A, D, V	400 bis 1000	6 bis 24	3
Dr. Claudio Cacaci Implantat Competence Centrum www.icc-m.de	**München** 089/2554470	O	●●		▲	▲▲	▲▲		▲	▲▲	✔	D, V	–	–	–
Prof. Dr. Herbert Deppe Uniklinikum r. d. Isar, MKG-Chir. www.mkg.med.tum.de	**München** 089/41402929	O	●●	■■	▲	k. A.	k. A.	k. A.				D, V	–	–	–
Prof. Dr. Daniel Edelhoff Uniklinikum, zahnärztliche Prothetik www.prothetik.med.lmu.de	**München** 089/51609503	Z	●●	■■	k. A.	k. A.	k. A.	k. A.	k. A.	k. A.	k. A.	k. A.	Zahnarzt wurde angeschrieben, beteiligte sich aber nicht an der FOCUS-Befragung.		
Prof. Dr. Markus Hürzeler Gemeinschaftspraxis www.huerzelerzuhr.com	**München** 089/1891750	O	●●	■■	▲	▲	▲	▲		▲		A, D, V	200 bis 500	12 bis 36	36
Dr. Thomas Müller-Hotop Gemeinschaftspraxis www.mkg-tal13.de	**München** 089/224474	M	●●		▲▲		▲▲		▲▲		✔	D, V	✔	k. A.	k. A.

Behandlungsspektrum (Spalten Publikationen bis Keramikimplantate) — **Finanzierung** (monatliche Raten, Laufzeit, davon zinsfrei)

Legende:

- **Z** = Zahnarzt
- **O** = Oralchirurg
- **M** = Mund-Kiefer-Gesichtschirurg

- ● = von Kollegen empfohlen
- ●● = häufig von Kollegen empfohlen
- ●●● = sehr häufig von Kollegen empfohlen

- ■ = viel publiziert
- ■■ = überdurchschnittlich viel publiziert

- ▲ = nimmt Eingriff vor
- ▲▲ = nimmt Eingriff häufig vor
- k. A. = keine Angaben
- ✔ = ja
- – = nein

- **A** = Akupunktur
- **H** = Hypnose
- **D** = Dämmerschlaf
- **V** = Allgemeinnarkose

Implantologen

Zahnarzt/Klinik/Internetadresse	Ort/Tel.-Nr.	Fachrichtung	von Kollegen empfohlen	Publikationen	gesetzte Implantate	Prothetik (Implantatkronen)	Aufbau mit (vorwiegend) Eigenknochen	Aufbau mit (vorwiegend) Fremdmaterial	Knochenaufbau (extraoral)	Revisionseingriffe	Keramikimplantate	Narkoseangebot	monatliche Raten* (in Euro)	Laufzeit* (in Monaten)	davon Zinsfrei (in Monaten)
					Behandlungsspektrum								Finanzierung		
Prof. Dr. Hannes Wachtel Praxisklinik www.bolz-wachtel.de	München 089/5404 2580	Z	●●	■■	▲	▲▲	▲	▲		▲		A, D, V	400 bis 1000	4 bis 24	3
Dr. Bernhard Drüke Gemeinschaftspraxis www.implantatzentrum.de	Münster 0251/5 5155	O	●●		▲▲	▲▲	▲▲	▲▲		▲		D, V	100 bis 500	12 bis 36	6
Dr. Arndt Happe Gemeinschaftspraxis www.dr-happe.de	Münster 0251/4 5057	O	●●		▲	▲	k.A.	k.A.	▲	▲		D, V	✔	k.A.	k.A.
Prof. Dr. Peter Tetsch Gemeinschaftspraxis www.tetsch.com	Münster 0251/53 2415	M	●●●	■	▲	▲	▲▲	▲		▲		D, V	✔	k.A.	k.A.
Dr. Jan Tetsch Gemeinschaftspraxis www.tetsch.com	Münster 0251/53 2415	O	●●	■	▲▲	▲▲	▲▲	▲▲		▲		D, V	✔	k.A.	6
Prof. Dr. Mark Farmand Klinikum Süd, MKG-Chirurgie www.klinikum-nuernberg.de	Nürnberg 0911/3985491	M	●		▲		▲		▲	▲		D, V	–	–	–
Dr. Christian Lex Praxis www.christian-lex.de	Nürnberg 0911/594298	Z	●●		▲	▲	▲			▲		D, V	✔	k.A.	k.A.
Prof. Dr. Helmut-Heinrich Lindorf Gemeinschaftspraxis www.professor-lindorf.de	Nürnberg 0911/2870770	M	●●		▲▲		▲▲	▲▲	▲	▲	✔	D, H, V	✔	k.A.	6
Dr. Robert Böttcher Praxis www.dr-robert-boettcher.de	Ohrdruf 03624/31 1583	Z	●		▲▲	▲▲	▲	▲▲		▲		D	✔	k.A.	k.A.
Prof. Dr. Fouad Khoury Privatzahnklinik Schloß Schellenstein www.implantologieklinik.de	Olsberg 02962/97190	O	●●●		▲▲		▲▲		▲	▲▲		D, V	✔	k.A.	k.A.
Dr. Frank Kornmann Gemeinschaftspraxis www.ambrogio-klinik.de	Oppenheim 06133/4641	O	●●		▲▲	▲	▲▲	▲▲	▲▲	✔		D, H, V	✔	k.A.	k.A.
Prof. Dr. Elmar Esser ImplantatCentrum ICOS www.icosnet.de	Osnabrück 0541/7606990	M	●●		▲▲	▲▲	▲	▲	▲			D, V	200 bis 1000	6 bis 24	12
Prof. Dr. Ulrich Westermann Gemeinschaftspraxis	Recklinghausen 02361/931820	M	●●	k.A.	k.A.	k.A.	k.A.	k.A.	k.A.	k.A.	k.A.		Zahnarzt wurde angeschrieben, beteiligte sich aber nicht an der FOCUS-Befragung.		
Dr. Frank Beck Praxis www.frankbeck.de	Regensburg 0941/8702020	Z	●●	k.A.	k.A.	k.A.	k.A.	k.A.	k.A.	k.A.	k.A.		Zahnarzt wurde angeschrieben, beteiligte sich aber nicht an der FOCUS-Befragung.		
Prof. Dr. Torsten Reichert Uniklinikum, MKG-Chirurgie www.uniklinikum-regensburg.de	Regensburg 0941/9446301	M	●●	■■	▲	▲	▲	▲▲	▲▲	✔		D, V	✔	k.A.	k.A.
Dr. Ulrich Zimmermann Praxis www.zahnaerzte-regensburg.de	Regensburg 0941/893030	Z	●		▲	▲	▲			▲		D, V	–	–	–
Dr. Frank Georg Hornberger Praxis www.frank-hornberger.de	Rendsburg 04331/24242	M	●		▲▲		▲▲	▲▲	▲			D, V	✔	k.A.	k.A.
Dr. Sebastian Schmidinger Gemeinschaftspraxis www.dr-schmidinger.de	Seefeld 08152/990910	Z	●●●		▲	▲▲	▲▲	▲			▲▲	D	–	–	–

Legende

Z = Zahnarzt	● = von Kollegen empfohlen	■ = viel publiziert	▲ = nimmt Eingriff vor	A = Akupunktur	
O = Oralchirurg	●● = häufig von Kollegen empfohlen	■■ = überdurchschnittlich viel publiziert	▲▲ = nimmt Eingriff häufig vor	H = Hypnose	
M = Mund-Kiefer-Gesichtschirurg	●●● = sehr häufig von Kollegen empfohlen		k.A. = keine Angaben	D = Dämmerschlaf	
			✔ = ja – = nein	V = Allgemeinnarkose	

*Richtwerte/variabel je nach Heil- und Kostenplan

Implantologen

Zahnarzt/Klinik/Internetadresse	Ort/Tel.-Nr.	Fachrichtung	von Kollegen empfohlen	Publikationen	gesetzte Implantate	Prothetik (Implantatkronen)	Aufbau mit Eigenknochen (vorwiegend)	Aufbau mit Fremdmaterial (vorwiegend)	Knochenaufbau (extraoral)	Revisionseingriffe	Keramikimplantate	Narkoseangebot	monatliche Raten* (in Euro)	Laufzeit* (in Monaten)	davon zinsfrei* (in Monaten)
							Behandlungsspektrum							Finanzierung	
Dr. Wolfgang Jakobs Privatklinik IZI www.izi-gmbh.de	Speicher 06562/96820	O	●●		▲▲	▲▲	▲▲	▲▲	▲	▲▲		D, V	✔	k.A.	k.A.
Priv.-Doz. Dr. Dietmar Weng Gemeinschaftspraxis www.max-17.de	Starnberg 08151/652525	Z	●●●	■	▲	▲	▲	▲	▲	▲▲	✔	D, V	✔	6 bis 24	0
Prof. Dr. Dieter Weingart Katharinenhospital, MKG-Chirurgie www.klinikum-stuttgart.de	Stuttgart 0711/27833301	M	●●●	■	▲▲		▲▲	▲	▲▲	▲▲	✔	D, V	✔	k.A.	k.A.
Dr. Wolfgang Wünsche Gemeinschaftspraxis www.landhausstrasse.com	Stuttgart 0711/285210	Z	●		▲	▲▲	▲	▲		▲	✔	D, V	✔	k.A.	k.A.
Prof. Dr. Germán Gómez-Román Uniklinikum, zahnärztliche Prothetik www.medizin.uni-tuebingen.de/zzmk/	Tübingen 07071/2986187	O	●●●	■	k.A.	k.A.	k.A.	k.A.	k.A.	k.A.	k.A.	k.A.	Zahnarzt wurde angeschrieben, beteiligte sich aber nicht an der FOCUS-Befragung.		
Prof. Dr. Heiner Weber Uniklinikum, zahnärztliche Prothetik www.medizin.uni-tuebingen.de/zzmk/	Tübingen 07071/2985152	Z	●●	■	▲	▲▲	▲▲	▲				D	–	–	–
Dr. Fred Bergmann Gemeinschaftspraxis www.oralchirurgie.com	Viernheim 06204/912661	O	●●		▲▲	▲▲	▲▲	▲▲		▲▲		D, V	100 bis 1500	6 bis 48	6
Dr. Wolfram Bücking Gemeinschaftspraxis www.zahnaerzte-wangen.de	Wangen im Allgäu 07522/912277	Z	●		▲▲	▲▲	▲▲	▲▲	▲	▲		A, D, V	100 bis 1000	3 bis 12	3
Dr. Stefan Ries Praxis www.permaplant.de	Wertheim 09342/9345759	Z	●	■	▲	▲▲	▲	▲▲				D, V	✔	6 bis 12	6
Dr. Norbert Haßfurther Praxis www.dr-hassfurther.de	Wettenberg 0641/982190	M	●		▲▲		k.A.	k.A.	k.A.	▲▲		V	300 bis 500	bis 12	12
Prof. Dr. Knut Grötz Klinik für MKG-Chirurgie www.mkg-rhein-main.de	Wiesbaden 0611/370041	M	●●	■	▲▲		▲▲	▲▲	▲▲	▲▲		D, V	✔	k.A.	k.A.
Prof. Dr. Lothar Pröbster Praxis i. d. Wilhelm-Fresenius-Klinik www.zahnarzt-wiesbaden.net	Wiesbaden 0611/521246	Z	●●		▲	▲	▲	▲		▲		D, H, V	✔	6 bis 36	6
Horst Dieterich Praxis www.dieterich-zahnarzt.de	Winnenden 07195/3099	Z	●●		▲▲	▲▲	▲	▲		▲			–	–	–
Dr. Rolf Vollmer Praxis	Wissen 02742/968930	Z	●	■	▲	▲	▲	▲		▲		D, V	250 bis 2000	2 bis 12	12
Prof. Dr. Joachim Jackowski Uniklinikum www.zmk.uni-wh.de	Witten 02302/926690	O	●	■	▲	▲▲	▲			▲		D, V	✔	1 bis 12	3
Prof. Dr. Axel Zöllner Praxisgemeinschaft www.zahnmedizinwitten.de	Witten 02302/410052	Z	●●		▲	▲	▲			▲			✔	k.A.	k.A.
Prof. Dr. Alexander Kübler Uniklinikum, MKG-Chirurgie www.mkg.uk-wuerzburg.de	Würzburg 0931/20172720	M	●	■	▲		▲		▲▲	▲▲		D, V	–	–	–
Prof. Dr. Ernst-Jürgen Richter Uniklinikum, Zahnärztliche Prothetik www.prothetik.uk-wuerzburg.de	Würzburg 0931/20173100	Z	●●	■	▲	▲				▲			–	–	–

Legende:

Z = Zahnarzt
O = Oralchirurg
M = Mund-Kiefer-Gesichtschirurg

● = von Kollegen empfohlen
●● = häufig von Kollegen empfohlen
●●● = sehr häufig von Kollegen empfohlen

■ = viel publiziert
■■ = überdurchschnittlich viel publiziert

▲ = nimmt Eingriff vor
▲▲ = nimmt Eingriff häufig vor
k.A. = keine Angaben
✔ = ja
– = nein

A = Akupunktur
H = Hypnose
D = Dämmerschlaf
V = Allgemeinnarkose

*Richtwerte/variabel je nach Heil- und Kostenplan

Wege aus
der Angst

Wer sich nicht zum Zahnarzt traut, handelt sich auf lange Sicht gravierende Schäden am Gebiss ein. Eine spezielle Behandlung hilft den **Phobikern,** ihre Panik zu überwinden

Helga Seiler* redet nicht viel. Mal ein „Hm", mal ein Kopfnicken. Ihren Mund will sie nicht öffnen. Also spricht ihr Gegenüber, Zahnarzt Michael Leu. Ohne Punkt und Komma. Er erzählt die vielen kleinen Geschichten, die er hört, seit er sich 1997 auf Patienten mit Zahnbehandlungsphobie spezialisiert hat: vom Motorradfahrer, der die Kurven mit 200 Stundenkilometern nimmt, sich aber nicht zum Zahnarzt traut. Vom Unternehmer, dem sein Herzinfarkt weniger ausmacht als der Gedanke an die Zahnbehandlung.

Alle eint sie die panische Angst vor dem Zahnarzt. Und keiner wusste, was ihnen der Experte verriet: dass sie keine Ausnahmen sind, sondern zu jenen beachtlichen 20 Prozent der Erwachsenen in den Industrieländern gehören, die der Zahnbehandlung „sehr ängstlich" entgegensehen. Gar fünf Prozent gehen überhaupt nicht zum Zahnarzt, weil sie eine unergründliche Scheu davon abhält. Auf der Liste der häufigsten Phobien steht die panische Angst vor dem Zahnarzt auf Platz fünf.

Seiler, die 55-jährige Verwaltungsangestellte, die heute in München in der Gemeinschaftspraxis von Bernd-Axel Ulrichs sitzt, war acht Jahre nicht mehr beim Zahnarzt. Schon der Gedanke, einen Termin zu vereinbaren, bedeutete für sie Stress. Ihre Angst vor dem Mann mit dem surrenden Bohrer reicht bis in die Kindheit zurück. Immer wieder sei sie vom Zahnarzt herablassend behandelt, geradezu „runtergemacht"

*Name geändert

20%
der Erwachsenen sind **»sehr ängstlich«** beim Gedanken an den Zahnarztbesuch

5%
der Erwachsenen gehen **nie zum Zahnarzt**

worden, klagt sie. War der Schulzahnarzt angekündigt, habe sie tagelang vorher Beklemmung befallen.

Die Panik vor dem Zahnarzt ist erlernt, Untersuchungen belegen das. Erst wenn der Mann in Weiß ein Kind nicht ernst nehme, entstünden Probleme, sagt Roland Althoff, leitender Arzt der Zahnklinik Rhein-Ruhr in Mülheim. Er fordert mehr Mitgefühl im Gespräch mit den kleinen Patienten. Sätze wie „Stell dich nicht so an!" oder „Wie konntest du nur so lange warten?!" beschämen kleine Patienten und schüren Ängste. Und wenn der Arzt verspricht aufzuhören, sobald es wehtut, sich aber nicht daran hält, ist das Vertrauensverhältnis im Nu zerstört. Womöglich für immer.

„Sehr viele meiner Angstpatienten hatten ein schlimmes Erlebnis in ihrer Kindheit", weiß Albrecht Schmierer aus den Erfahrungen in seiner Praxis in Stuttgart. Das bestätigt die ehemalige Zahnarztphobikerin Andrea Herold: „Die Schulzahnärztin bohrte meine Frontzähne ohne Betäubung auf. Die Schmerzen und das Brummen werde ich mein Lebtag nicht vergessen." 23 Jahre lang machte sie einen großen Bogen um jede Zahnarztpraxis. Kam es zu Gesprächen rund ums Gebiss, wechselte sie das Thema. „Ich habe mich nachts in den Schlaf geweint und bin früh mit den Gedanken an die Zähne wieder aufgewacht." Die Verzweiflung war nicht mehr auszuhalten. „Ich hatte Selbstmordgedanken."

Die Schuld an der Zahnbehandlungsphobie – im Krankheitenkatalog der Weltgesundheitsorganisation unter ▶

Foto: Klaus Mellenthin/FOCUS-Magazin

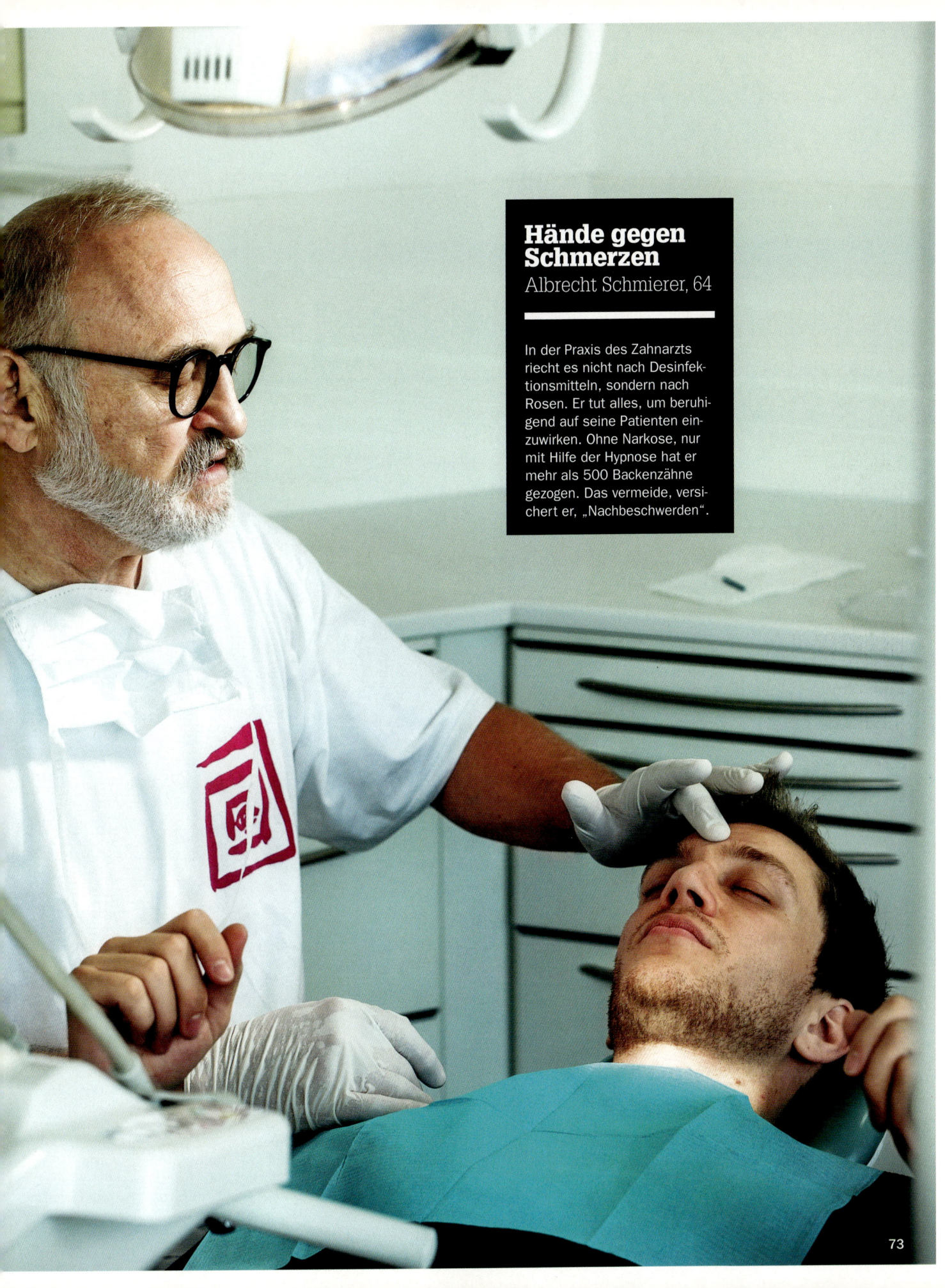

Hände gegen Schmerzen
Albrecht Schmierer, 64

In der Praxis des Zahnarzts riecht es nicht nach Desinfektionsmitteln, sondern nach Rosen. Er tut alles, um beruhigend auf seine Patienten einzuwirken. Ohne Narkose, nur mit Hilfe der Hypnose hat er mehr als 500 Backenzähne gezogen. Das vermeide, versichert er, „Nachbeschwerden".

„psychische und Verhaltensstörungen" gelistet – tragen nicht die Zahnärzte allein. Etwa ein Viertel der betroffenen Kinder entwickelte seine Phobie noch vor dem ersten Praxisbesuch. Das ergaben Untersuchungen des Schweden Ulf Berggren an der Fakultät für Zahnheilkunde der Universität Göteborg. Oft schaden die Eltern mit falschen Formulierungen. So versichern Mama und Papa ihren Kindern gern: „Wir gehen jetzt zum Zahnarzt. Du brauchst aber keine Angst zu haben." Doch die beruhigend gedachten Worte suggerieren das genaue Gegenteil: einen Zahnarzt zum Fürchten.

Elterliche Nachlässigkeit führte zur Zahntragödie von Lothar Radscheid. Den heute 42-Jährigen erinnerte niemand ans regelmäßige Zähneputzen. „Vielleicht alle zwei Tage, manchmal seltener" griff der heute erfolgreiche Schuhunternehmer zur Zahnbürste. Mit den Jahren verschlechterte sich der Zustand seiner Zähne – und parallel wuchs die Angst, sich dem Problem zu stellen. Radscheid gehörte zu den schweren Fällen: Er fiel in Ohnmacht, noch bevor er die Schwelle der Praxis erreicht hatte. Immer wieder.

Radscheid versuchte die Symptome seiner Phobie mit Beruhigungs- und Schmerzmitteln zu lindern. Die fortschreitende Zerstörung seines Gebisses hielt er damit nicht auf. Er zerbiss sich die Schneidezähne und ertrug, dass Zahnteile im Apfel stecken blieben. 16 Jahre, so schätzt er, war er nicht in Behandlung. Das Lachen musste er sich abgewöhnen, auch wenn es dem täglichen Kundenkontakt des Unternehmers gutgetan hätte. Vor drei Jahren brach ihm der Eckzahn weg, Stück um Stück.

Hilfe fand Radscheid bei Roland Althoff – in letzter Sekunde: Kronen mussten abgenommen, Zysten entfernt, neun Zähne gezogen werden. „Zum Teil waren es nur noch Wurzelreste, die quer im Kiefer lagen", so Althoff. Ziel ist nun, dass Radscheid wieder normal kauen kann. Knochenaufbau, Implantate und Keramikkronen sollen ihn bis Weihnachten – so lange wird die Behandlung dauern – wieder zum Lachen bringen.

Sein Eigenanteil an den Kosten: 35 000 Euro. Wer nicht regelmäßig zur Kontrolle gegangen ist, dem fehlen die Argumente gegenüber der Krankenkasse.

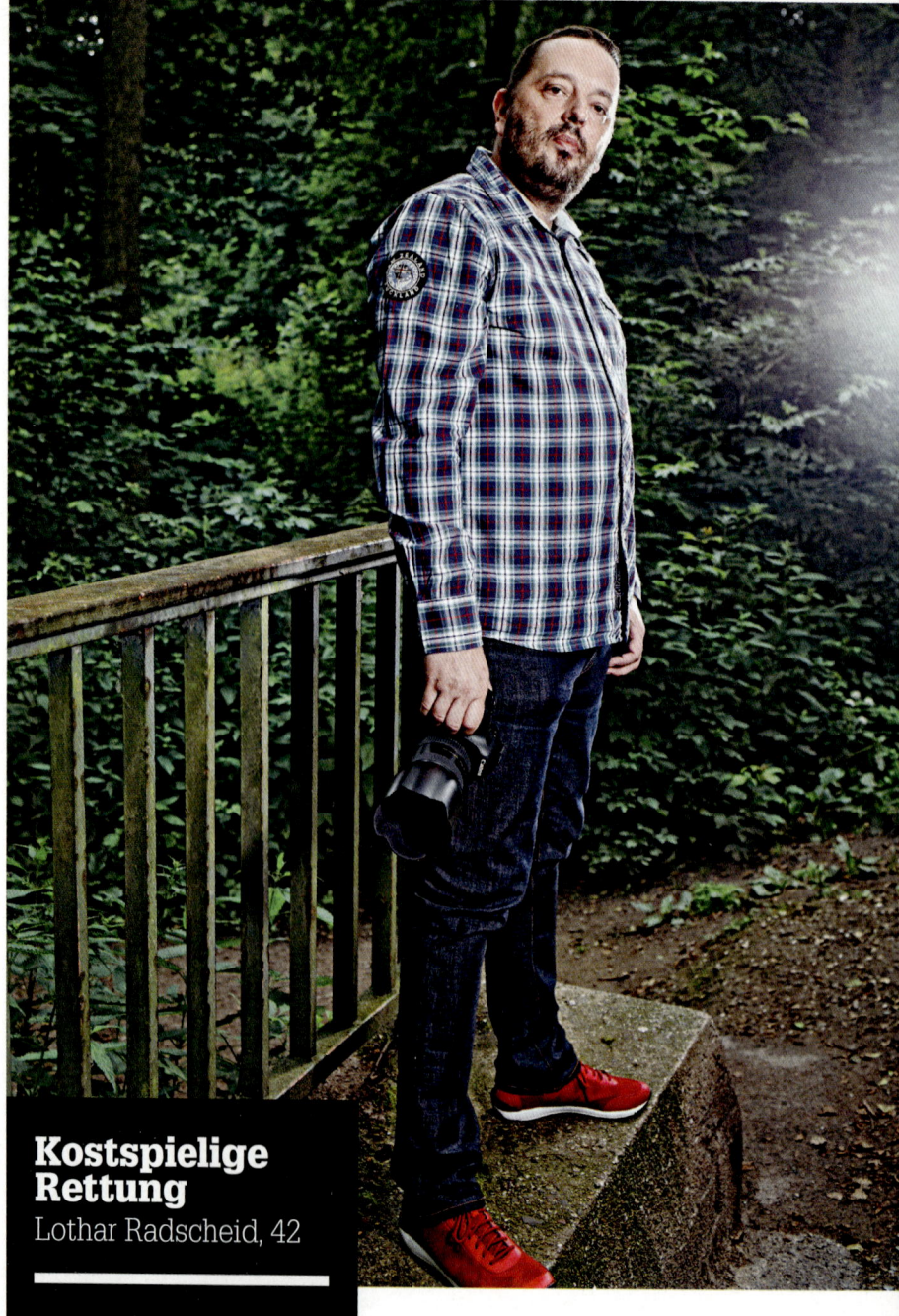

Kostspielige Rettung
Lothar Radscheid, 42

16 Jahre ging der Unternehmer nicht zum Zahnarzt – aus Angst vor einer Behandlung. Je mehr sein Gebiss zerfiel, desto weniger wagte der 42-jährige Hobbyfotograf zu lächeln. Bei der Sanierung mussten neun Zähne gezogen werden. Gesamtkosten: 35 000 Euro.

Zudem wollen „die Krankenkassen Zeit raubende, Angst mindernde Maßnahmen noch nicht honorieren", beklagt Mats Mehrstedt, Leiter der Zahnärztlichen Angst-Ambulanz Hamburg.

Helga Seiler gab ihr Enkel den letzten Anstoß zum Arztbesuch. Der kleine Junge begann mit kindlicher Erkundungslust das Gesicht und die Zähne der Oma abzutasten. Nicht auszudenken, wenn er eines Tages über die Ruinen der Backenzähne fingern und peinliche Fragen stellen würde. Tröstlich findet sie nun, dass sie die anstehende Sanierung unter dem Schutz der Vollnarkose wird absolvieren können und ihr somit die Schmerzen und Ängste erspart bleiben.

Der Stuttgarter Zahnarzt Albrecht Schmierer, Präsident der Deutschen Gesellschaft für Zahnärztliche Hypnose, sieht die Notwendigkeit einer pharmakologischen Betäubung indes nur bei sehr aufwendigen Zahnsanierungen. Er gehört zu jenen Medizinern, die sich besonders um die Wahrnehmung und die innere Haltung der Patienten kümmern – bis hin zur Hypnose.

Die Sinne erwartet Ungewöhnliches in Schmierers Praxis. Es riecht nicht nach Lösungs- und Desinfektionsmitteln, sondern nach Rosenblüten. Wasser plätschert in einem Brunnen. Die Gerüche und Geräusche, sonst der Schreckensauslöser der Phobiker, sollen angenehme Gefühle erwecken. Für die stechend riechenden Medikamente gebe es Alternativen, so Schmierer.

Das Geräusch des Bohrers – sein tiefes Brummen und sein hohes Surren – soll der Patient umdeuten. Nicht kaputte Zähne, so müsse er sich vorstellen, würden geschliffen, sondern wertvolle Edelsteine. Es sei auch nicht der Bohrer, der markerschütternd lärme, sondern der Flieger auf der Startbahn in den Urlaub.

Die Suggestion kann helfen, den Zahnarztstress abzubauen. Auch Musik aus dem Kopfhörer trägt zur Entspannung bei. Beruhigend wirken zudem die drei positiven Wörter, die jeder Patient schon beim telefonischen Vorgespräch aufgefordert ist, sich zurechtzulegen. Schmierers Patientin Andrea Bradric erinnerte sich an „Pferde", „Polo" und „Chiemsee", Begriffe, die sie mit positiven Erlebnissen verknüpft. Im Behandlungsstuhl erwecken die Wörter vertraute Bilder und können ein wichtiger Beitrag sein, den Puls zu senken.

Daneben sprechen die Mitarbeiter in der Praxis viel mit ihren Patienten. Das lasse den Phobikern keine Zeit für ungewollte Rückfälle ins Kindesalter, erklärt Schmierer. „Hier waren schon Bankdirektoren und Professoren, die sich plötzlich wie Dreijährige verhielten", sagt er.

Für Andrea Bradric war die Beschallung mit der Entspannungsmusik und den Hypnose-Formeln das Richtige. Von der Behandlung, sagt sie, habe sie kaum etwas gespürt.

Eine andere, vielfach erprobte Therapieform, die Konfrontationsbehandlung,

90 %
der Angst-Patienten leiden unter einem schlimmen Erlebnis aus ihrer **Kindheit**

»Ein gutes Arzt-Patienten-Verhältnis erfordert Einfühlungsvermögen, Offenheit und Verlässlichkeit«

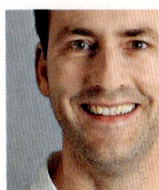

Roland Althoff
Leitender Arzt der Zahnklinik Rhein-Ruhr in Mülheim

beruht auf der Theorie, dass Phobien erlernt und deshalb auch wieder verlernt werden. In kleinen, kontrollierten Etappen nähert sich der Patient der Behandlung. Psychotherapeut André Wannemüller und Psychologin Gudrun Sartory, Autoren des Buches „Zahnbehandlungsphobie", sprechen aus eigener Erfahrung von einem „hoch erfolgreichen" Verfahren. „Es hilft circa 70 Prozent aller betroffenen Patienten, sich danach und in der Zukunft relativ angstfrei in die Zahnbehandlung zu begeben."

Bei der Therapie stellen sich die Patienten den Zahnarztbesuch schrittweise vor: wie sie einen Arzt suchen, einen Termin vereinbaren, den Abend zuvor, den Weg zur Praxis, die Ankunft dort, an der Rezeption, im Warte- und im Behandlungszimmer, schließlich die eigentliche Behandlung auf dem Stuhl. Schweißausbrüche, Zittern, ein erhöhter Puls, Übelkeit und Erbrechen sind Reaktionen der Angst – und ein Anzeichen dafür, dass der Patient für die Vorbereitung mehr Zeit benötigt.

Patientin Seiler schläft die Nacht vor ihrem Termin schlecht. Sie nimmt neben Michael Leu Platz, nicht im Behandlungsraum, sondern auf einem normalen Holzstuhl in einem Besprechungszimmer. Der Raum ist schlicht eingerichtet, ein Tisch am Fenster, draußen sind die Baukräne auf dem Willy-Brandt-Platz in München-Riem zu sehen.

Mit feuchten Augen sitzt Seiler im Gespräch. Dann kommt der entscheidende Moment: Die Patientin soll den Mund öffnen. Sie zögert kurz und gewährt schließlich den Blick auf den sonst so sorgfältig verborgenen Zustand ihrer Zähne. Hinterher ist sie erleichtert und stolz, den Schritt getan zu haben.

Zwei Zimmer weiter kontrolliert Anästhesist Klaus Rachfahl gerade die Werte eines Patienten, der seit fünf Stunden operiert wird. Generalsanierung. Bald wird auch Seiler auf diesem Stuhl sitzen. 10 000 Euro wird sie für den Dienst an Körper und Seele bezahlen müssen. Erst einmal bekommt sie dafür nur eine Prothese. Implantate wären schicker und authentischer, aber teurer. Doch auch mit der Prothese kann sie wieder unbeschwert mit ihrem Enkel lachen. ∎

STEFAN BRUNNER

Gute Dritte
sind
Luxus

Vollprothesen schwimmen heute nicht mehr im Wasserglas auf dem Nachttisch. Doch der feste Sitz des Kunstgebisses hat seinen Preis

Die eigenen Zähne gesund und schön bis zum Schluss im Munde tragen – dieser Traum erfüllt sich nur für wenige Menschen. Trotz aller Fortschritte der Zahnmedizin kosten Fehlstellungen, Karies und falsche oder einfach nur unzureichende Pflege die meisten Zahn um Zahn. Oft bis zum letzten.

„Eigentlich hatte man gehofft, dass Vollprothesen immer seltener notwendig sein würden, je mehr sich die Bedeutung der Prophylaxe gegen Karies verbreitet", sagt Jörg Strub, Ärztlicher Direktor der Abteilung für Prothetik an der Zahn-, Mund- und Kieferklinik des Universitätsklinikums Freiburg. „Doch in Deutschland tragen noch immer etwa 25 Prozent der 60- bis 90-Jährigen eine Zahnprothese, in England sogar jeder Zweite."

Lücken oder komplett zahnlose Kiefer sind kein rein kosmetisches Problem. Sie beeinträchtigen das soziale Leben der Betroffenen massiv. Manche halten beim Sprechen stets die Hand vor den Mund, um den Makel zu verdecken; ein herzhaftes Lachen wird ihnen unmöglich. Körperliche Beschwerden wie Kopfschmerzen und Kiefererkrankungen können durch Fehlbelastung auftreten.

Lose Gebisse ohne feste Implantatwurzel sind die kassenfinanzierte Minimalversorgung. Beim Sprechen und Essen können sie verrutschen

Mittel der Wahl zur Wiederherstellung eines voll funktionsfähigen Gebisses sind aus zahnärztlicher Sicht Implantate. Dabei wird eine künstliche Zahnwurzel aus Titan dauerhaft im Kiefer verankert und der Zahn aus Keramik daran befestigt. Implantatgetragene Prothesen schützen den Kiefer vor Fehlbelastungen, denn sie ermöglichen es, normal zu essen. „Der Kaudruck wird über die Implantate an den Kieferknochen weitergegeben, die Knochenstruktur dadurch erhalten", lobt Direktor Strub.

Der Pflegeaufwand allerdings ist beträchtlich: möglichst mehrmals täglich sollte eine Prothese gewissenhaft gereinigt werden, um Entzündungen im Mund zu verhindern. Immerhin gehört das Nachttisch-Wasserglas mit dem schwimmenden Gebiss der Vergangenheit an.

Der große Nachteil einer auf Implantaten fest sitzenden Zahnleiste: Pro Pfeiler sind mehrere hundert Euro fällig; hinzu kommen die Kosten der Prothese. Für die Luxusvariante einer festen Brücke, die auf mindestens sechs Implantaten sitzt, entstehen so Kosten um 15 000 Euro. „Da sich das nicht viele Patienten leisten können, wird versucht, so oft wie möglich den Mittelweg zu gehen und eine herausnehmbare Prothese an weniger Implantaten im Kiefer zu verankern", erklärt Zahnmediziner Strub. Bei einer „Klickschiene" genannten Konstruktion, bei der schon vier Titanwurzeln als solide Basis ausreichen können, sind die Kosten erheblich geringer.

Die für den Patienten billigste Variante ist eine Prothese, die nicht mit Implantaten stabilisiert wird. Die günstigste ist sie jedoch nicht. Experte Strub warnt: „Hier besteht die Gefahr, dass sich der Knochen abbaut, weil er nicht belastet wird. Sogar Brüche des Unterkiefers sind dann möglich." Die lose Prothese saugt sich zwar recht gut am oberen Gaumen fest, doch im Unterkiefer rutscht das Gebiss oft hin und her. Der Träger riskiert Reizungen und Entzündungen der Mundschleimhaut und des Zahnfleischs. Beim Essen und Sprechen kann es passieren, dass das gute Stück herausrutscht.

Vollprothesen fertigen Zahnarzt (Abdrücke, Planung) und Zahntechniker (Fertigung) noch in tagelanger Handarbeit. Daher der hohe Preis. In Freiburg forscht ein Team um den Zahntechnikermeister Siegbert Witkowski jedoch bereits an

Abnehmbar oder festgeschraubt

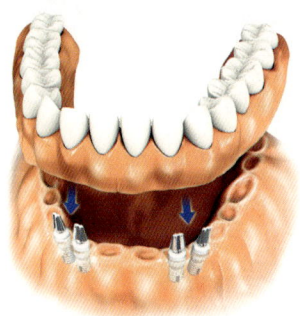

Klickschiene Implantatgetragener Steg, hier auf vier Titanstiften. Je mehr künstliche Wurzeln die Prothese tragen, desto fester sitzt sie. Zur Reinigung wird sie herausgenommen; nachts bleibt die Prothese im Mund.

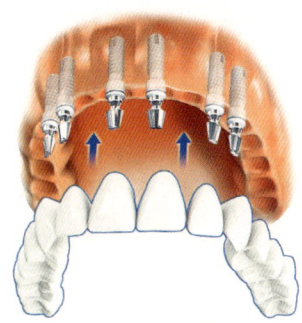

Fix verankert Bombenfest wie die eigenen Zähne ruhen Vollprothesen auf sechs Implantaten. Geputzt wird wie gewohnt – aber sehr, sehr sorgfältig. Entzündungen der Titanwurzeln können sonst teuer werden.

einem computergestützten Schnellverfahren. Auch beim Freiburger Digital Light Processing, kurz DLP, sind lästige Abdrücke des Ober- und des Unterkiefers noch notwendig. „Auf diese sogenannte funktionsadaptierte Abformung können wir nicht verzichten", erklärt Witkowski, „denn dabei werden auch die mimischen Bewegungen des Patienten aufgenommen, sodass die Prothese hinterher auch wirklich passt und nicht stört, wenn der Träger mal das Gesicht verzieht." Ein Scanner digitalisiert die Abdrücke, und eine spezielle Software designt die Basis und die Prothesenzähne. Mit den erhaltenen Daten wird die Prothese Schicht für Schicht automatisch aus einem lichtempfindlichen Kunstharz aufgebaut. Binnen wenigen Stunden ist sie fertig.

Wie viel preiswerter diese High-Tech-Herstellung im Vergleich zur Handarbeit ist, kann Witkowski noch nicht sagen. „Aber klar ist, dass wir mit der viel höheren Produktivität die Kosten wesentlich drücken können", weiß der Zahntechnikermeister schon jetzt. Der größte Nachteil des in Freiburg getesteten DLP offenbart sich jedoch schon auf den ersten Blick: Weil die künstlichen Zähne und deren Farbe nicht von Hand an das Gesicht des Patienten angepasst werden, sind sie – noch – weniger individuell.

Abstriche im Vergleich zum echten Gebiss werden Patienten immer in Kauf nehmen müssen – ganz gleich, für welche Art von Prothese man sich entscheidet. So muss sich die Zunge erst einmal an die neuen Gegebenheiten anpassen, das Sprechen fällt vielen zunächst schwer, wenn die dritten Zähne noch neu sind.

Mit der Zeit fällt die Sprachbildung leichter. Dauerhaft eingeschränkt bleibt nur das Essvergnügen. Einfach in eine Karotte beißen wie früher kann ein Prothesenträger nicht mehr. Stattdessen sollten harte Lebensmittel wie Karotten und Äpfel klein geschnitten und über die Seitenzähne gegessen werden. Zahnarzt Strub hält den Gewinn, den vor allem ältere Patienten durch einen Zahnersatz haben, dennoch für enorm hoch. „Die Menschen erhalten damit ein Stück Lebensqualität zurück. Sie können wieder essen, beißen, lachen und eine Beziehung führen, ohne dass sie sich schämen müssen." Dies sei Geld und Mühen wert. ∎

CLAUDIA FÜSSLER

Das Gesundheitsrisiko
der Plombe

Zahnfüllungen mit Amalgam sind praktisch und kostengünstig. Kritiker behaupten, dass sein **hoher Quecksilber-Anteil** Krankheiten verursacht. Studien, die das bestätigen, fehlen

Hamburg-Othmarschen, Zahnarztpraxis Dr. Lindauer, Raum „Provence". Ein feiner Lavendelduft liegt in der Luft. Und ein feines Surren. Mit geschlossenen Augen könnte man das Geräusch für das Summen von Bienen halten. Aber es ist ein Bohrer. Er soll bei Jana Zwakowski die letzten beiden Amalgamfüllungen aus dem Mund holen – in möglichst großen Brocken und ohne dass das enthaltene Quecksilber in der Bohrerhitze verdampft.

Die 46-jährige Patientin arbeitet selbst in der Zahnarztpraxis als Prophylaxe-Assistentin. Aus Sorge um die Gesundheit entschloss sie sich bereits vor fünf Jahren dazu, ihre Zähne nach und nach von den Metallpfropfen befreien zu lassen. „Endlich alles raus", nuschelt sie noch, bevor es wieder surrt.

Der Spezialbohrer ist nicht die einzige Sicherheitsvorkehrung. Während Zahnarzt Hans-Gerd Lindauer die alten Füllungen entfernt, bekommt seine Patientin nur noch über einen Sauerstoffschlauch in der Nase Luft. Der Mund selbst ist wie ein Sperrgebiet vom Rachen abgeriegelt durch ein grünes Kautschuktuch. Nicht ein Molekül Quecksilber soll mit eingeatmeter Luft in ihre Lunge gelangen. Wenn doch, dann wird es von der übel nach faulen Eiern riechenden Thiosulfatlösung eingefangen, mit der Zwakowski vorher gurgelte.

„Das mit dem Amalgam ist ein Selbstläufer. Zwei Patienten pro Woche kommen mindestens", freut sich der Zahnarzt. Um das Amalgam durch Keramik zu ersetzen, investiert die solvente Kundschaft etwa 600 Euro pro Füllung. Ein einträgliches Geschäft. „Ist ja auch kein Wunder", kommentiert Lindauer seinen Zulauf, „wer will schon Gift im Mund."

Lindauer ist so etwas wie der Amalgampapst der Hansestadt. Wer Hamburg und Amalgamentfernung googelt, kommt direkt auf die Internet-Seite des Naturheilkundlers. Hier erfährt er, dass sich „giftiges Quecksilber aus der Amalgamfüllung lösen und in der Leber, den

1,4
Mikrogramm Quecksilber pro Liter Urin gelten als eine ganz normale Grundbelastung

Nieren, im Darm oder an anderen Stellen des menschlichen Organismus ablagern" kann. Außerdem, dass „weltweit viele Menschen mit Amalgamfüllungen über Kopfschmerzen, Herzbeschwerden oder Funktionsstörungen von Niere und Leber klagen".

Eine raffinierte Formulierung – welche die Kluft zwischen schulmedizinischen und naturheilkundlichen Zahnärzten in der Amalgamfrage geschickt überspielt. Denn: Es stimmt, dass Quecksilber giftig ist. Es stimmt, dass ein Teil des Quecksilbers aus dem Amalgam frei wird und ein Teil davon langfristig im Körper verbleibt. Es stimmt weiter, dass viele Amalgamträger Beschwerden haben. Aber es stimmt auch, dass manche Blondinen Schwierigkeiten in Mathematik haben. Und genauso wenig wie blonde Haare dumm machen, sind Amalgamfüllungen für das Kopfweh verantwortlich. Zumindest belegen strenge wissenschaftliche Studien nichts dergleichen.

In den bisherigen Untersuchungen von Patienten mit den und ohne die silbernen Plomben im Mund konnten Forscher trotz erhöhter Quecksilber-Werte weder Kopfschmerzen noch Herz-, Nieren- oder Leberbeschwerden mit dem Quecksilber aus den Zähnen in Zusammenhang bringen. Und auch mit Alzheimer und Depressionen, multipler Sklerose oder Autismus gab es keine statistische Verbindung.

Den aktuellen Wissensstand zu Amalgam fasst Dietmar Oesterreich, stellvertretender Vorsitzender der Bundeszahnärztekammer, so zusammen: „Nachweislich krank macht Amalgam Patienten mit einer Quecksilber-Allergie. Diese ist allerdings sehr selten – und der einzige wissenschaftlich abgesicherte Grund, intakte Füllungen zu entfernen." Auch eine kosmetische Korrektur wäre ▶

Fotos: Getty Images (4), artvertise fotodesign

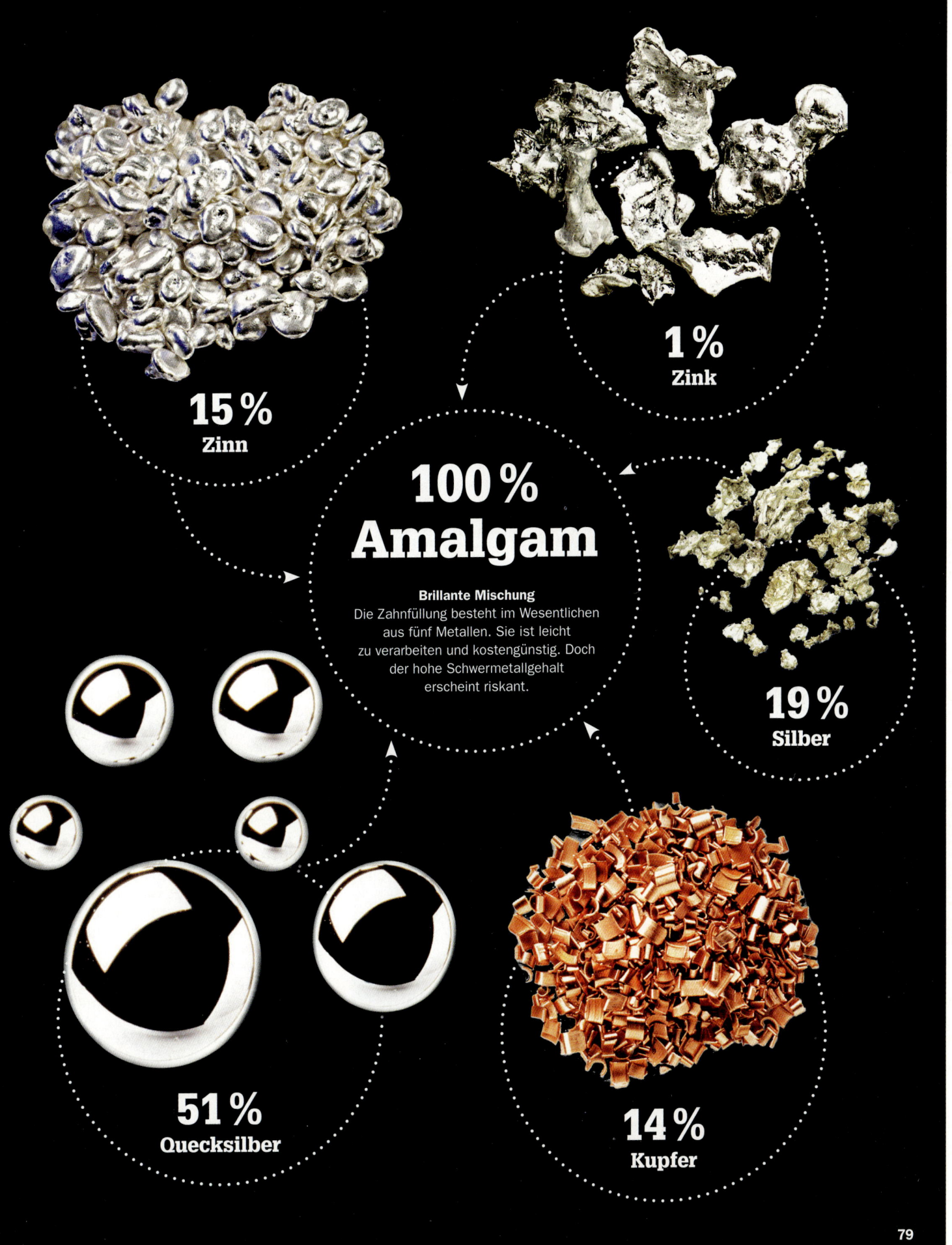

15 %
Zinn

1 %
Zink

**100 %
Amalgam**

Brillante Mischung
Die Zahnfüllung besteht im Wesentlichen
aus fünf Metallen. Sie ist leicht
zu verarbeiten und kostengünstig. Doch
der hohe Schwermetallgehalt
erscheint riskant.

19 %
Silber

51 %
Quecksilber

14 %
Kupfer

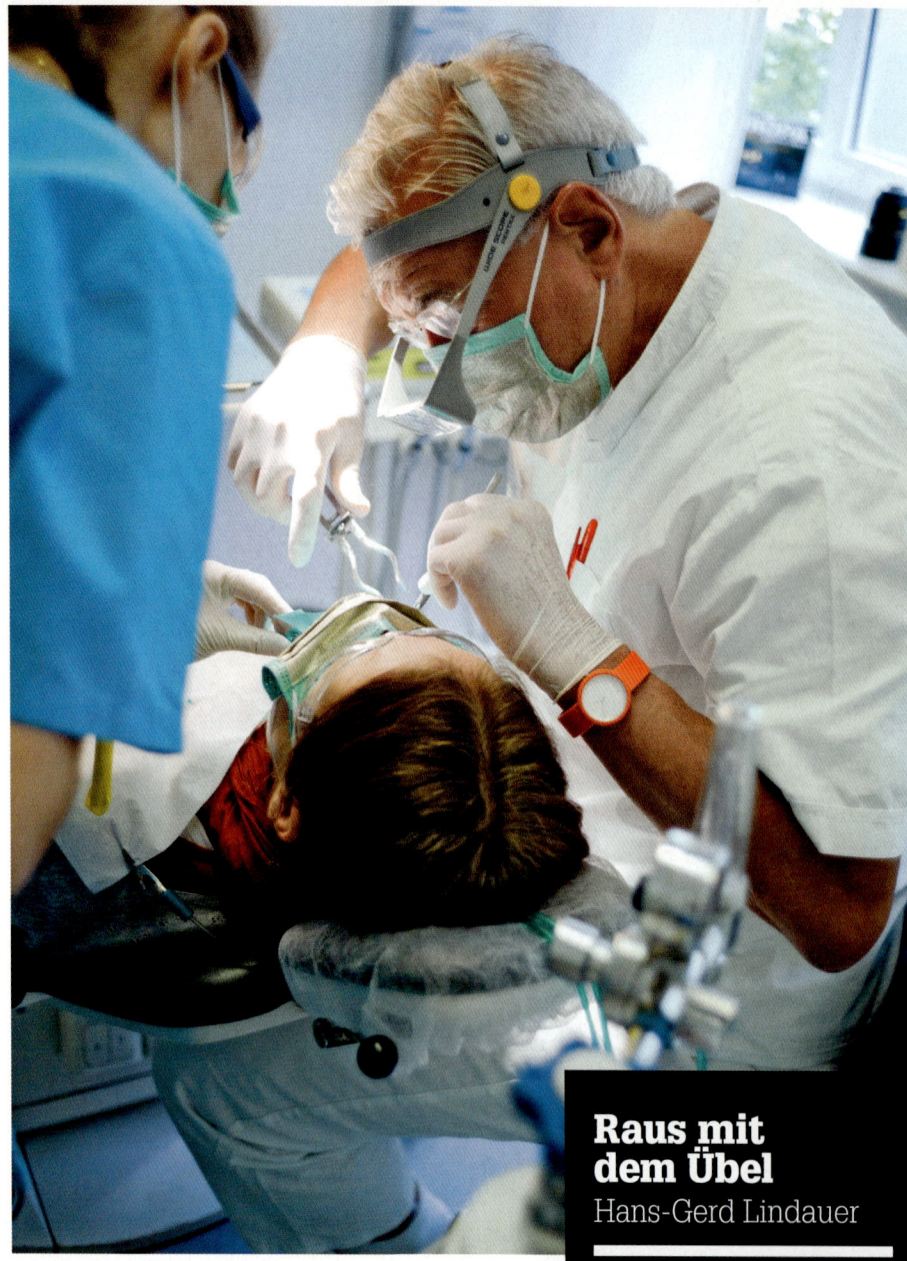

Raus mit dem Übel
Hans-Gerd Lindauer

Der Hamburger Zahnarzt hat sich auf das Entfernen von Quecksilber-Füllungen spezialisiert. Auf seiner Web-Seite warnt er, das Schwermetall könne Kopfschmerzen, Herzbeschwerden oder Funktionsstörungen von Niere und Leber hervorrufen. „Wer will schon Gift im Mund haben?", fragt er.

aus Oesterreichs Sicht kein ausreichender Anlass, sich von gutsitzenden Amalgamfüllungen zu trennen. Denn die altmodischen Lochstopfer haben in der zahnärztlichen Praxis gegenüber den Konkurrenzmaterialien drei unschlagbare Vorteile: Sie sind leicht an die Zahnform anzupassen, äußerst langlebig – und kostengünstig.

Zahnamalgam besteht in größten Teilen aus einem Gemisch fünf verschiedener Metalle. Silber, Zinn, Kupfer, Zink sowie das flüssige Quecksilber, das mit den anderen Metallen einen festen Verbund eingeht. Aus diesem Gemisch verdampft vor allem am Anfang gasförmiges Quecksilber und gelangt via Lunge ins Blut. Über die Niere und den Urin wird das Schwermetall wieder ausgeschie-

den. Wie viel dauerhaft und in welchen Organen des menschlichen Körpers verbleibt, ist bislang nur aus Studien an Verstorbenen bekannt. So fanden Forscher bei Menschen mit Amalgamfüllungen eine etwa zehnmal höhere Quecksilber-Menge in der Niere. Im Gehirn war der entsprechende Wert um den Faktor drei erhöht. Nach Untersuchungen der Weltgesundheitsorganisation (WHO) lagern sich pro Plombe und Jahr bis zu 0,5 Mikrogramm Quecksilber im Körper ab. Ob und in welchem Zeitraum das Schwermetall die Organe wieder verlässt, ist noch nicht geklärt. „Bis hierher sind die Aussagen wissenschaftlich recht gut abgesichert", erklärt der Toxikologe Georg Drasch.

Bis zu seiner Pensionierung vor einem Jahr arbeitete der Schwermetallfachmann am Institut für Rechtsmedizin der Ludwig-Maximilians-Universität in München – und sichtete immer wieder die Beweise für und gegen die behaupteten „Amalgamkrankheiten". Drasch ist einer der wenigen neutralen Experten in dem Streit um den Füllungswerkstoff. Er sieht die Kontroverse noch lange nicht entschieden. „Die einen verdienen sich eine goldene Nase mit der Angst. Die anderen machen ihr Geschäft mit Amalgam zur billigen Massenversorgung. Alle haben irgendwelche Forscher, die ihnen nach dem Geldbeutel reden. Doch unser Wissen ist so lückenhaft, dass kein ernsthafter Wissenschaftler warnen oder entwarnen kann."

In Deutschland gilt ein Gesamt-Quecksilber-Wert von 1,4 Mikrogramm pro Liter Urin als normale Hintergrundbelastung – das Metall ist heute vor allem in Lebensmitteln allgegenwärtig, besonders hoch ist sein Gehalt in manchen Fischen, wie etwa dem Kabeljau. Ab einem Gehalt von sieben Mikrogramm pro Liter Urin muss die Belastung regelmäßig kontrolliert werden, ab 25 Mikrogramm pro Liter gehen Ärzte von einer Vergiftung aus. Pro zehn Amalgamfüllungen steigt die im Urin ausgeschiedene Quecksilbermenge um 1,3 Mikrogramm pro Liter und bleibt in aller Regel unterhalb des kritischen Bereichs.

Trotz der beruhigenden Befunde bewahrt sich Drasch seine Skepsis: „Der Gesamt-Quecksilber-Gehalt sagt wenig aus. Das Schwermetall besitzt verschiedene mobile Formen, die alle unterschiedliche

Fotos: Nele Martensen/FOCUS-Magazin, Bertram Solcher

Mittel gegen Amalgam-Angst

Wenn keine körperliche Ursache zu finden ist, kann sich bei Beschwerden mit Quecksilber-Füllungen der Gang zum Psychiater lohnen.

Herr Lammers, manche sind der Überzeugung, dass Amalgam gefährlich ist – und erkranken prompt. Sollten diese Patienten zum Zahnarzt oder zum Psychiater gehen?

Kritisch wird es erst, wenn ein Patient eine so übertriebene Angst vor Amalgam hat, dass sie sein Leben bestimmt. Vielleicht isst jemand kaum noch, damit das Kauen nicht „noch mehr" Quecksilber freisetzt, vielleicht kreisen seine Gedanken den Tag über um das Amalgam und seine körperlichen Beschwerden, oder er ruiniert sich finanziell, nur um die Füllungen loszuwerden.

Bei seinen Gegnern kursiert die Theorie, das Amalgam löse durch Quecksilber-Depots im Gehirn Depressionen oder Persönlichkeitsstörungen aus. Wie stehen Sie dazu?

Da ich kein Toxikologe, sondern Psychiater bin, halte ich mich an die verfügbaren Ergebnisse der Wissenschaft, die diese Annahme nicht unterstützen. Ich versuche, den leidenden Patienten zu helfen.

Was sind Schlüsselsymptome, bei denen ein Zahnarzt hellhörig werden und einen Psychiater hinzuziehen sollte?

Wenn die Ängste vor dem Amalgam so groß und so irrational sind, dass der Zahnarzt mit seinen Möglichkeiten dem Patienten nicht helfen kann oder die Beschwerden nach Entfernung des Amalgams nicht abnehmen. Oder wenn der Patient so intensiv an die vermeintliche Vergiftung durch das Amalgam glaubt, dass er dahinter Fremde vermutet, die ihm schaden wollen, oder deswegen Selbstmordgedanken hat. Der Zahnarzt sollte einen Psychiater nicht

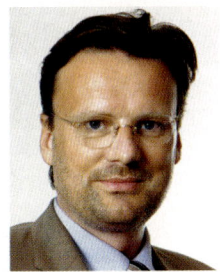

Claas-Hinrich Lammers, Chef der Psychiatrischen Kliniken Hamburg-Ochsenzoll

gegen den Willen des Patienten hinzuziehen, sondern den Patienten auf die Möglichkeit einer psychotherapeutischen Behandlung ansprechen.

Wie können Sie Ihren Patienten plausibel machen, dass ein allgegenwärtiges chemisches Element wohl eher nicht als Ursache für die Beschwerden in Frage kommt?

Mit Geduld. Wir gehen immer wieder die Werte mit ihm durch. Zeigen ihm, dass diese im gesunden Rahmen liegen. Wir besprechen aktuelle Studien und Zeitungsartikel zum Thema. Es ist wichtig, dass der Patient Einsicht in die Irrationalität seiner Amalgamängste bekommt.

Wie behandeln Sie Menschen, die körperliche Symptome mit psychischen Ursachen haben?

Eine Psychotherapie kann viel bewirken. Die Patienten lernen etwas über die Verbindung von Stress und Seele, erkennen, dass sich Beschwerden allein dadurch bessern, dass man sie für einen Moment aus der Aufmerksamkeit verbannt, und lernen Strategien, wie sie sich selbst davor schützen können, erneut in diese Vorstellungen hineingezogen zu werden.

Würden die Symptome auch verschwinden, wenn sich der Patient die Amalgamfüllungen herausnehmen lässt, mit denen er zum Beispiel seine Kopfschmerzen in Verbindung bringt?

Das kann sein. Aber deswegen muss die Entfernung nicht für die Schmerzfreiheit verantwortlich sein. Glauben und Hoffnung haben bekanntermaßen einen großen Einfluss auf unser Befinden.

chemische und wahrscheinlich auch biologische Eigenschaften aufweisen. Jedoch weiß man darüber noch wenig."

Im Jahr 2010, bei seiner letzten Forschungsreise zu den Goldschürfern Indonesiens, fand Drasch ein Phänomen, das er für bedenkenswert hält. „Dort ist die Quecksilber-Belastung der Bevölkerung generell hoch, und zwar eindeutig im gefährlichen Bereich. Wie man erwarten würde, sind viele krank. Aber es findet sich kein statistisch eindeutiger Zusammenhang zwischen den Blutwerten und dem Schweregrad der Erkrankung."

Der Körper schützt sich aktiv gegen die Effekte des Schwermetalls, so Draschs Vermutung. Seine Hypothese: Es gibt ein bisher unbekanntes Entgiftungssystem, das vererbt wird, das aber nicht alle Menschen besitzen. Die richtigen Gene schützen den Körper also womöglich vor Quecksilber.

Für die Betroffenen wäre das Abwehrsystem ein Glücksfall; den Gesundheitsforschern würde es die Verwirrung im Amalgamfall erklären. Denn ein Schutzsystem verwässert die Statistik. Daneben zeigt Draschs Hypothese auf, wie entsprechende Studien in Zukunft zu gestalten sind: „Um Effekte der Quecksilber-Belastung durch Amalgam zu belegen, müssten wir gute und schlechte Entgifter ermitteln und diese getrennt untersuchen."

Auch Naturheilkundler wie Lindauer haben Draschs Hypothese bereits für sich entdeckt. Manche Patienten haben inzwischen so große Angst, zu jenen mit schlechter Quecksilber-Abwehr zu gehören, dass ihnen jedes Mittel recht ist, um eventuell gespeichertes Schwermetall wieder loszuwerden – auch wenn sie medizinisch dazu mit Kanonen auf Spatzen schießen müssen. Bei sogenannten Ausleitungen wird eine hohe Dosis organischer Schwefelverbindungen als chemischer Quecksilber-Fänger intravenös in den Blutkreislauf geleitet. Die Prozedur ist eigentlich für Unfallopfer in Goldminen gedacht, um eine akute Lebensgefahr abzuwenden. „Dann ist die Maßnahme sinnvoll", sagt Drasch. „Bei normalen Zahnarztpatienten ist die Ausleitung gefährlich. Und zwar ohne jeden statistischen Zweifel." ∎

NIKE HEINEN

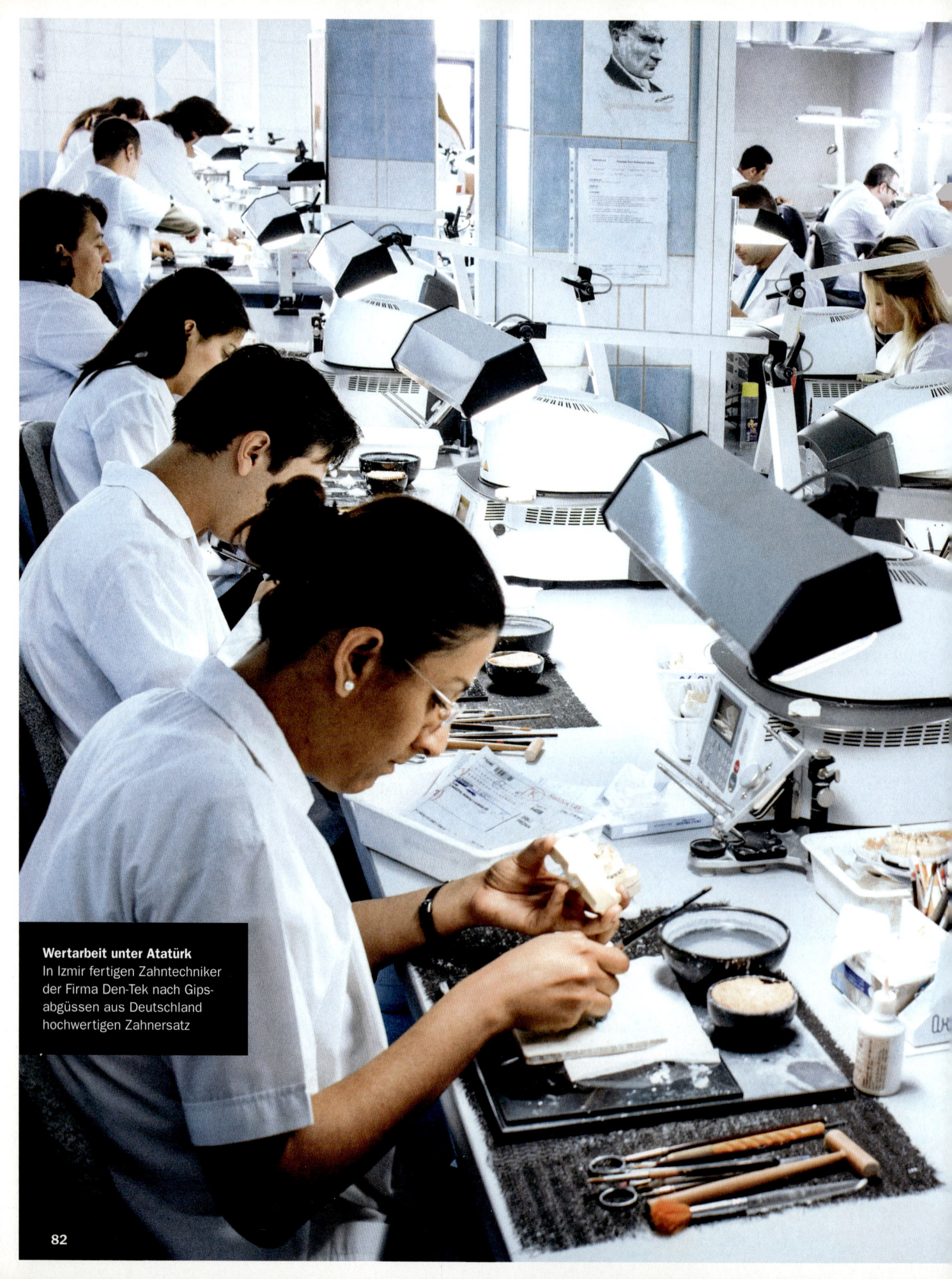

Wertarbeit unter Atatürk
In Izmir fertigen Zahntechniker der Firma Den-Tek nach Gips-abgüssen aus Deutschland hochwertigen Zahnersatz

Den Kosten auf den
Zahn fühlen

Anfang des Jahres ist Zahnersatz erneut **deutlich teurer** geworden. Da kann sich eine Versicherung lohnen. Oder man setzt auf Produkte aus dem Ausland – damit Krone, Brücke oder Implantat kein noch größeres Loch ins Portemonnaie reißen

Dieser Tipp ihres Zahnarztes war für Sabine Winter Gold wert: Ihre Brücke könnte bei gleicher Qualität statt 1500 Euro nur 500 Euro kosten, wenn sie nicht in Deutschland, sondern in der Türkei angefertigt wird. „Ich vertraue meinem Zahnarzt, der das Labor in der Türkei schon selbst inspiziert hat", sagt die Sekretärin aus Puchheim bei München. „Mit der Ersparnis konnte ich sogar noch einen Vorderzahn überkronen lassen", freut sich die 47-Jährige.

Kronen, Inlays oder Implantate aus dem Ausland zu ordern ist tatsächlich die beste Methode, um die Kosten einer Zahnsanierung zu drücken. Für vier Musterfälle hat FOCUS die Preise in Deutschland und im Ausland verglichen (s. Seite 85). Das eindeutige Ergebnis: Um bis zu 68 Prozent sind die neuen Zähne günstiger, sobald sie jenseits der Grenze gefertigt werden.

„Die Qualität ist in anderen Ländern zum Teil sogar höher als in Deutschland", gibt sich Jürgen Breukmann überzeugt, der Sabine Winters Brücke aus Izmir holte. Breukmann ist Geschäftsführer der Smilodent GmbH aus Essen, die sich auf den Import von Zahnersatz spezialisiert hat.

Breukmann steht wieder einmal am Wareneingang des türkischen Dental-Labors Den-Tek und öffnet mit der Chefin Deniz Ünal Kanlibas gemeinsam die Versandtonnen, mit denen per Luftfracht wie jeden Tag gut 200 Gipsabdrücke eingeflogen sind. Die Flure hängen voll mit Urkunden vom deutschen TÜV und Qualitätszertifikaten.

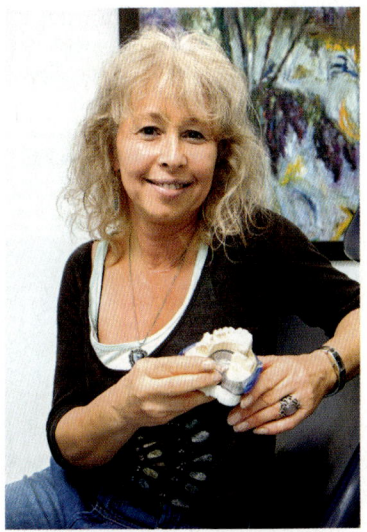

»Ich vertraue meinem Zahnarzt, der das Labor in der Türkei schon selbst inspiziert hat«

Sabine Winter, 47
ließ sich ihre Brücke in Izmir anfertigen und sparte kräftig

Die 300 Mitarbeiter des türkischen Labors erledigen zunächst die Feinarbeiten an den Abdrücken, bis diese dreidimensional eingescannt werden. Via Skype sind sie bei Rückfragen mit fünf Zahntechnikern von Smilodent in Essen verbunden oder gleich mit dem deutschen Zahnarzt. In ihren Rechner-Räumen bessern die türkischen CAD-/CAM-Techniker dann an Bildschirmen noch mikroskopisch kleine Unebenheiten an den neuen Zähnen aus.

Danach wandern die Daten in ultramoderne Sinter-Lasergeräte, die aussehen wie übergroße Backöfen. Aus Tausenden Schichten Titanstaub wachsen wie von Geisterhand Zahnformen, in die der Zahnersatz dann gegossen wird. Die summenden Zahnlaser sind der Stolz von Den-Tek-Chefin Kanlibas: Nur 69 davon sind weltweit im Einsatz, zwei stehen in ihrer Firma in Izmir. „Die Geräte arbeiten bis auf den Tausendstelmillimeter genau – das kriegen Sie von Hand so niemals hin", lobt Importeur Breukmann die Präzision.

79 Euro kostet ein vollkeramisches Inlay bei ihm, die Krone bietet er für 99 Euro feil. Die Vergleichspreise „made in Germany" liegen bei 180 bzw. 200 Euro. Das Geheimnis sind die günstigen Arbeitskräfte in der Türkei: Im Schnitt verdienen sie bei Den-Tek netto 750 Euro. Die hochspezialisierten Endkontrolleure erhalten 3000 Euro im Monat, doch weil das Leben in Izmir vergleichsweise günstig ist, entspricht das einer Kaufkraft von 6000 Euro. ▶

Fotos: Claudius Schulze/Laif, Wolf Heider-Sawall/beide FOCUS-Magazin

Der Zahnimport ist der Kniff, mit dem einige gesetzliche Krankenkassen ihren Kunden den sogenannten Zahnersatz zum Nulltarif anbieten (s. Seite 86): Kronen und Inlays ohne Zuzahlung.

Davon profitieren aber nur Kassenversicherte, die meist zwei wichtige Einschränkungen in Kauf nehmen: Ihr Zahnarzt muss mit einem der Importeure zusammenarbeiten. Tut er das nicht, muss der Versicherte gegebenenfalls den Mediziner wechseln. Und: Dieses Angebot gilt nur für die sogenannte Regelleistung, und die hat Tücken: Dabei zahlen die Krankenkassen die Hälfte dieser „Standardtherapie". Der Gesetzgeber hat für jeden Befund (zum Beispiel: fehlender Zahn) festgelegt, was eine medizinisch ausreichende Versorgung zu umfassen hat. Und auch, wie hoch die Aufwendungen dafür jeweils sind.

Einige Regelversorgungen wie der Klammermodellguss sind medizinisch bedenklich, da sie den Restzahnbestand schädigen und in absehbarer Zeit zu großen Restaurierungen führen können. Regelleistungen im fest sitzenden Bereich wie Kronen und Brücken sind dagegen zwar medizinisch in Ordnung, weil sie aber nur vorn (vestibulär) zahnschmelzfarben verblendet sind, gelten sie als ästhetisch zweitklassig.

Web-Check

Zweite Meinung einholen

Eine sinnvolle Möglichkeit, die Kosten einer Zahnsanierung zu überprüfen, bieten Vergleichs- und Auktionsportale im Internet: Patienten stellen ihre Heil- und Kostenpläne dort online und lassen sich Alternativangebote von Medizinern quer durch die Republik liefern. **Die Angebote** verpflichten zu nichts und helfen auch, um mit dem Haus-Zahnarzt über einzelne Kostenposten zu verhandeln.

Adressen: www.2te-zahnarzt-meinung.de, www.sparenbeim zahnersatz.de, www.zahngebot. de, www.medikompass.de.

Digital-Design CAD-Techniker scannen Gipsabdrücke ein und verfeinern die Oberflächen. Daraus baut ein Laser dann Gussformen für die neuen Zähne

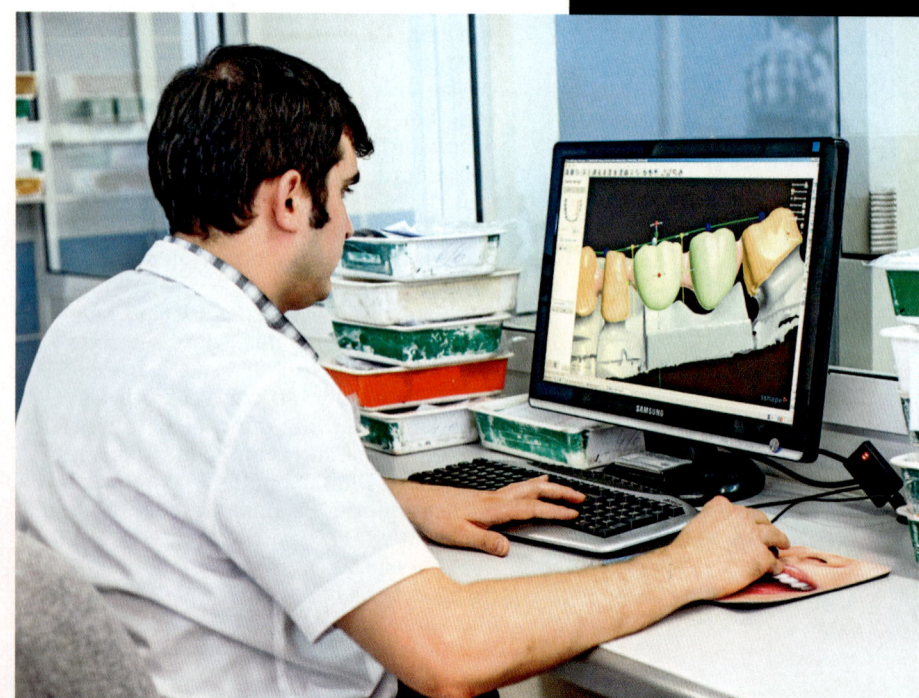

Die Krankenkasse zahlt immer die gleiche Pauschale – egal, ob der Patient sich entscheidet, den fehlenden Zahn mit einer einfachen metallischen Brücke oder einem teuren Implantat zu ersetzen. Der Versicherte kann die Summe nur in einem Punkt beeinflussen: Wenn er mindestens zehn Jahre lang regelmäßig seine Zähne checken lässt und sein Bonusheft sorgfältig führt, steigt der Kassenzuschuss von 50 auf bis zu 65 Prozent der Regelversorgung.

Benötigt ein Seitenzahn eine Krone, dann bestimmt die Standardtherapie eine Variante aus einer „Nichtedelmetall-Legierung", also nicht aus Gold. Eine Verblendung in zahnfarbener Keramik ist nicht inklusive. Die Kasse zahlt von einer realistischen Zahnarztrechnung (260 Euro inklusive Behandlung) im besten Fall 163 Euro. Wer sich hingegen für eine voll verblendete Metall-Keramik-Krone entscheidet, kommt auf 540 Euro. Auch hier übernimmt die Kasse aber maximal 163 Euro. Den Rest zahlt der Versicherte selbst – oder eine private Zusatzpolice springt ein.

Einen derartigen Extraschutz für die Haushaltskasse können Kassenpatienten direkt bei einem privaten Versicherer abschließen (s. S. 89), oder sie entscheiden sich für einen Tarif, den ihre Krankenkasse eigens mit einem Kooperationspartner ausgehandelt hat (s. S. 88).

Der FOCUS-Vergleich zeigt, dass die Zusatztarife der Kassen nicht generell besser oder schlechter sind als die der Privaten. Einige (Tarif AZ der Betriebskrankenkassen mit der Barmenia) verzichten aber auf Wartezeiten und kennen auch in den ersten Jahren keine Obergrenze für die Kostenübernahme – ein Plus.

Unter den Privaten bieten CSS sowie Debeka viel Freiheit: Sie verzichten auf ein Höchstalter, die Kündigung binnen den ersten drei Jahren sowie auf eine Obergrenze für die Erstattung der Kosten. Die Bayerische Beamten setzt den Deckel mit 15 000 Euro in den ersten vier Jahren immerhin erfreulich hoch auf.

Bei allen Tarifen empfiehlt sich der Blick ins Kleingedruckte. Viele werben mit „100 Prozent". Hört sich gut an, ist es aber häufig nicht: Oft genug heißt „100 Prozent" nur 100 Prozent vom Kassenzuschuss. So kommt zu den 163 Euro also die gleiche Summe noch mal hinzu.

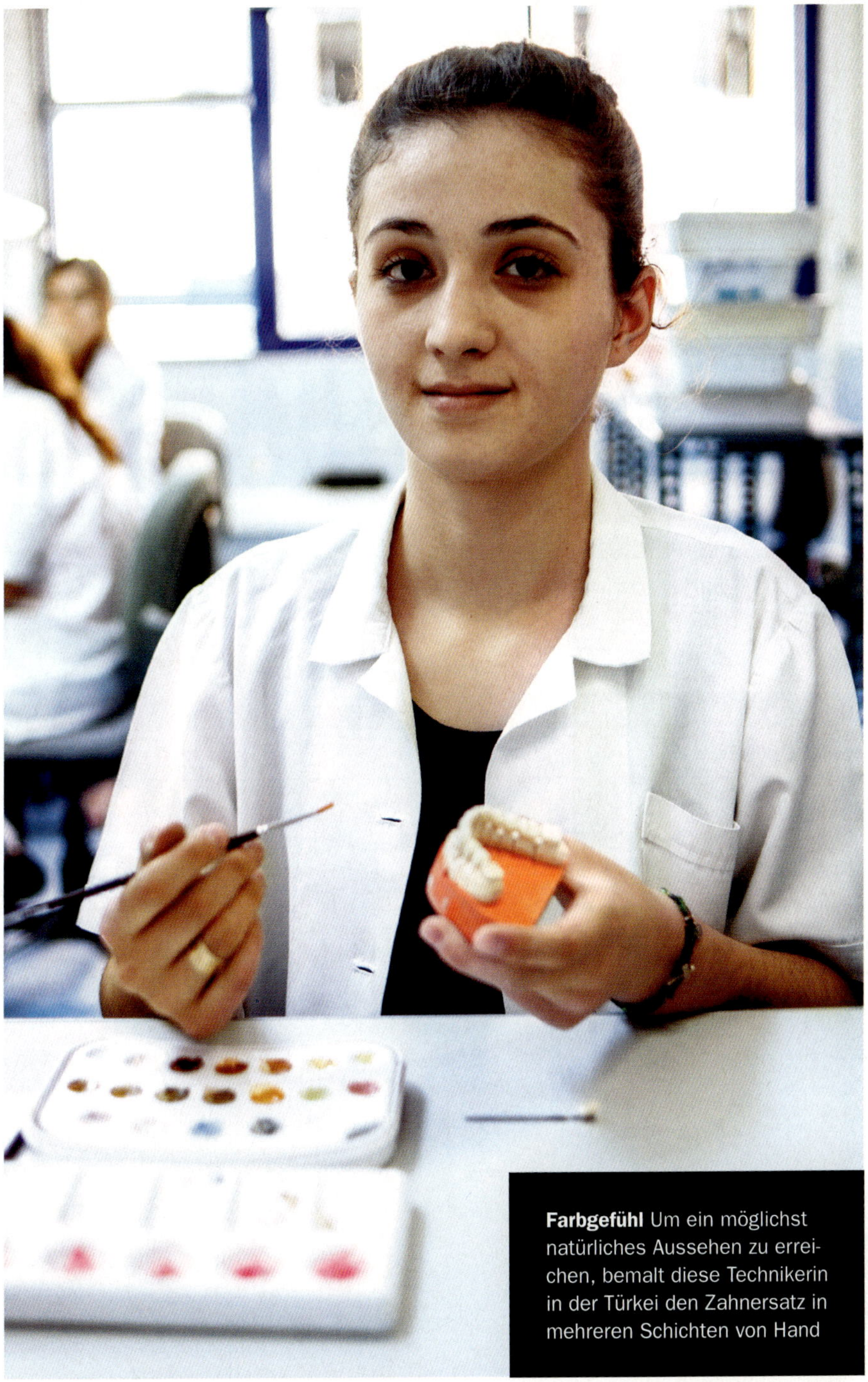

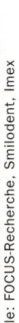

Farbgefühl Um ein möglichst natürliches Aussehen zu erreichen, bemalt diese Technikerin in der Türkei den Zahnersatz in mehreren Schichten von Hand

Mehr als 200 Euro muss der Versicherte also trotz Zusatzpolice selbst tragen.

Bei Implantaten, die bis zu 3000 Euro kosten können und bei denen der Kassenzuschuss mit 387 Euro kaum spürbar ist, dürfte der Frust der Versicherten über diese „100 Prozent" noch größer ausfallen. So kann eine Kostenübernahme von „nur" 50 Prozent viel besser sein, wenn sich diese auf die gesamte Zahnarztrechnung bezieht.

Was alles zu bedenken ist, zeigt der Fall von Ursula Schuder aus dem badischen Ort Schabenhausen. Kaum hatte sie im Herbst 2010 eine private Zahnzusatzpolice bei der CSS abgeschlossen, machte auch schon ein Frontzahn Ärger. Doch die Assekuranz weigerte sich hartnäckig, die Behandlungskosten zu übernehmen, da ihr Zahnarzt im Antrag offensichtlich vergessen hatte anzugeben, dass es sich bei eben diesem Zahn um einen sogenannten persistierenden Milchzahn handelte, der über den Zahnwechsel hinaus im Kiefer bleibt.

Schon mit dieser Erkenntnis habe der Versicherungsfall begonnen und sei somit vor dem eigentlichen Versicherungsbeginn eingetreten. Ein Jahr gingen die Schreiben hin und her, bis Ursula Schuder der Ombudsmann der privaten Krankenversicherung half: Kaum hatte er sich eingeschaltet, übernahm die CSS die Kosten.

Nicht allein die privaten Zusatzpolicen verwirren Versicherte zuweilen mit ihren Versprechen. Auch im Leistungskatalog der einzelnen gesetzlichen Kassen finden sich große Unterschiede (s. S. 87): Bei neuen Verfahren zur Zahnkorrektur wie der Lingual-Technik (unsichtbare Zahnklammer) oder Aligner-Technik (transparente Schienen) punkten nur wenige Kassen (BKK B. Braun Melsungen, BKK Basell, mhplus BKK, BKK Voralb bzw. BKK Faber-Castell & Partner).

Zahlreiche Versicherer zahlen für die professionelle Zahnreinigung ihrer Kunden. Zweimal 50 Euro im Jahr schießen zum Beispiel die BKK Victoria-D.A.S. oder die Esso BKK zu. Die BKKs Saint Gobain sowie Kassana übernehmen für ihre Versicherten sogar die komplette Rechnung, allerdings dürfen die Patienten dafür nur ausgewählte Partner-Zahnärzte der Krankenkassen aufsuchen. ∎

MATTHIAS KOWALSKI / JOCHEN SCHUSTER

Türkei schlägt China: sparen mit Auslands-Zahnersatz

Preisbeispiele in Euro nach Herkunftsland	Deutschland	Türkei	China
Brücke, keramisch vollverblendet, Nichtedelmetall von Zahn 11–17	1372	439	666
Brücke, Zirkonoxid, keramisch vollverblendet von Zahn 11–17	1754	696	903
Brücke, keramisch vollverblendet, Nichtedelmetall auf **zwei Implantaten** von Zahn 13–15	693	279	530
Prothese, herausnehmbar, mit **Teleskopen** auf Zähnen 15, 13, 23, 25	1760	1075	1090

Abgesichert für den
Schmerzfall

Welche gesetzlichen Krankenkassen und **privaten Zusatzpolicen** sind lohnend? Der große FOCUS-Vergleich zeigt Anbieter mit guten Leistungen und fairen Bedingungen

Selbst den Zahnersatz zum Nulltarif gibt es nicht umsonst: Patienten müssen in der Regel ein vollständiges Bonusheft besitzen, bereit sein, den Zahnarzt zu wechseln, und auf „made in Germany" verzichten. Zudem bieten nur gut 40 Krankenkassen diesen kostenlosen Service derzeit an, allerdings wächst diese Gruppe seit Jahren. Bis auf die AOK Nordost und die Techniker Krankenkasse setzen deutsche Ärzte den ausländischen Zahnersatz ein. Bei diesen beiden Kassen muss der Versicherte zum Mediziner ins Ausland reisen.

Kieferorthopädie, Parodontologie, Endodontologie – kein Anbieter ist in diesem Bereich so stark wie die BKK B. Braun Melsungen. Leider ist die Betriebskrankenkasse aber nur Mitarbeitern des gleichnamigen Unternehmens zugänglich. Dahinter folgen die (geöffnete) BIG direkt gesund und mit der BKK Basell erneut eine geschlossene Kasse. Beide übernehmen die Kosten für diverse neue Behandlungs- und Operationsmethoden ebenso wie die für alle gesetzlich Versicherten offene IKK Südwest.

Bei den Zahn-Zusatztarifen der Kassen mit privaten Anbietern (s. S. 88) sind nicht in erster Linie die Kosten, sondern die Leistungen entscheidend. Preiswerte Offerten der AOK Bayern oder AOK Sachsen-Anhalt bringen in der Regel nur geringe Entlastung.

Viele Angebote erweisen sich als unattraktiv, weil die Obergrenzen für die Kostenerstattung in den ersten Jahren sehr niedrig ausfallen. So sind es bei vielen AOKs gerade 250 Euro, auch bei der Kooperation von BKK Essanelle/Axa gibt es lediglich 300 Euro im ersten Jahr. ∎

Zahnersatz zum Nulltarif Kasse/Kooperationspartner	eingeschränkte Zahnarztwahl	Bonusheft notwendig (Jahre)	Zahnarzt in Deutschland	Herkunftsland d. Zahnersatzes	Garantie in
AOK Nordost Medpolska	●	10 J	—	PL	2
AOK Nordwest Quality Smile	●	—	●	k. A.	3–5
AOK Sachsen-Anhalt div. Anbieter	●	10 J	●	D, CN, RP, TR	2
Atlas BKK Ahlmann dentaltrade/Imex dental	●	10 J	●	k. A.	5
BIG direkt gesund Imex dental	●	10 J	●	CN, SGP	5
BKK 24, BKK Beiersdorf, BKK Henschel plus Indento	●	10 J	●	HKG, CN, SGP, D	5
BKK Advita, BKK Kassana, BKK PwC u. a.* dent-net	●	10 J	●	div. Länder	5
BKK ALP plus Smilodent	●	—	●	TR, CN, D	5
BKK Essanelle Dr. Z	●	—	●	Asien	4
BKK Herkules Indento	●	—	●	SGP	2
BKK Technoform Indento	●	—	●	CN	5
BKK VBU, BKK VDN, Energie BKK Indento	●	10 J	●	D, CN	5
BKK Demag Krauss-Maffei/BKK Linde dent-net/Indento	●	10 J	●	Asien, D	5
BKK Verbund Plus, BKK Akzo Nobel Imex dental	●	10 J	●	CN	5
BKK Voralb Ihren Zähnen zuliebe	●	—	●	D	3
Brandenburgische BKK ART Dent/Slubice	●	10 J	●	PL	2
DAK Indento	●	—	●	D, div. Länder	5
Deutsche BKK, Bergische Krankenkasse dentaltrade	●	10 J	●	CN, TR	3–5
Esso BKK, KKH-Allianz, Novitas BKK u. a.** Indento	●	10 J	●	CN	5
G&V BKK, mhplus BKK dentaltrade	●	10 J	●	Asien, TR	5
HEK Indento	●	10 J	●	CN	2–5
HypoVereinsbank BKK dentaltrade	●	—	●	CN	5
Saint Gobain BKK dent-net/Dr. Z	●	10 J	●	Asien	4–5
Securvita dentaltrade	●	10 J	●	CN, TR	3–5
Siemens BKK SBK Indento/medikompass	●	10 J	●	D, CN	5
Techniker Krankenkasse diverse Ärzte und Kliniken	●	10 J	—	PL, HU	2–3

● ja/trifft zu, aber negativ für Versicherte; ● ja/trifft zu, positiv für Versicherte; — nein/trifft nicht zu, negativ für Versicherte; — nein/trifft nicht zu, aber positiv für Versicherte; ***gleiches Angebot gilt für** BKK Victoria-D.A.S. und die Heimat Krankenkasse; ** **gleiches Angebot gilt für** Pronova BKK, Vaillant BKK und Südzucker BKK. **Abkürzungen der Herkunftsländer des Zahnersatzes: D** Deutschland, **PL** Polen, **CN** China, **RP** Philippinen, **TR** Türkei, **HKG** Hongkong, **SGP** Singapur, **HU** Ungarn; Quelle: FOCUS-Umfrage/mediaclip

Das leisten die Kassen

Krankenkasse	Lingualtechnik (fest sitzende Spange an der Zahninnenseite)	Alignertechnik (Kunststoffschienen)	Kauschiene gg. Schnarchen	PSI-Test häufiger als alle 2 J.	Zuschuss zur professionellen Zahnreinigung	Zahnfleischhebung	Geweberegeneration	Access-Flap-OP (Wurzelreinigung)	Zahnfleischresektion	Laser/Ultraschall	Wurzelfüll-/Guttaperchastifte	Endometrie	Aufbaufüllung	Regeneration
	Kieferorthopädie			Parodontologie						Endodontologie				
BKK B. Braun Melsungen	●	●	●	—	—	●	●	●	●	●	●	—	●	
BIG direkt gesund	—	—	—	—	1x/J	—	●	●	●	●	●	●	●	
BKK Basell	●	—	—	●	—	—	—	—	●	●	●	●	●	
IKK Südwest	—	—	●	—	—	—	●	●	●	●	—	●	●	
Atlas BKK Ahlmann	—	—	●	●	1x/J 50€	●	—	—	—	—	●	●	●	
BKK VerbundPlus	—	—	—	—	2x/J 50€	—	—	—	—	●	●	●	—	
DAK	—	—	●	—	—	—	—	●	—	●	●	●	●	
Die Schwenninger Krankenkasse	—	—	●	—	ja	—	●	—	—	●	●	●	●	
IKK Brandenburg und Berlin	—	—	●	—	1x/J 40€	—	—	—	—	●	●	●	●	
AOK Bayern	—	—	—	—	2x/J 25€	—	●	●	—	●	●	●	—	
BKK Faber-Castell & Partner	—	●	●	●	—	—	—	—	—	●	●	—	●	
BKK Henschel Plus	—	—	●	—	1x/J 30€	—	—	—	—	●	●	●	●	
BKK Scheufelen	—	—	—	—	1x/J 75€	—	—	—	—	●	—	●	●	
HEK	—	—	—	—	1x/J	—	—	—	—	●	●	●	●	
mhplus BKK	●	—	●	—	—	—	—	—	—	●	●	●	●	
Vaillant BKK	—	—	—	—	2x/J 50€	—	—	●	—	●	●	●	●	
BKK ALP plus	—	—	●	—	1x/J 40€	—	—	—	●	●	●	●	●	
BKK PwC	—	—	●	—	1x/J 75€	—	—	—	—	●	●	●	●	
BKK VDN	—	—	●	—	1x/J 50€	—	—	—	—	●	●	●	—	
Esso BKK	—	—	●	—	2x/J 50€	●	—	—	—	●	●	●	●	
G&V BKK	—	—	●	—	—	—	—	—	—	●	●	●	●	
AOK Hessen	—	—	●	—	—	—	—	●	—	—	●	●	●	
AOK Nordost	—	—	●	—	—	—	—	—	—	●	●	●	●	
AOK Nordwest	—	—	●	—	—	—	—	—	—	●	●	●	●	
BKK Vor Ort	—	—	●	—	—	—	—	—	—	●	—	—	●	
Saint Gobain BKK	—	—	—	—	2x/J	●	—	●	—	—	—	—	—	
Techniker Krankenkasse	—	—	—	—	2x/J 47€	—	—	●	—	—	—	—	—	
AOK Sachsen-Anhalt	—	—	—	—	—	—	—	—	—	●	—	—	●	
BKK Beiersdorf	—	—	●	—	—	—	—	—	—	—	—	—	—	
BKK Gildemeister Seidensticker	—	—	●	—	1x/J 50€	—	—	—	—	—	—	—	—	
BKK Herford Minden Ravensberg	—	—	—	—	1x/J 50€	—	—	—	—	●	—	—	—	
BKK Herkules	—	—	—	—	1x/J 50€	—	—	—	—	●	—	—	—	
BKK Kassana	—	—	—	●	2x/J	—	—	—	—	—	—	—	—	
BKK Melitta Plus	—	—	●	—	1x/J 50€	—	—	—	—	—	—	—	—	
BKK Victoria-D.A.S.	—	—	—	—	2x/J 50€	—	—	—	—	—	—	—	—	
BKK Voralb	●	—	—	—	1x/J 35€	—	—	—	—	—	—	—	—	
Brandenburgische BKK	—	—	—	—	2x/J 20€	—	—	—	—	—	—	●	—	
Deutsche BKK	—	—	●	—	—	—	—	—	—	●	—	—	—	
Die Bergische Krankenkasse	—	—	●	—	—	—	—	—	—	●	—	—	—	
Heimat Krankenkasse	—	—	●	—	1x/J	—	—	—	—	—	—	—	—	
Daimler BKK	—	—	—	—	1x/J 80€	—	—	—	—	—	—	—	—	
Siemens BKK SBK	—	—	—	—	2x/J 50€	—	—	—	—	—	—	—	●	

● ja, Kasse übernimmt die Kosten; — nein/nicht im Angebot; **2x/J 50€:** Kasse zahlt zweimal pro Jahr 50 Euro Zuschuss; **1x/J:** Kasse übernimmt Kosten einmal pro Jahr komplett; **BP:** Zuschuss im Rahmen des Bonusprogramms; **Geweberegeneration** mit Schmelzmatrixproteinen o. bioresorbierbarem Material; **Wurzelfüllung** mit mehreren Guttaperchastiften; **Regeneration** bei traumat. Schäden

Zusatztarife der Kassen

Krankenkasse / Partner/Tarif	Kosten Mann/Frau 35 Jahre	Kündigung binnen drei Jahren	Obergrenze der Tarifleistung in Euro und Dauer (Jahre)	Wartezeit in Monaten	Krone/Inlay/Implantat (Zuschuss in €)	Zahnersatz	Kieferorthopädie f. Erwachsene	Parodontologie	Endodontologie
AOK Bayern Bayer. Beamten Krankenk./AOK-ZahnOnTOP	4/5	—	385/3 J	8	82/120/265	50% GKV	—	—	—
AOK Bremen/Bermerhaven DKV/Extra ambulant Zahn	12/12	—	30–50%	8	250/300/650	30–50%	—	—	—
AOK Hessen AOK-Wahltarif+DKV/KEA	13/13	●	250/20%	0	163/0/650	—	—	—	—
AOK Nordost, AOK Nordwest AOK/Wahltarif	7/7	—	250–750/3 J	0	163/45/530	—	—	—	—
AOK Niedersachsen Alte Oldenburger/AOK Privat Zahn Pro	7/7	—	250/20%	8	163/45/530	2×GKV	—	—	—
AOK Plus Wahltarif AOK Plus dental	6/6	●	250–750/3 J	6	163/0/530	—	—	—	—
AOK Rheinland-Pfalz/Saarland DKV/AOK Extra Zahn Plus	11/11	—	250/20%	0–8	250/300/650	—	—	—	—
AOK Sachsen-Anhalt Union/AOK-ZahnOnTOP	4/5	●	385/3 J	8	82/120/275	—	—	—	—
Audi BKK DKV/ZE85+DBE	25/25	—	500–1500/3 J	0	287/495/1720	90–100%	—	100%	100%
Barmer GEK HUK/GZZ Premium Plus	23/23	●	1000–5000/5 J	3–8	287/540/1720	90%	—	—	—
BIG direkt gesund Concordia/ZE+ZT+ZB	27/36	—	750–3500/4 J	8	237/435/1595	85–90%	80%	100%	100%
BKK 1 Barmenia/BKKAZ	6/8	—	—	0	150/180/750	30%	—	—	—
BKK 2 Barmenia/BKKAZ+	9/12	—	—	0	200/390/1000	40%	—	—	—
BKK ALP plus Münchner Verein/Dental Care Premium 769	19/27	—	500–1000/4 J	8	337/0/1720	90%	—	90%	90%
BKK Essanelle AXA/Dent	7/7	—	300–1200/4 J	0	163/0/0	2×GKV	—	—	—
BKK Gildemeister Seidensticker Nürnberger/ZP 80+ZV	27/30	—	500–750/3 J	0	237/435/1470	80%	80%	100%	100%
BKK Linde Central/ Vita Z1	26/32	—	1000/1 J	8	287/495/1720	90%	—	90%	90%
BKK Victoria - D.A.S. DKV/KombiMed DBE, DT50, DT85	22/22	—	●	3–8	k.A.	—	—	—	—
Daimler BKK ARAG/Z100	31/38	—	500–1000/2 J	0	337/435/1470	100%	80%	100%	100%
DAK HanseMerkur/DAKplus-Zahn+TOP	17/18	—	600–2400/4 J	6	287/495/1720	90–100%	100%	—	—
Deutsche BKK Ergo/ZAB	12/12	●	500–2000/4 J	0	337/555/1970	100%	—	75%	75%
Die Schwenninger Krankenk. asano/Zahn** und Zahn***	10/10	●	1–43 Jahre	0	3×GKV	3×GKV	—	—	—
Energie-BKK DFV/ProZahn Premium	31/31	—	750–3000/4 J	0	303/555/1773	90%	—	—	—
G&V BKK SDK/ZG70	26/25	—	6000/4 J	8	287/0/1720	90%	—	100%	—
Heimat Krankenkasse HanseMerkur/EZ-EZT	17/18	—	600–2400/4 J	8	287/495/1720	90%	—	—	—
HEK Gothaer/MediDent+MediProphy	24/26	●	750–1500/3 J	8	237/435/1470	—	—	80%	80%
hkk LVM/hkk privat Dental-Plus	24/29	—	700–3500/4 J	8	337/420/1750	70%	—	100%	100%
IKK Brandenburg und Berlin Signal Iduna/IKK-Dent-max	20/26	●	1280	0	250/435/1470	80%	100%	100%	100%
IKK 1 Signal Iduna/ISIfair Zahn	18/18	—	300–1500	0	197/278/486	50%	50%	50%	50%
KKH-Allianz Allianz/ZF+ZB01	27/33	—	750–3000/4 J	0–8	287/495/1720	90%	90%	—	—
Krankenk. f. Gartenbau Ergo Direkt/ZAB+ZAE+ZBB+ZBE	30/30	—	1000–4000/4 J	0	287/555/1720	90%	—	100%	100%
mhplus BKK SDK/ZG7M + ZGBM	26/26	—	7000/4 J	8	287/444/1720	90%	—	70 €/J	—
Novitas BKK AXA/Dent Premium	18/20	●	1000–4000/4 J	0	303/500/1773	90%	90%	100%	100%
R+V BKK R+V /ZahnPremium+ZV	34/41	—	1250–4000/4 J	0	287/495/1720	90%	90%	100%	100%
Securvita Barmenia/Vita Dental	6/8	●	1000/ 2 J	8	175/390/875	35%	—	—	—
Siemens BKK SBK ARAG/SBK extra plus	16/20	—	5000/5 J	0	287/495/1720	90%	80%	90%	90%
Technikler Krankenkasse Envivas/DentalTop	10/12	—	500–2500/5 J	8	250/300/1250	50%	—	—	—
Vaillant BKK DKV/DT85	10/10	—	500–1500/3 J	0	262/465/1595	85%	—	—	—

● ja, aber negativ für Versicherte; ● ja, positiv für Versicherte; — nein, negativ für Versicherte; — nein, positiv für Versicherte; **linke Seite: Kosten:** Monatsbeitrag für Mann/Frau im Alter von 35 Jahren; **Kündigung binnen 3 Jahren:** Versicherer kann in ersten drei Jahren kündigen; **Obergrenze z. B. 500–1000/2J:** Versicherung erstattet im 1. Jahr max. 500 €, im 2. Jahr max. 1000 €, danach unbegrenzt; **Zuschuss Krone/Inlay/Implantat:** Musterfall bei Gesamtkosten von 500/600/2500 € und Kassenzuschuss von 163/45/530 €; **GKV:** entsprechend dem gesetzl. Kassenzuschuss; **BKK1:** gleicher Tarif für BKKs Aesculap, Demag Krauss-Maffei, Esso, Euregio, HVB, Phoenix, Technoform, Voralb, ZF&Partner; **BKK2:** gleicher Tarif für BKKs Achenbach Buschhütten, Advita, Akzo Nobel Bayern, Atlas Ahlmann, A.T.U, Basell, Beiersdorf, Bergische, Brandenburgische, B. Braun Melsungen, Dürkopp-Adler, Energie, Faber-Castell&Partner, Groz-Beckert, Henschel Plus, Herford Minden Ravensberg, Herkules, Melitta Plus, PwC, Scheufelen, Südzucker, VBU, VDN, VerbundPlus, Vereinigte, Vor Ort, Werra-Meissner; **IKK1:** gleicher Tarif IKK classic, IKK gesund plus, IKK Südwest; dazu: **Zahnersatz** als Privatleistung: Anteil, den Versicherer an Privatrechnung übernimmt; **Kieferorthopädie für Erwachsene, Parodontologie, Endodontologie:** Versicherung übernimmt die Kosten für diese Behandlungen bis zur genannten Höchstgrenze in Prozent bzw. Euro; **Prof. Zahnreinigung z. B.2 x 60 €/J:** Versicherer zahlt zweimal im Jahr 60 Euro. Quelle: FOCUS-Umfrage/mediaclip

Private Zusatztarife

Versicherung/Tarifname	Kosten Mann/Frau, 35 Jahre	Höchstalter	Kündigung binnen 3 Jahren	Obergrenze Tarifleistungen in Euro und Dauer (Jahre)	Wartezeit in Monaten	Zuschuss Musterfall Krone/Inlay/Implantat	Zahnersatz als Privatleistung (Zuschuss)	professionelle Zahnreinigung	Kieferorthopädie f. Erwachsene	Parodontologie	Endodontologie
Allianz ZahnFit+ZahnBest	27/33	64	—	500–1000, 2J	0–8	287/495/1720	90%	50€/J	90%	100%	100%
ARAG DentalPro Z90Bonus	17/21	—	—	1000–5000/5J	3–8	287/495/1720	90%	2x60€/J	80%	90%	90%
AXA,DBV Dent premium	18/21	—	●	1000–4500, 4J	6	287/495/1720	90%	120€/J	90%	100%	100%
Barmenia ZG+	16/17	—	—	1000–5000, 5J	8	262/465/1595	85%	85€/J	—	85%	85%
Bay. Beamten,UKV ZahnPremium	29/35	60	—	15000/4J	8	287/495/1720	90%	—	90%	90%	90%
BBV V.i.P. dental Prestige	23/28	—	—	teilweise	3–8	287/495/1720	90%	2x80€	80%	100%	100%
Central vitaZ1	26/32	—	—	teilweise	8	287/495/1720	45–90%	200€/2J	—	45–90%	45–90%
Concordia ZT+ZB	22/28	99	—	750–3500/4J	8	262/435/1595	85%	150€/2J	80%	100%	100%
CSS Css.flexi+ZB+ZE top	26/30	—	—	—	0–8	287/495/1720	90%	100%	80%	100%	100%
Debeka ZE50	12/14	—	—	—	8	250/300/1250	50%	—	—	—	—
Deutscher Ring dent + smile	19/23	65	—	●	8	237/435/1470	80%	80€/J	80%	100%	100%
DKV DT85+DBE	18/18	—	—	500–1500, 4J	0–8	287/495/1720	90%	2x75–100€/J	100%	100%	100%
Ergo direkt ZAB+ZAE+ZBB+ZBE	30/30	—	—	1000–4000, 4J	0	337/555/1720	90%	100%	—	100%	100%
Gothaer MediDent	14/15	67	●	750–1500, 3J	8	237/435/1470	80%	—	—	—	—
Hallesche Biss 80	18/21	—	—	500–5000, 5J	8	237/435/1470	80%	50€/J	—	—	—
HanseMerkur EZ+EZT+EZP	24/25	—	—	600–2400, 4J	6	287/495/1720	90%	50€/J	—	—	100%
HUK, Pax ZZ Premium Plus	24/24	—	●	1000–5000, 5J	3–8	287/540/1720	90%	100€/2J	—	—	—
LVM Dental-Plus	25/30	—	—	700–3500, 4J	8	337/420/1750	70%	150€/J	—	100%	100%
Münchner Verein CarePrem.+P.P.	32/44	—	—	●	0–8	337/495/1720	90%	100%	—	90%	90%
Nürnberger ZP80 und ZV	28/31	—	●	500/3J	0–8	237/435/1470	80%	2x100€/J	—	100%	100%
Provinzial ZE50	21/24	—	●	500–10000, 6J	6	250/300/1250	50%	50€/J	50%	—	—
R+V Z1 und ZV	34/41	—	—	1250–10000	0	287/495/1720	90%–100%	100%/1xJ	90%	100%	100%
Signal Iduna DentFest+Z50-3	15/19	—	—	750–1750, 4J	0–3	250/278/1250	50%	2x70€	50%	50%	50%
Stuttgarter Smile! Zahn Premium	23/23	—	—	1000–4000/4J	8	287/495/1720	90%	100€/J	—	100%	100%
Süddeutsche ZG70+ZGB	35/36	—	—	●	8	287/444/1720	70%–90%	70€/J	100%	—	—
Universa dent Privat	21/27	99	—	750–3000, 4J	8	287/495/1720	90%	75€/J	80%	90%	90%
Württembergische ZB+ZG70	33/38	—	●	700–2800, 4J	8	237/420/1470	70%	100%	—	100%	100%

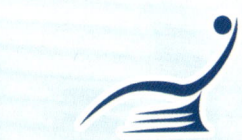
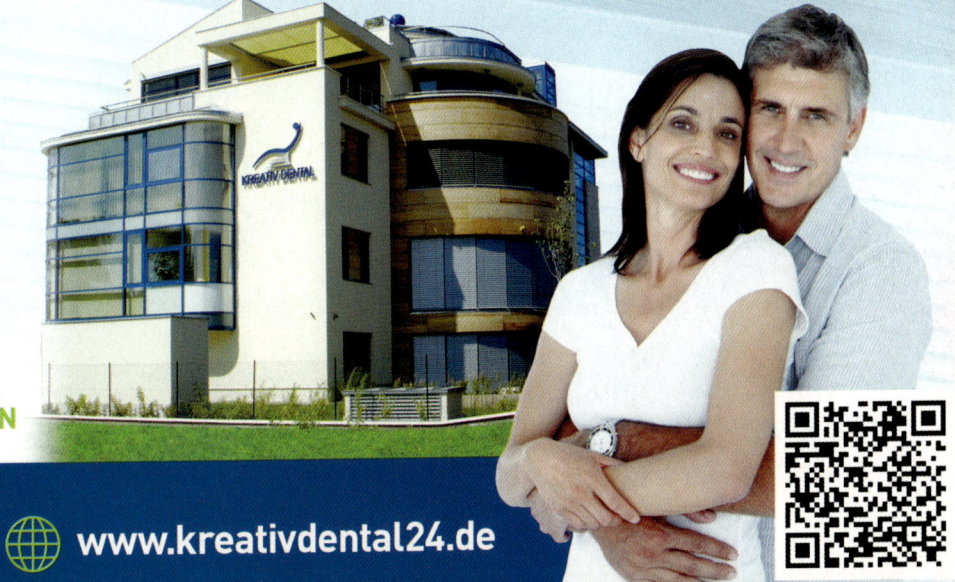

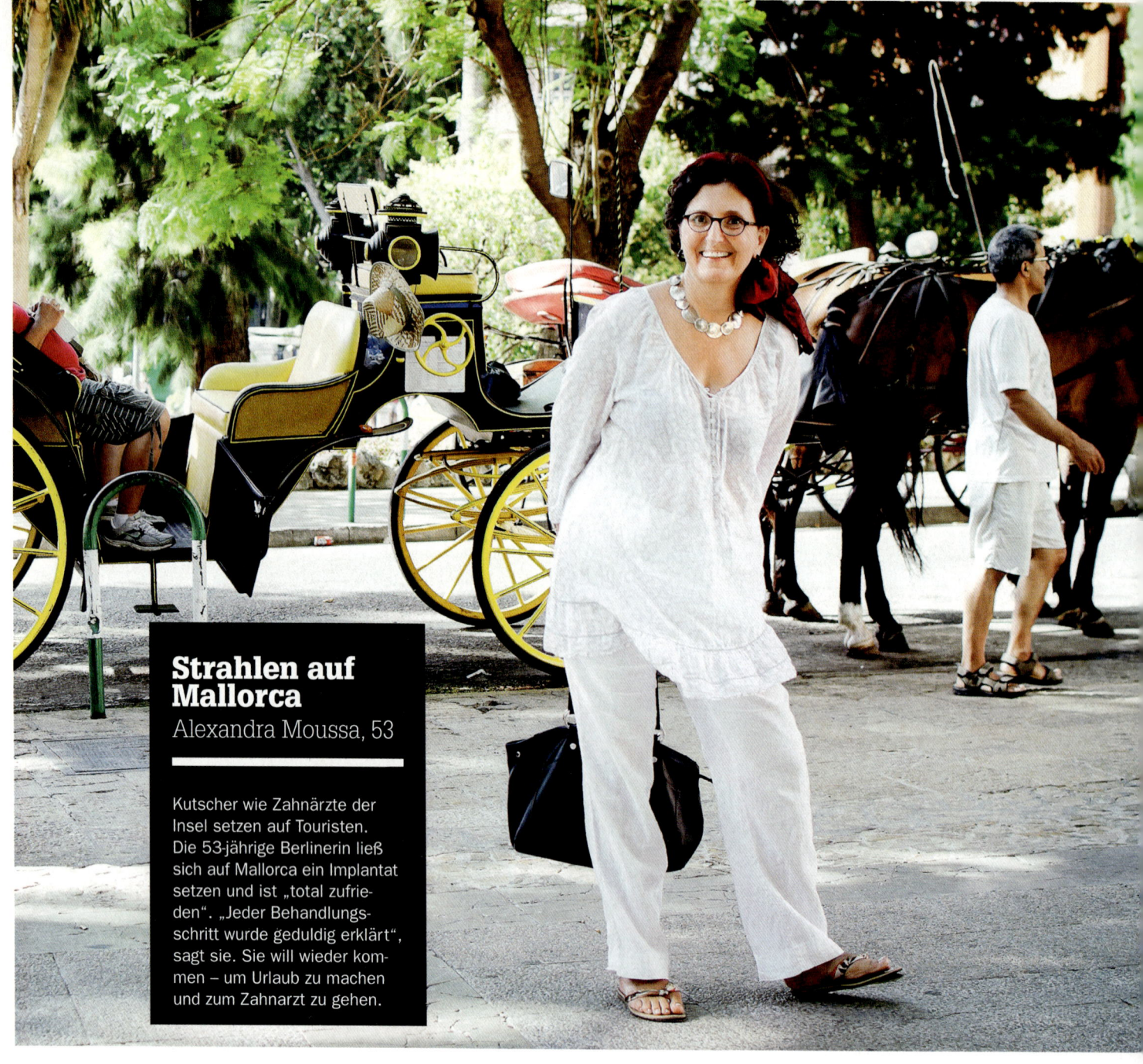

Strahlen auf Mallorca
Alexandra Moussa, 53

Kutscher wie Zahnärzte der Insel setzen auf Touristen. Die 53-jährige Berlinerin ließ sich auf Mallorca ein Implantat setzen und ist „total zufrieden". „Jeder Behandlungsschritt wurde geduldig erklärt", sagt sie. Sie will wieder kommen – um Urlaub zu machen und zum Zahnarzt zu gehen.

Zahntourist
auf Reisen

Die Zähne im Ausland behandeln zu lassen kann eine **preiswerte Alternative** sein. Manche Kassen wie auch Vermittlungsagenturen kooperieren mit verlässlichen Zahnärzten. Was Patienten beim Therapieurlaub beachten sollten

Alexandra Moussa ließ sich auf Mallorca ein Implantat einsetzen. „An meinem Wohnort Berlin", sagt die 53-Jährige, „hätte ich fast doppelt so viel dafür bezahlt wie hier."

Sich im Ausland günstige Zahnkronen, Brücken oder Implantate fertigen zu lassen und dabei auch noch einen netten Urlaub zu verbringen – diese Möglichkeit ist für viele Deutsche noch immer verlockend. Gemäß einer Umfrage der Techniker Krankenkasse (TK) können sich aktuell 34 Prozent der Versicherten gut vorstellen, zur Zahnbehandlung ins Ausland zu gehen. Anders als vor wenigen Jahren, als Qualitätsmängel bei Zahnersatz ein erhebliches Risiko darstellten, arbeiten heute manche Kostenträger aktiv mit Zahnärzten in der EU zusammen. Sie haben dasselbe Ziel wie die Patienten: weniger für Gesundheit zu bezahlen.

Die AOK Nordost zum Beispiel unterhält Kooperationsverträge mit mehreren Zahnärzten in Polen. Die Techniker Krankenkasse (TK) hat eine Zahnklinik in Polen und drei Zahnkliniken in Ungarn unter Vertrag. Für die Patienten ist das ein Vorteil, denn sie können davon ausgehen, dass die Vertragspartner der Kassen hochwertige Arbeit abliefern. „Wir haben uns vor Ort von der Qualität dieser Partnerkliniken überzeugt", sagt Nicole Ramcke, Sprecherin der TK.

Ist die eigene Krankenversicherung nicht in der Lage, Kooperationspartner im Ausland zu nennen, so können möglicherweise Vermittlungsagenturen weiterhelfen, wie etwa „Zahnarzt-Planet", oder spezialisierte Reiseveranstalter wie „Dentalbusreisen". Auch sie haben Vereinbarungen mit Zahnarztpraxen in osteuropäischen Ländern und Spanien. Darüber hinaus bieten die Vermittler ein Gesamtpaket an: Manche holen einen Heil- und Kostenplan ein, buchen ein Quartier und planen das Besichtigungsprogramm. Kleiner Nachteil: Das Geld, das der Patient durch die günstige Behandlung im Ausland gespart hat, wird er für die Agenturleistung ausgeben.

Wer auf eigene Faust sucht, kann besonders viel sparen. Alexandra Moussa wurde über die Empfehlung von Freunden an einen Zahnarzt vermittelt. Viele Patienten machen sich zunächst im Internet auf die Suche. Das verspricht Erfolg, denn internationale Praxen und Kliniken haben sich auf Zahntouristen eingestellt. Sie präsentieren ihre Leistungen auf einer deutsch- oder englischsprachigen Internet-Seite.

Am Ende sollte kein Weg zu weit sein, um den Zahnarzt persönlich in Augenschein zu nehmen. Deutsche, Österreicher und Schweizer, die es nicht weit nach Polen oder Ungarn haben, sind in diesem Punkt fein raus: Die Anreise zur Praxis kostet wenig Zeit und Geld. Alle anderen sollten mit Zusatzausgaben rechnen. Oft erfordert eine Behandlung mehrere Besuche; ein Reiseziel ist daher häufig nur dann empfehlenswert, wenn sich die Anreise mit einem Urlaub verknüpfen lässt – wie bei Patientin Moussa. Bei ihr fielen nicht einmal Ausgaben für die Unterkunft an, sie fand bei Freunden Logis.

Prüfliste

Vor der Wahl des Zahnarztes gilt es, kritisch zu sein. Hier die wichtigsten Fragen auf einen Blick.

EINDRUCK DER WEB-SEITE?
Werden Auskünfte über das verwendete Material und die Ausbildung der Ärzte gemacht, ist das ein gutes Zeichen.

TELEFONISCH ERREICHBAR?
Meldet sich immer nur der Anrufbeantworter oder die Warteschleife – Finger davon lassen.

WIE LANGE BESTEHT
die Praxis oder die Klinik? Ist sie schon älter, ist das ein Pluspunkt.

SIND IM ZAHNERSATZPASS Material, Marke und Maße festgehalten? Vermeiden Sie einen Zahnarzt, der keinen Pass ausstellt.

WELCHE GARANTIEN offeriert die Klinik oder der Arzt? Gibt es Kooperationen mit deutschen Stellen? Das erleichtert die Lösung bei Komplikationen.

Ist der Zahnarzt ausgewählt, gilt es, die Finanzierung zu klären. Hierbei machen die gesetzlichen Kassen keine Unterschiede zwischen Deutschland und EU-Ausland. „Wir erstatten die Kosten der Behandlung bis zu der Höhe, die innerhalb der Landesgrenzen anfallen würde", erklärt Matthias Gabriel von der AOK Nordost.

Auch die bürokratischen Hürden sind kaum höher: Wer den Zuschuss der Krankenkasse haben möchte, benötigt ihre Zustimmung, ganz gleich, ob sich der behandelnde Arzt in Deutschland oder im EU-Ausland befindet. Um zu entscheiden, welche Kosten die Kasse übernimmt, verlangt sie einen Heil- und Kostenplan, in dem der Zahnarzt den gesamten Befund verzeichnet. Vorlagen für internationale Heil- und Kostenpläne können die Patienten bei vielen Krankenkassen erhalten. In der Regel genehmigt die Kasse die Auslandsbehandlung binnen 48 Stunden.

Einen gewichtigen Unterschied gibt es für Kassenpatienten aber doch: Im Ausland muss der Patient die Kosten für die gesamte Behandlung zunächst selbst vorstrecken. Die Krankenkasse erstattet den vereinbarten Festzuschuss abzüglich Verwaltungskosten und Praxisgebühr erst nach der Vorlage einer detaillierten Rechnung auf Deutsch oder Englisch. Je nachdem, wie lange das dauert, ist eine Überbrückung nötig.

Die Garantiefrage sollte der Patient ebenfalls vor Beginn der Behandlung klären. Nicht überall im EU-Ausland gelten die gleichen Regelungen wie in Deutschland. Was passiert, falls der Zahnersatz nach ein paar Monaten zu drücken beginnt? Wie viele Jahre bessert der Zahnarzt kostenfrei nach? Außerdem empfiehlt es sich nachzufragen, ob der Patient im Fall einer unvorhergesehenen Nachbehandlung erneut anreisen muss oder ob für den Zahnarzt im Ausland ein Kollege in Deutschland einspringen kann.

Für Zahnarzttouristin Moussa stellen sich diese Probleme nicht, sie verbringt regelmäßig ihren Urlaub auf Mallorca, der Besuch beim Zahnarzt gehört dazu. Mit der Auslandsbehandlung, so versichert sie, sei sie „total zufrieden". ∎

STEPHANIE EICHLER

Foto: Emanuel Herm/FOCUS-Magazin

Wissen

Die wichtigsten Fachbegriffe zu Reparaturmethoden und Zahnersatz

Zähne reparieren

Amalgam: formbares Füllmaterial, das Silber, Quecksilber, Kupfer und Zinn enthält. Amalgam wird seit etwa 150 Jahren in der Zahnmedizin verwendet.

Adhäsivtechnik: auch bekannt als Klebetechnik oder Säure-Ätz-Technik (SÄT). Sie kommt bei Kunststoff- und Keramikfüllungen zum Einsatz sowie bei der Befestigung von Keramikkronen oder Verblendschalen. Eine Säure raut die Zahnoberfläche auf, es folgt eine Kunststoffschicht, an die anschließend das eigentliche Füllmaterial geklebt wird.

Extraktion: das Entfernen von Zähnen und Wurzeln mit Hilfe von Zangen und Hebeln.

Füllung: formbares Material, mit dem der Arzt Schäden an einzelnen Zähnen, zum Beispiel durch Karies, behebt.

Inlay: eine Füllung aus Metall oder Keramik, die in einen Zahn eingelegt und fixiert wird. Die durchschnittliche Lebensdauer eines Goldinlays beträgt zehn bis 15 Jahre.

Kofferdam: Auch Spanngummi genannt, ist eine Gummimembran, die so gespannt wird, dass nur die zu behandelnden Zähne frei bleiben. Sie kommt zum Einsatz, wenn die Zähne absolut trocken liegen müssen, etwa bei Wurzelkanalbehandlungen oder beim Einsetzen von Keramikinlays.

Komposit: umgangssprachlich als Kunststofffüllung bezeichnet. Zahnfarbenes Füllungsmaterial, das vor allem im Frontzahnbereich, teilweise auch für Füllungen in Backenzähnen verwendet wird.

Kürettage: Ausschaben oder Auskratzen. Mit einem scharfen

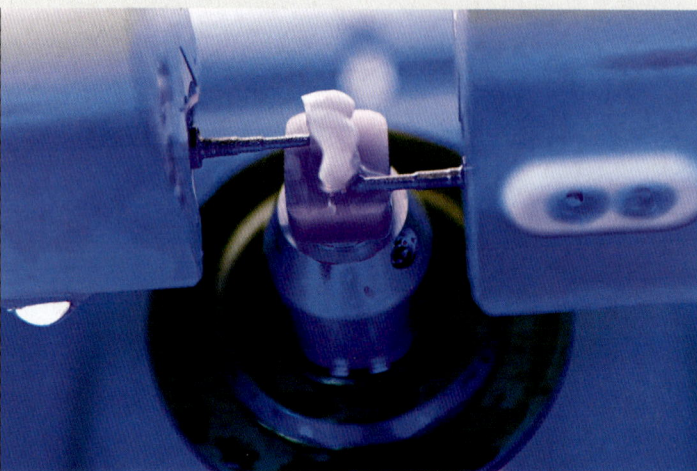

Krone in Rekordzeit In zehn Minuten fertigt diese Fräse das Ersatzstück

Instrument werden dabei feste Ablagerungen und erkranktes Gewebe zwischen Zahnwurzel und Zahnfleisch entfernt.

Narkose: schaltet Bewusstsein und Schmerzempfinden aus. Nach dem Aufwachen muss der Patient einige Stunden lang überwacht werden.

Örtliche Betäubung: unterbindet lokal das Schmerzempfinden. Die Wirkung lässt nach zwei bis drei Stunden von selbst wieder nach.

Parodontalbehandlung: Maßnahmen zur Behandlung des erkrankten Zahnhalteapparats. Dazu gehören: eine eingehende Untersuchung mit anschließender Therapie (Mundhygiene, Entfernen des entzündeten Gewebes).

Plombe: umgangssprachlich für Füllung, vom lateinischen Wort für Blei.

Wurzelkanalbehandlung: fachsprachlich Endodontie. Der Begriff bezeichnet Maßnahmen an erkrankten oder abgestorbenen Zähnen, die auf die Erhaltung des Zahns abzielen. Das kranke Zahnmark wird voll-

Richtig handeln im Zahn-Notfall

Ist nach einem Sturz oder Schlag aufs Gesicht ein Zahn herausgebrochen, kann er wieder anwachsen – einige wichtige Notfallmaßnahmen vorausgesetzt:
1. Den Zahn suchen. Dabei auf keinen Fall an der Wurzel anfassen, auch nicht säubern, denn sie ist von sehr empfindlichen Zellen umgeben, die nicht zerstört werden dürfen.
2. Den Zahn nicht austrocknen lassen. So schnell wie möglich in eine spezielle Zahnrettungsbox (Apotheke) legen. Alternativ eignet sich gekühlte fettarme H-Milch, sie ist steril und entzieht dem Zahn keine Flüssigkeit. Auf keinen Fall in Wasser, oder in trockenen Tüchern transportieren.
3. Möglichst sofort den Zahnarzt aufsuchen.

ständig entfernt und der Wurzelkanal aufgefüllt.

Wurzelstift: künstliches Element, das den Zahn stabilisiert, wenn nach einer Wurzelkanalbehandlung viel der ursprünglichen Zahnsubstanz verloren ist.

Zähne ersetzen

Anker: stabilisierendes Glied, das als Stütze für Zahnersatz dient und fest auf einem „Pfeiler" (einem natürlichen Zahn oder Implantat) befestigt ist. Dazu gehören Kronen, Stege, Teleskope und Geschiebe.

Ankylose: bezeichnet in der Implantologie das Verwachsen des Implantats mit dem umgebenden Knochen.

Brücke: Zahnersatz, der über feste Kronen (Anker) an sogenannten Pfeilerzähnen befestigt ist. Die Brückenzwischenglieder ersetzen die fehlenden Zähne.

Immediatprothese: Prothese, die nach dem Zähneziehen zum Schutz der Wunde sofort eingesetzt wird.

Implantat: künstliche Zahnwurzel aus Metall oder Keramik, die zu einem Teil im Kieferknochen verankert ist und deren zweiter Teil in den Mundraum ragt. Diese Verankerung dient als Basis für Zahnersatz.

Interimsprothese: provisorische Prothese bis zur Eingliederung des endgültigen Zahnersatzes.

Krone: künstlicher Ersatz der natürlichen Zahnkrone. Sie sitzt auf dem abgeschliffenen Zahnstumpf.

Klebebrücke: künstlicher Zahn, der an die Nachbarzähne geklebt wird, um eine Lücke zu schließen. Nur dann möglich, wenn lediglich ein Zahn fehlt.

Foto: Marcus Thelen/FOCUS-Magazin

Knochenaufbau: Ist der Kieferknochen nicht stabil genug, um ein Implantat zu tragen, füllt der Arzt ihn mit körpereigenem Knochen aus dem Kiefer oder Becken auf. Alternativen sind tierische oder synthetische Knochenersatzmaterialien.

Multi-Implantat-System: Kombination unterschiedlicher Zahnersatzmethoden mit festen und herausnehmbaren Teilen.

Prothetik: Oberbegriff für Maßnahmen, die darauf abzielen, eine geschlossene Zahnreihe herzustellen, zum Beispiel Kronen, Brücken, Implantate.

»Implantate geben den Patienten ihre Jugend zurück«

Detlef Hildebrand
Implantologe aus Berlin über die umfassenden Vorteile des Zahnersatzes

Steg: Halteelement aus Metall zwischen zwei überkronten Zähnen für eine herausnehmbare Prothese.

Teilprothese: herausnehmbarer Ersatz für einzelne fehlende Zähne.

Teleskopkrone: Besteht aus zwei Kronen, die wie ein Teleskopfernrohr übereinandergeschoben werden. Die innere Krone sitzt fest auf einem beschliffenen Zahn, die äußere Krone ist an der herausnehmbaren Prothese befestigt.

Unterfütterung: Wenn eine Kunststoffprothese nicht mehr richtig passt, weil der Kieferknochen sich verändert hat, muss die Basis neu mit Kunststoff aufgefüllt werden.

Vollkeramik: Zahnersatz, der vollständig aus Keramik besteht. Das Material ist auch für Fachleute kaum von natürlichen Zähnen zu unterscheiden und daher vor allem aus kosmetischen Gründen sehr beliebt.

Vollprothese: künstlicher Ersatz aller Zähne. Die Prothese saugt sich an der Schleimhaut des Kiefers fest.

Zahnersatz: alle Maßnahmen, die fehlende Zähne ersetzen. Dazu gehören Brücken, Kronen, Prothesen und Implantate.

FOCUS

GESUNDHEIT

Ursachen. Diagnosen. Therapien.

Jede Ausgabe von FOCUS-GESUNDHEIT behandelt ein Spezialgebiet, bei dem alle Facetten des Themas beleuchtet werden: von der Entstehung einer Krankheit über Patientenschicksale, Therapiemöglichkeiten und Prävention bis zu High-Tech-Therapien von Morgen.

Lesen Sie jetzt FOCUS-GESUNDHEIT und sichern Sie sich folgende <u>DVDs als Geschenk:</u>

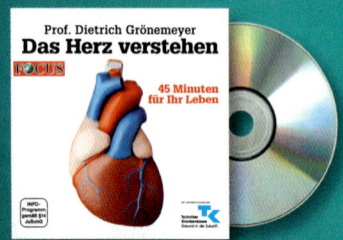

Das Herz verstehen
Wie Sie im Notfall richtig reagieren und Leben retten können, erfahren Sie aus erster Hand.

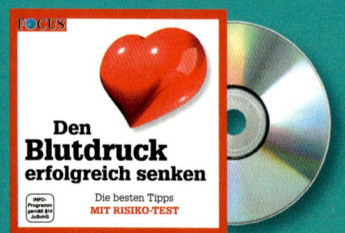

Den Blutdruck erfolgreich senken
Auf dieser DVD erfahren Sie alles über die Ursachen von Bluthochdruck.

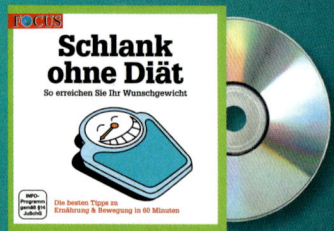

Schlank ohne Diät
Wir helfen Ihnen, Ihr Gewicht dauerhaft in den Griff zu bekommen – ganz ohne Diät schlank werden und bleiben.

Jetzt testen! ▶ www.focus-gesundheit.de

Unsere Themen 2012

01/12 Rücken (bereits erschienen)
02/12 Diabetes (bereits erschienen)
03/12 Klinikliste (bereits erschienen)
▶ **04/12 Zähne**
05/12 Ärzteliste
06/12 Psyche

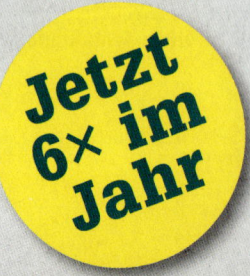

Ihre Vorteile:

+ **6 × FOCUS-GESUNDHEIT ein Jahr lang frei Haus und über 14 % sparen**

+ **Keine Ausgabe mehr verpassen**

+ **Pünktlich im Briefkasten**

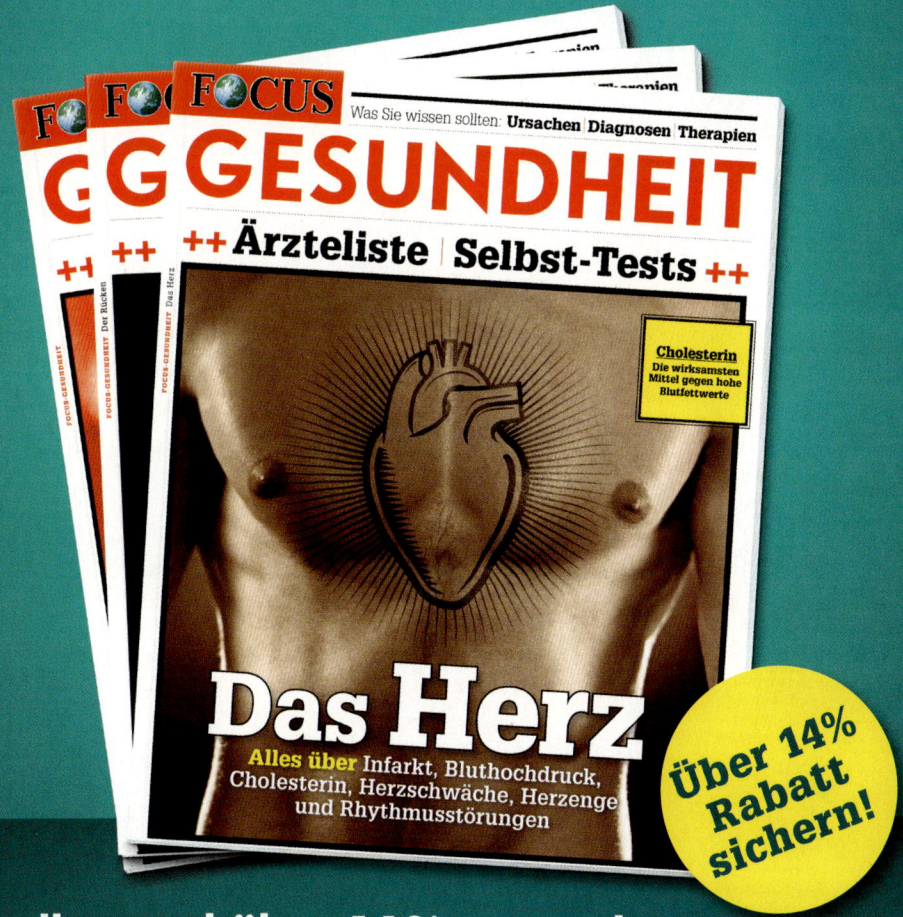
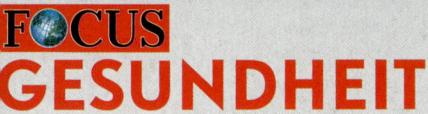
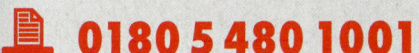

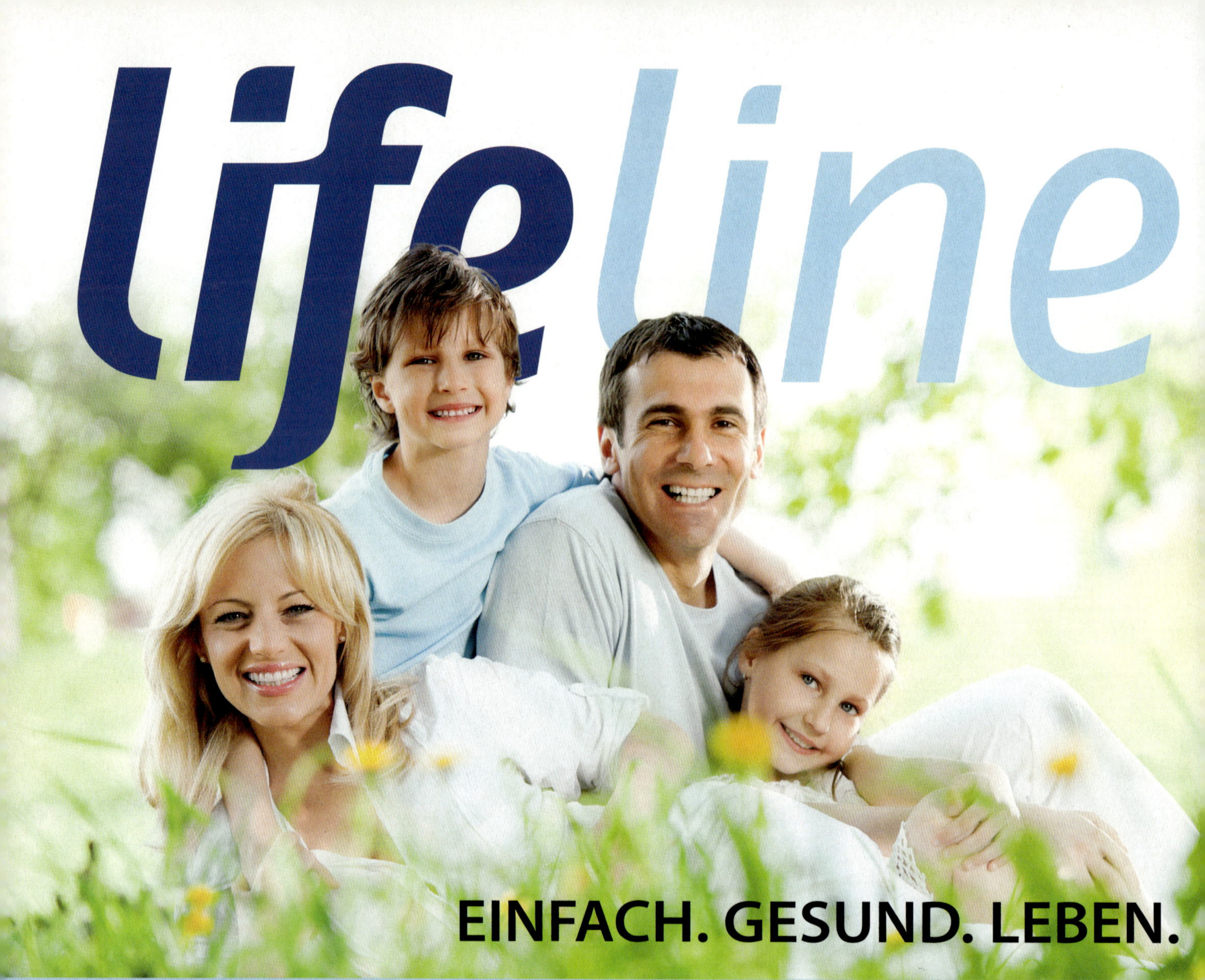

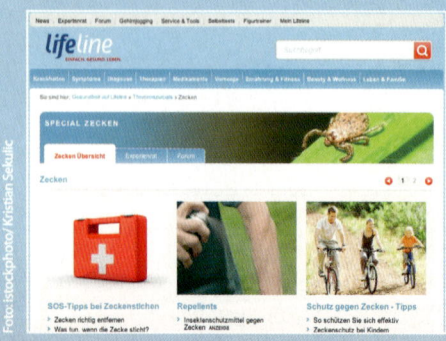
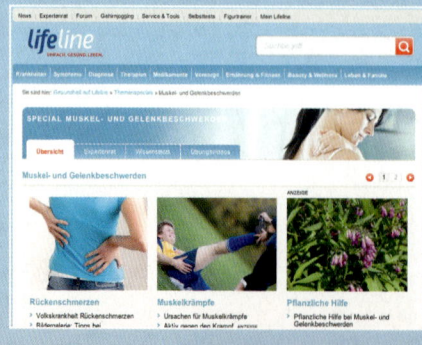
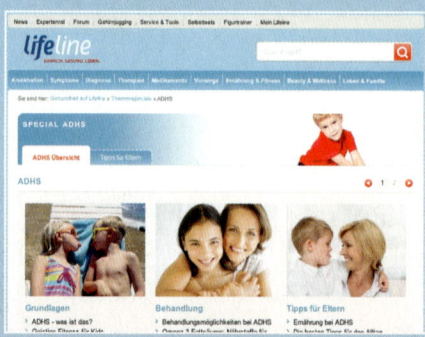

Zähne verschönern

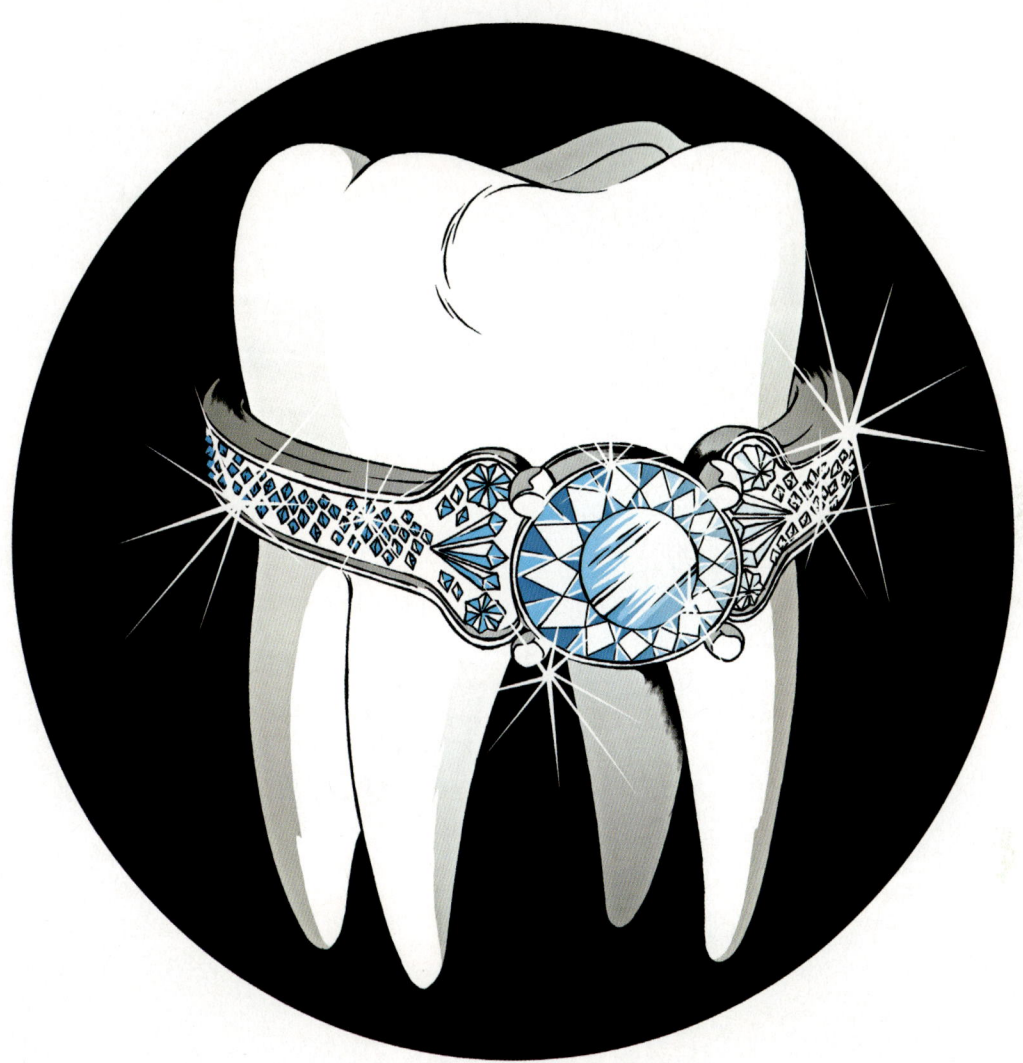

800 Euro kann die **professionelle Zahnaufhellung** beim Zahnarzt kosten. Günstiger, aber weniger lange haltbar, sind Verfahren für zu Hause. **S. 118**

»Neue, diskrete Angebote zur Zahnkorrektur erfüllen heute auch Erwachsenen ihren Traum von einem schönen Gebiss«

Andreas Jäger, Präsident Deutsche Gesellschaft für Kieferorthopädie **S. 98**

Zähneknirschen geschieht oft unbewusst im Schlaf, deshalb ahnen viele Betroffene nichts von ihrem Problem. In der Hälfte der Fälle ist Stress die Ursache. Eine Beißschiene schützt die Zähne, den Auslöser muss jeder Patient selbst aufspüren. **S. 114**

Hohe Zuzahlungen von durchschnittlich 700 bis 1700 Euro für kieferorthopädische Maßnahmen nehmen Eltern in Kauf. Dabei würde die **Basisbehandlung auf Kassenkosten** oft ausreichen. Wissenschaftliche Belege für den Nutzen teurer Zusatzangebote gibt es kaum. **S. 98**

Illustration: Jörn Kaspuhl/FOCUS-Magazin

Nachhilfe für den
schönen Biss

Eine Korrektur der Zahnstellung schenkt Kindern, Jugendlichen und Erwachsenen ein attraktives Lächeln. Ihr medizinischer Nutzen wird dabei vielfach überschätzt

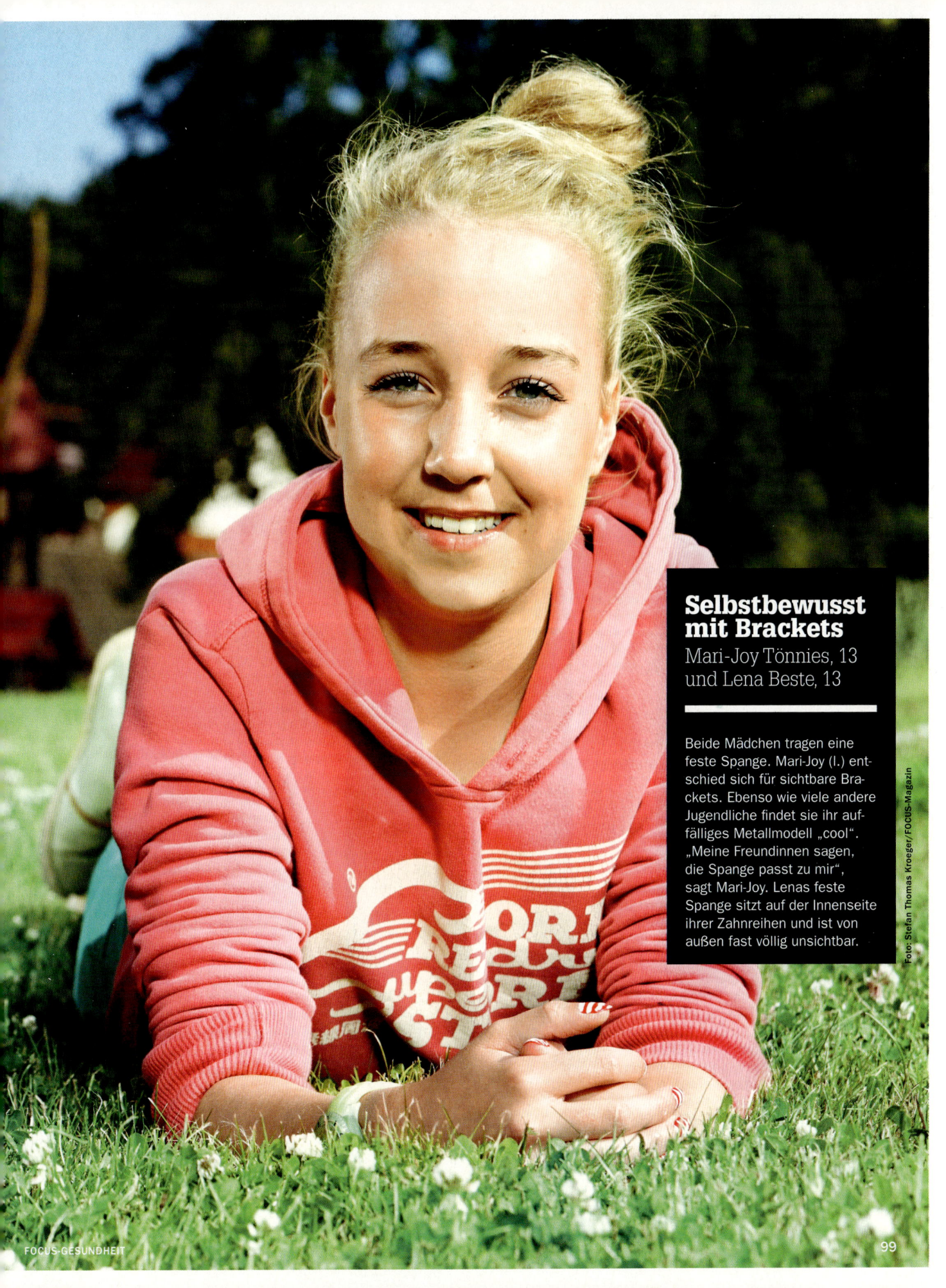

Selbstbewusst mit Brackets

Mari-Joy Tönnies, 13 und Lena Beste, 13

Beide Mädchen tragen eine feste Spange. Mari-Joy (l.) entschied sich für sichtbare Brackets. Ebenso wie viele andere Jugendliche findet sie ihr auffälliges Metallmodell „cool". „Meine Freundinnen sagen, die Spange passt zu mir", sagt Mari-Joy. Lenas feste Spange sitzt auf der Innenseite ihrer Zahnreihen und ist von außen fast völlig unsichtbar.

Foto: Stefan Thomas Kroeger/FOCUS-Magazin

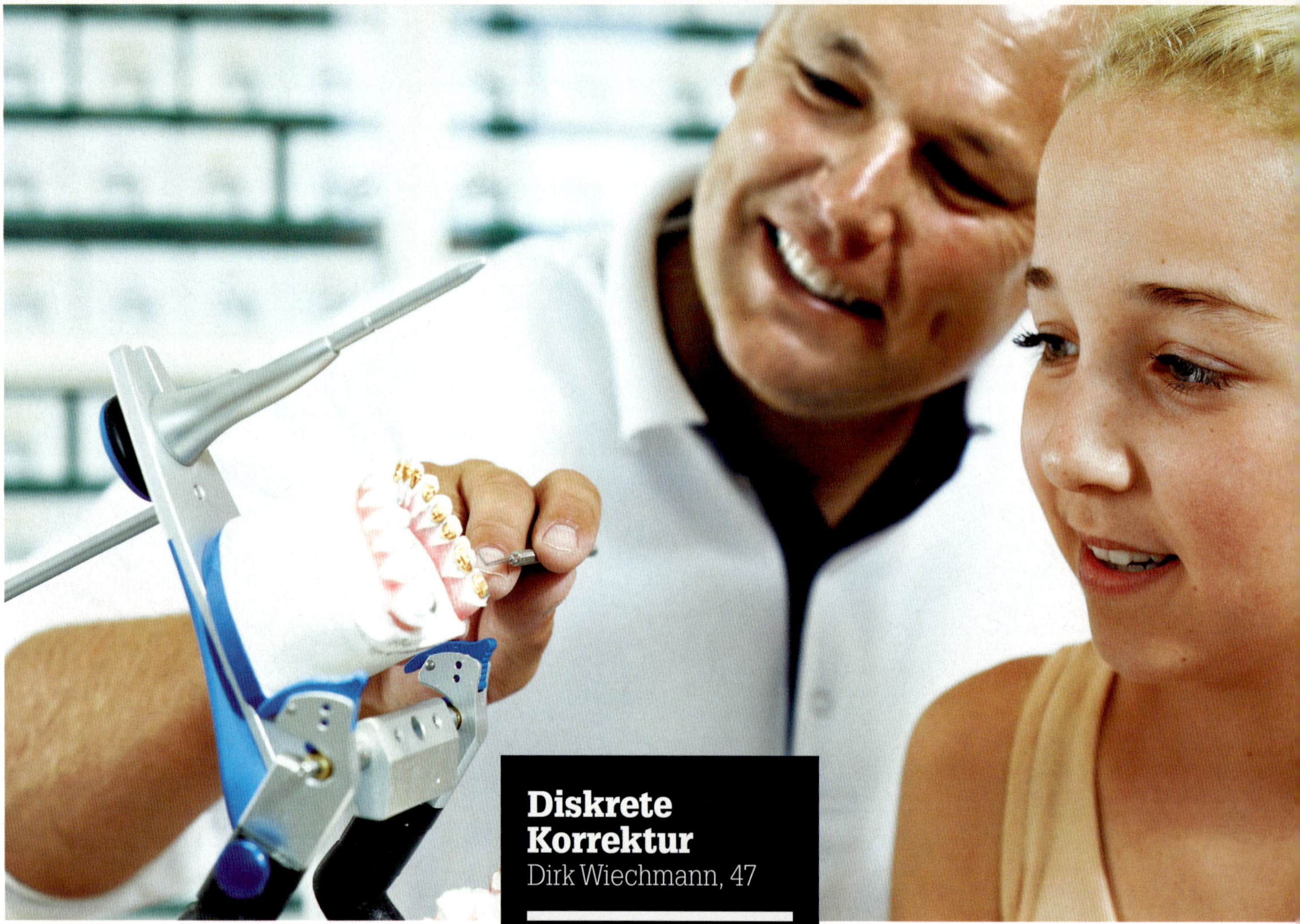

Diskrete Korrektur
Dirk Wiechmann, 47

Der Kieferorthopäde aus Bad Essen erklärt seiner Patientin Lena Beste, wo ihre Spange im Mund sitzt. Eigens angefertigte Brackets und der Metallbogen sind an den Innenseiten der Zähne befestigt und damit von außen unsichtbar. Vor allem Erwachsene schätzen die unauffällige Zahnregulierung. Die Vorderseite der Zähne bleibt unbelastet. Weiße Flecken im Zahnschmelz entstehen damit seltener als bei den üblichen festen Spangen.

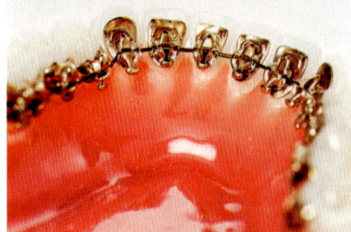

Kann ruhig jeder sehen, dass ich mich um mein Äußeres kümmere!", dachte sich Mari-Joy, als sie sich vergangenen September für eine sichtbare Spange entschied. Die 13-jährige Gymnasiastin aus Osnabrück hätte auch eine unsichtbare Variante bekommen können, doch sie fand die auffälligen bunt geschmückten Metallplättchen auf den Zähnen bei ihren Freundinnen „irgendwie süß". „Meine Brackets sind doch cool", sagt die Schülerin, lächelt und zeigt zum Beweis ungeniert ihre glitzernden Zähne.

Wie Mari-Joy trägt ein Drittel der 11- bis 14-Jährigen in Deutschland eine Spange. Die Klammer im Mund hat sich unter Schülerinnen und Schülern längst zum Statussymbol entwickelt. Einer aktuellen Studie zufolge tragen Mädchen aus Familien mit guter Bildung und höherem Einkommen in den alten Bundesländern am häufigsten Zahnkorrekturen.

Der Aufwärtstrend in der Kieferorthopädie setzt sich seit einigen Jahren in allen Altersstufen fort: Bereits etwa jeder fünfte Patient in kieferorthopädischen Praxen und Ambulanzen ist volljährig, einige davon im Rentenalter. „Dank neuer, diskreter Angebote zur Zahnkorrektur können sich Erwachsene heute leichter ihren Traum von einem schönen Gebiss erfüllen", sagt Andreas Jäger, Präsident der Deutschen Gesellschaft für Kieferorthopädie. Auch im ausgewachsenen Kiefer ließen sich schiefe Zähne und Engstände im Frontbereich begradigen, so der Experte der Universität Bonn.

Das Volk mit dem perfekten Gebiss. Beim Einsatz von Spangen gehören die Deutschen zu den Weltmeistern. Das Spektrum an Therapieverfahren ist größer als international üblich, die Behandlungszeiten sind länger.

Zwar klagen viele Patienten mit festsitzenden Spangen über Probleme beim Essen und wunde Stellen im Mund. Doch nach der Behandlung haben die meisten Grund zur Freude: Ihre Zähne sind aufgereiht wie Perlen auf einer Schnur.

Befragungen ergaben, dass sichtbare Spangen weder Schulleben noch Feizeitspaß trüben. Viele Erwachsene bevorzugen aber eine Zahnkorrektur, die andere nicht bemerken. Für solche Anliegen hat Dirk Wiechmann Lösungen parat. Der Kieferorthopäde aus dem niedersächsischen Bad Essen hat sich auf unauffällige Apparaturen spezialisiert: Bei der sogenannten Lingualtechnik sitzen Metallbogen und Brackets auf der Innenseite der Zähne. Weil die Zahnflächen innen uneben sind, muss jedes einzelne Halteelement passend angefertigt werden. Die Methode ist daher aufwendiger als bei außen befestigten Zahnspangen. Bisher war sie fast nur Erwachsenen vorbehalten.

„Ich schlage ganz bewusst auch meinen jungen Patienten die Lingualtechnik vor", sagt Kieferorthopäde Wiechmann. Ihr großer Vorteil sei das reduzierte Risiko für weiße Flecken (Entkalkungen) rings um die Brackets: Es betrage nur ein Fünftel gegenüber herkömmlichen Zahnspangen. Brackets und Bögen, die auf den Zahnvorderflächen sitzen, erzeugen einer neuen US-Studie zufolge bei 70 Prozent der Behandelten messbare Entkalkungen (Vorstufen von Karies) an einem oder mehreren Zähnen. „Selbst wenn sich daraus keine Löcher entwickeln, bleiben bei solchen Patienten lebenslang weiße Flecken auf den Zahnvorderflächen sichtbar", sagt Wiechmann.

Belastet wird die Lingualtechnik außer durch den höheren Preis vor allem durch ein Fremdkörpergefühl im Mund. Erwachsene lispeln oft einige Tage bis Wochen lang. „Kinder gewöhnen sich dagegen innerhalb kürzester Zeit an die neue Situation", erlebt Wiechmann. Seine Patientin Lena Beste, 13, die ebenso wie ihr großer Bruder eine innen liegende Spange trägt, bestätigt das: Ihre Aussprache ist klar. Probleme mit der Spange, etwa abgelöste Brackets oder Reizungen der Schleimhaut, kämen bei ihr ähnlich oft vor wie bei Freundinnen mit außen liegenden Spangen – „nur dass man meine nicht sieht", freut sich die Schülerin aus Bad Essen.

Unauffällig begradigen auch transparente Kunststoffschienen die Zahnreihen. Sogenannte Aligner bestehen aus einem Set aus Schienen, die alle zwei Wochen erneuert werden und die Bewegung der Zähne programmieren. Sie bleiben Tag und Nacht im Mund und kosten mehrere tausend Euro.

Makel im Gebiss

Ab einem gewissen Grad von Zahn- oder Kieferfehlstellungen erstatten Krankenkassen die Therapiekosten.

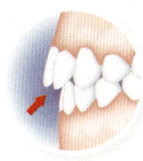

Überbiss
Obere Schneidezähne stehen deutlich vor.

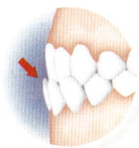

Vorbiss
Untere Schneidezähne ragen vor.

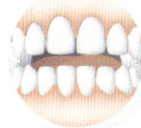

Offener Biss
Abstand zwischen den Zahnkanten.

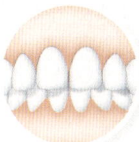

Tiefer Biss
Obere Schneidezähne überlappen untere stark.

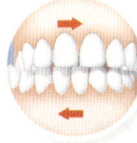

Kreuzbiss
Untere Backenzähne stehen zu weit außen.

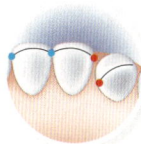

Engstand
Rotation führt zu Kontaktpunktabweichungen.

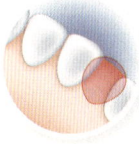

Platzmangel
Lücke ist für den nachfolgenden Zahn zu klein.

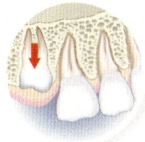

Retention
Zähne bleiben im Kieferknochen stecken.

Das breite Angebot an Methoden für ein schönes Gebiss verwirrt viele Patienten und Eltern. Wie sinnvoll sind Leistungen, die von Kassen oder Versicherungen nicht bezahlt werden? Uwe Niekusch, der die zahnärztliche Patientenberatungsstelle Rhein-Neckar-Kreis in Heidelberg (www.agz-rnk.de) leitet, kennt solche Fragen. Drähte aus teuren Titanlegierungen, zahnfarbene Brackets aus Kunststoff oder Keramik: „Ob solche Angebote sinnvoll sind, lässt sich nur im Einzelfall beantworten", sagt Niekusch. Für den erfahrenen Zahnmediziner und Berater steht aber fest: „Auch mit der Basisprozedur auf Kassenkosten lässt sich fast immer ein gutes Ergebnis erzielen." Trotzdem würden Eltern fast generell Zuzahlungen in Höhe von 700 bis 1700 Euro an den Kieferorthopäden ihres Kindes leisten, selbst wenn die Kasse die eigentliche Therapie bezahlt.

Besonders häufig wählen Eltern Bracket-Umfeldversiegelungen für ihr Kind. Kunststofflack auf der Zahnvorderfläche soll verhindern, dass sich in den Nischen unter den Metallbögen Karies bildet. „Gerade bei Kindern, die ganztags zur Schule gehen und sich nach dem Essen nicht regelmäßig die Zähne putzen, schützt die Versiegelung womöglich den Zahnschmelz", sagt Niekusch. Die Datenlage sei allerdings nicht sehr solide.

Andere zuzahlungspflichtige Angebote betrachtet Niekusch mit großer Skepsis: „Immer häufiger raten Kieferorthopäden zu einer verfeinerten bildgebenden Diagnostik", erlebt der Berater. Die Digitale Volumentomografie (DVT) erzeugt eindrucksvolle dreidimensionale Bilder von Zähnen und Knochen, allerdings ist die Strahlenbelastung höher als beim Röntgen. „Für unkomplizierte Routinebehandlungen bei Kindern sollte die Tomographie nicht eingesetzt werden", so Niekusch.

Der Markt für das optimierte Lächeln ist hart umkämpft. Ein Werbefilm im Internet etwa soll Teenager vom Nutzen von Brackets der Firma Damon überzeugen: Zwei attraktive Mädchen unterhalten sich darin kichernd über einen smarten jungen Football-Spieler: Schlecht aus dem Amerikanischen synchronisiert, wird im Spot suggeriert, die Metallelemente würden ein Lächeln schenken, das Jungs zum „großen Küsser" macht. Zahnmedizinberater Uwe Niekusch ▶

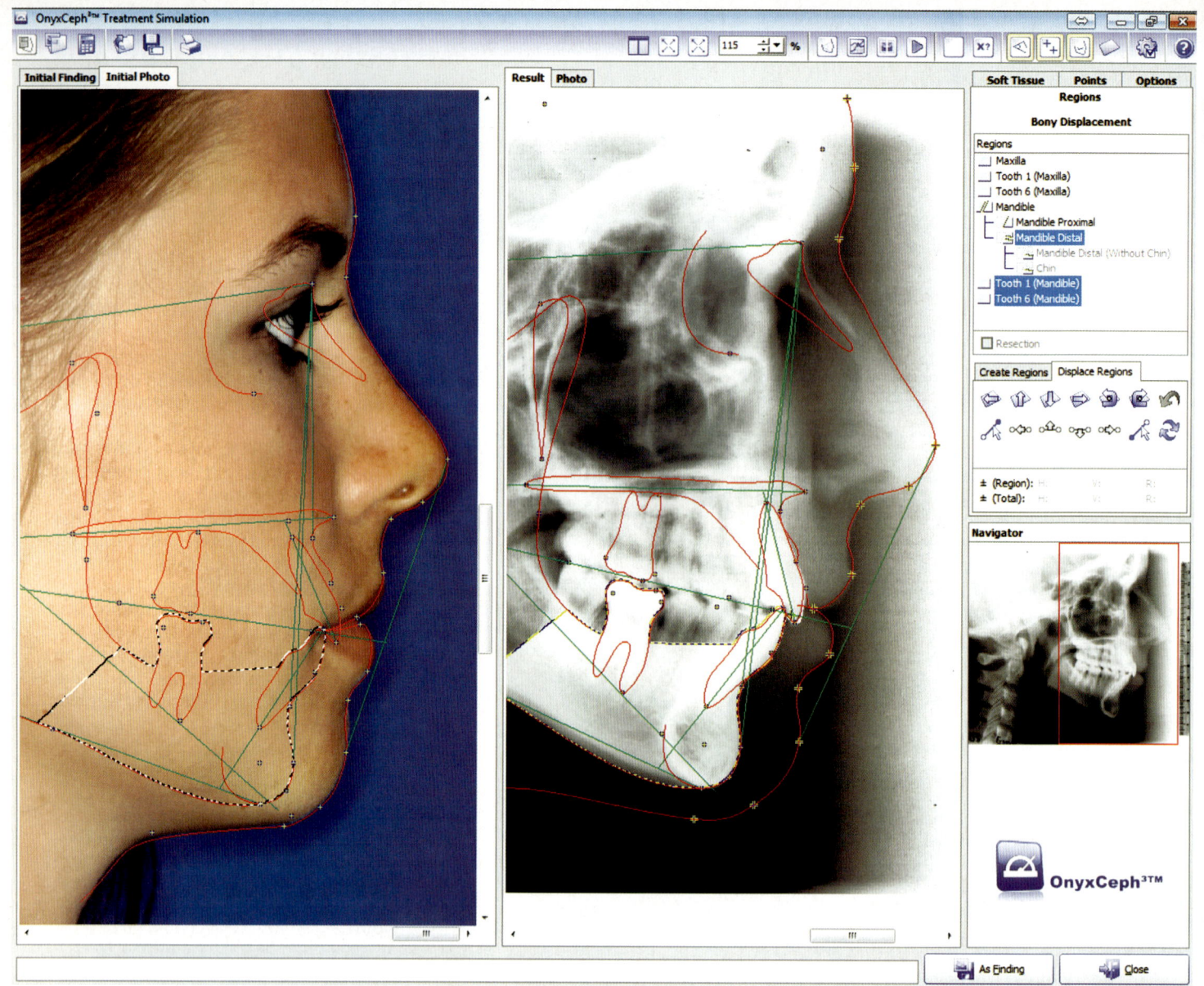

lehnt derlei aggressives Endverbraucher-Marketing ab: „Damit werden Bedürfnisse bei Kindern geweckt, die gar keine Kieferorthopädie brauchen."

Bei der Entscheidung, ob ein Mädchen oder ein Junge im Einzelfall eine Spange bekommen soll, gehen die Vorstellungen von Kind, Eltern und Kieferorthopäden weit auseinander. Darauf weisen mehrere internationale Untersuchungen hin. Dennoch schließen sich Eltern meist dem Arzt an, wenn er zur Behandlung rät. Wer hat schon den Mut, seinem Kind das vermeintlich Beste vorzuenthalten?

„Der Wunsch nach Schönheit für das eigene Kind ist in den Herzen tief verankert", bestätigt Henning Madsen. Der Kieferorthopäde in Ludwigshafen hat die Erfahrung gemacht, dass viele Eltern auch regelrecht Angst davor haben, Fehlstellungen im Gebiss würden

Vermessenes Profil

Mit einem Simulationsprogramm kann der Kieferorthopäde im Röntgenbild die Stellung von Zähnen und Knochen exakt analysieren. Die Software visualisiert den Einfluss, den verschiedene Behandlungsmöglichkeiten auf die Form von Lippen und Kinn eines Patienten haben.

Sohn oder Tochter im späteren Leben krank machen. Sie befürchten Karies, Parodontose und Kieferschmerzen. „Die Sorge ist fast immer unbegründet", beruhigt Madsen. Der medizinische Nutzen kieferorthopädischer Maßnahmen werde überschätzt. „So logisch es auch klingt, dass nur ein ebenmäßiges Gebiss gesund ist – durch Studien belegt ist dies nicht!", sagt der Kieferorthopäde.

Nur wenige Abweichungen von der anatomischen Norm machten tatsächlich anfällig für Gesundheitsstörungen. Dazu zählten etwa verlagerte Zähne oder ausgeprägte Überbisse.

Kieferorthopäde Madsen kritisiert außerdem, dass in Deutschland nicht immer nach internationalen Standards therapiert werde. So hätten sich abnehmbare Spangen, die hierzulande traditionell seit den 1920ern eingesetzt werden, in

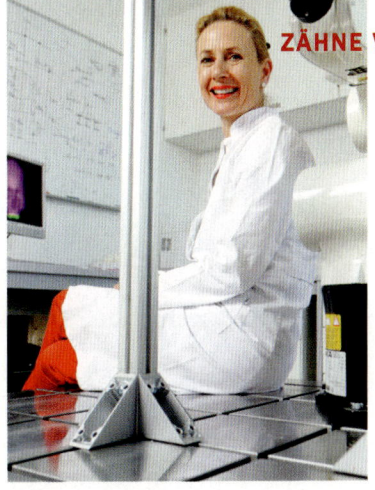

Studien als weniger effektiv erwiesen als festsitzende Modelle. Kieferorthopäden anderer Länder, etwa aus den USA oder Skandinavien, würden daher gleich zu Brackets und Metallbögen greifen und könnten so die aktive Therapie und deren Unannehmlichkeiten auf zwei Jahre begrenzen. In Deutschland dagegen werde die Vertragsdauer von drei bis vier Jahren fast immer ausgeschöpft.

„Der wissenschaftliche Beleg des Nutzens von Kieferorthopädie für die Mundgesundheit ist schwach", bestätigt auch Jens Türp. Der zahnärztliche Vertreter des Deutschen Netzwerks Evidenzbasierte Medizin erklärt, der Großteil kieferorthopädischer Maßnahmen führe vor allem „zu mehr Ästhetik und dentaler Wellness". „Verschönerung mag als Grund für eine mehrjährige, Tausende Euro teure Therapie ausreichen", sagt Türp, Universitätskliniken für Zahnmedizin, Basel. „Mir geht es nur um die ehrliche Aufklärung!"

Patienten und Eltern müssten erfahren, dass sich die Gesundheit des Kindes durch die geplante kieferorthopädische Therapie in den meisten Fällen nicht grundlegend verbessere, fordert Türp. Insbesondere fehle der Nachweis dafür, dass die Beseitigung von Fehlstellungen Schmerzen in Kiefer, Kopf und Wirbelsäule vorbeugen könne. „Zu einer fairen Aufklärung", meint Türp, „gehören immer auch Hinweise auf die Risiken der Therapie, etwa über Karies durch die erschwerte Zahnhygiene.

Damit Zähne auf Dauer in Reih und Glied bleiben, brauchen Patienten, sobald ihre feste Spange entfernt wurde, einige Jahre lang eine Erhaltungstherapie. Für dieses sogenannte Retaining ist nachts eine lose Spange oder eine Kunststoffschiene notwendig. Denselben Effekt erzielen Kieferorthopäden mit feinen Metalldrähten, die sie an die Innenseiten der Frontzähne kleben.

„Retaining macht die Hälfte des Behandlungseffekts aus", betont Andrea Wichelhaus. Die Direktorin der Poliklinik für Kieferorthopädie an der Universität München hat beobachtet, dass viele Erwachsene über die Erhaltungstherapie kaum Bescheid wissen, weil diese in ihrer Kindheit nicht üblich war. Auch Jugendliche „so um die 16, 17" würden Retaining oft zu wenig ernst nehmen, sagt Wichelhaus. „Dann kann das schöne Ergebnis verloren gehen", bedauert sie.

»Retaining macht die Hälfte der Behandlung aus!«

Andrea Wichelhaus Direktorin der Poliklinik für Kieferorthopädie an der Universität München

„Wir müssen hier echte Überzeugungsarbeit leisten!" Bisher sei unerlässlich, Zähne bis zum soliden Einwachsen in den Kieferknochen noch einige Zeit zu stabilisieren, so die Expertin.

Künftige Generationen werden bei der Zahnregulierung womöglich schneller und sanfter ans Ziel kommen. Mit modernsten biomechanischen und molekularen Analysemethoden untersucht Wichelhaus die biologischen Prozesse während der Zahnbewegungen und beim Einheilen im Kiefer. Zusammen mit ihrem Team ist die Professorin dem feinen Zusammenspiel der Zellen beim Knochenab- und -aufbau auf der Spur. „Biochemische Botenstoffe könnten uns in Zukunft helfen, Zahn- und Kieferkorrekturen auf natürliche Weise zu unterstützen", hofft Wichelhaus. ∎

REGINA ALBERS

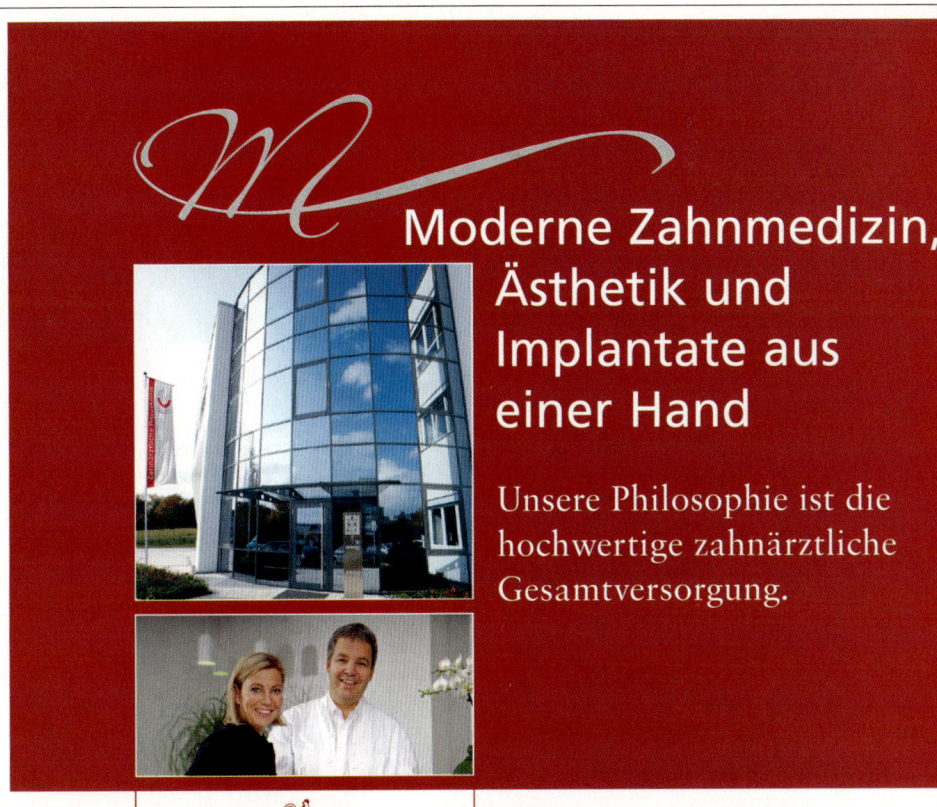

Kieferorthopäden

Moderne Korrekturmethoden sind von außen kaum sichtbar und dennoch effektiv. Vor allem Erwachsene bevorzugen unauffällige Zahnspangen. FOCUS listet **150 Experten für Zahnkorrektur** auf mit ihrem Behandlungsangebot und Finanzierungsmöglichkeiten

Kieferorthopäden																	
Zahnarzt/Klinik/Internetadresse	Ort/Tel.-Nr.	von Kollegen empfohlen	Publikationen	Lingualtechnik (fest sitzende Spange an der Zahninnenseite)	Alignertechnik (Kunststoffschienen)	Erwachsene	Kinder	kombinierte kieferortho-päd./-chirurg. Behandlung	Zahnerhaltung	Bracket-Systeme (fest sitzende Spange)	CMD-Therapie	Schnarchtherapie	Wartezeit	monatliche Raten* (in Euro)	Laufzeit* (in Monaten)	davon zinsfrei (in Monaten)
				Behandlungsspektrum										Finanzierung		
Prof. Dr. Ulrike Fritz Uniklinikum, Kieferorthopädie www.ukaachen.de	**Aachen** 0241/8088271	●	■	▲▲	▲	✔✔	✔	✔	✔	✔			⊕	k. A.	k. A.	k. A.
Dr. Peter Wüllenweber Praxis www.dr-wuellenweber.de	**Aachen** 0241/4017061	●●		▲	▲▲	✔	✔	✔	✔	✔	✔	✔	⊕	50 bis 200	6 bis 36	alle
Dr. Niko Schepp Praxis www.kfo-aalen.de	**Aalen** 07361/6741	●●	■	▲	▲	✔	✔	✔	✔	✔	✔		⊕⊕	15 bis 100	bis 36	alle
Dr. Eberhard Birr Gemeinschaftspraxis www.zahnspange.de	**Ansbach** 0981/94969	●		▲	▲▲	✔	✔		✔	✔	✔	✔	k. A.	n. V.	k. A.	alle
Dr. Frank Fietze Praxis www.praxis-fietze.de	**Arnstadt** 03628/582775	●●●		k. A.	k. A.	k. A.	k. A.	k. A.	k. A.	k. A.	k. A.	k. A.	k. A.	Zahnarzt wurde angeschrieben, beteiligte sich aber nicht an der FOCUS-Befragung.		
Dr. Frank Fechner jun. Praxis www.kfo-fechner.de	**Augsburg** 0821/510768	●		▲		✔	✔	✔	✔	✔			k. A.	k. A.	k. A.	k. A.
Dr. Johannes Weißenberg Gemeinschaftspraxis www.drweissenberg.de	**Augsburg** 0821/511098	●		k. A.	k. A.	k. A.	k. A.	k. A.	k. A.	k. A.	k. A.	k. A.	Zahnarzt wurde angeschrieben, beteiligte sich aber nicht an der FOCUS-Befragung.		
Dr. Matthias Hartung Praxis www.kieferorthopaedie-hartung.de	**Bad Doberan** 038203/17613	●		▲	▲	✔	✔	✔	✔	✔	✔	✔	⊕	✔	bis zu 36	alle
Priv.-Doz. Dr. Dirk Wiechmann Gemeinschaftspraxis	**Bad Essen** 05472/5060	●●●	■■	▲▲		✔	✔	✔	✔		✔		⊕⊕	n. V.	n. V.	alle

● = von Kollegen empfohlen	■ = publiziert	▲ = nimmt Eingriff vor	⊕ = weniger als 1 Monat
●● = häufig von Kollegen empfohlen	■■ = publiziert häufig	▲▲ = nimmt Eingriff häufig vor	⊕⊕ = 1 bis 2 Monate
●●● = sehr häufig von Kollegen empfohlen		✔✔ = überwiegend Erwachsene	⊕⊕⊕ = 2 bis 3 Monate
		n. V. = nach Vereinbarung	✔ = ja
		k. A. = keine Angaben	

*Richtwerte/variabel je nach Heil- und Kostenplan

Kieferorthopäden

Zahnarzt/Klinik/Internetadresse	Ort/Tel.-Nr.	von Kollegen empfohlen	Publikationen	Lingualtechnik (fest sitzende Spange an der Zahninnenseite)	Alignertechnik (Kunststoffschienen)	Erwachsene	Kinder	kombinierte kieferorthopäd./-chirurg. Behandlung	Zahnerhaltung	Bracket-Systeme (fest sitzende Spange)	CMD-Therapie	Schnarchtherapie	Wartezeit	monatliche Raten* (in Euro)	Laufzeit* (in Monaten)	davon zinsfrei* (in Monaten)
						Behandlungsspektrum								Finanzierung		
Dr. Nikolas Wilhelm Praxis www.dr-wilhelm.com	**Bad Kreuznach** 0671/26002	●●●		▲		✔	✔	✔	✔			✔	☺☺		24 bis 36	alle
Dr. Gerhard Zeisner Praxis	**Bad Neustadt a.d. Saale** 09771/68178	●●			▲	✔	✔	✔	✔	✔			☺☺☺	100	36 bis 48	48
Dr. Stefan Rybczynski Gemeinschaftspraxis www.happysmiles.de	**Bad Saulgau** 07581/4011	●●		▲▲	▲▲	✔	✔		✔	✔	✔		☺☺☺	20 bis 200	30 bis 36	36
Prof. Dr. Dankmar Ihlow Praxis	**Bad Schwartau** 0451/22822	●●	■		▲▲	✔	✔	✔	✔	✔	✔	✔	☺☺	n.V.	n.V.	alle
Dr. Michael Ackermann Praxis www.michaelackermann.de	**Bad Wörishofen** 08247/90090	●		▲	▲	✔	✔	✔	✔	✔	✔		☺☺	50 bis 100	bis 18	18
Dr. Hans-Jürgen Pauls Praxis www.dr-pauls.de	**Baden-Baden** 07221/22387	●●●	■	▲▲	▲▲	✔	✔	✔	✔	✔	✔	✔	☺☺☺	35 bis 100	12 bis 36	36
Dr. Claus Durlak Gemeinschaftspraxis www.durlak-westphal.de	**Bayreuth** 0921/61051	●●●		▲▲	▲▲	✔	✔	✔	✔	✔	✔	✔	☺	20 bis 250	bis 36	36
Dr. Günter Seifert Gemeinschaftspraxis	**Berchtesgaden** 08652/5363	●●	k.A.	k.A.	k.A.	k.A.	k.A.	k.A.	k.A.	k.A.	k.A.	k.A.	k.A.	Zahnarzt wurde angeschrieben, beteiligte sich aber nicht an der FOCUS-Befragung.		
Prof. Dr. Axel Bumann Gemeinschaftspraxis www.kfo-berlin.de	**Berlin** 030/200744100	●●	■	▲	▲	✔	✔	✔	✔	✔	✔	✔	☺	20 bis 200	bis 36	bis 36
Dr. Walter Engeln Praxis www.dentico.de	**Berlin** 030/32704171	●●			▲▲	✔✔	✔	✔	✔	✔	✔		☺	n.V.	n.V.	alle
Prof. Dr. Paul-Georg Jost-Brinkmann UK[1] Charité, Kieferorthopädie www.zahnmedizin.charite.de	**Berlin** 030/450562575	●●●	■■	k.A.	k.A.	k.A.	k.A.	k.A.	k.A.	k.A.	k.A.	k.A.	k.A.	Zahnarzt wurde angeschrieben, beteiligte sich aber nicht an der FOCUS-Befragung.		
Dr. Hans-Jürgen Köning Gemeinschaftspraxis www.kieferorthopaedie-koening.de	**Berlin** 030/5589677	●●		▲	▲	✔	✔	✔	✔	✔	✔	✔	☺☺		bis 36	36
Dr. Karl-Heinz Kossack Gemeinschaftspraxis www.kfo-behandlung.de	**Berlin** 030/9917062	●	k.A.	k.A.	k.A.	k.A.	k.A.	k.A.	k.A.	k.A.	k.A.	k.A.	k.A.	Zahnarzt wurde angeschrieben, beteiligte sich aber nicht an der FOCUS-Befragung.		
Dr. Hatto Loidl Praxis www.westendkfo.de	**Berlin** 030/3022464	●●	k.A.	k.A.	k.A.	k.A.	k.A.	k.A.	k.A.	k.A.	k.A.	k.A.	k.A.	Zahnarzt wurde angeschrieben, beteiligte sich aber nicht an der FOCUS-Befragung.		
Dipl.-Med. Michael Müller Gemeinschaftspraxis www.kfo-muellermi.de	**Berlin** 030/5294170	●●	■■	▲	▲	✔	✔	✔	✔	✔	✔	✔	☺	10 bis 250	bis 36	alle
Dr. Ralf Müller-Hartwich Gemeinschaftspraxis www.adentics.de	**Berlin** 030/31174740	●●	■	▲▲	▲	✔✔	✔	✔	✔	✔			☺	12 bis 40	3 bis 72	6
Dr. Peter Ring Praxis	**Berlin** 030/97105107	●●		▲	▲	✔	✔	✔	✔	✔	✔		☺☺☺	16 bis 70	18 bis 48	alle
Dr. Nicola Schmidt-Rogge Praxis www.kieferorthopaede-berlin.de	**Berlin** 030/86390900	●		▲	▲▲	✔	✔	✔	✔	✔	✔	✔	☺	20 bis 60	12 bis 48	alle

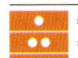

● = von Kollegen empfohlen	■ = publiziert	▲ = nimmt Eingriff vor
●● = häufig von Kollegen empfohlen	■■ = publiziert häufig	▲▲ = nimmt Eingriff häufig vor
●●● = sehr häufig von Kollegen empfohlen		n.V. = nach Vereinbarung

✔ = ja	☺ = weniger als 1 Monat	
✔✔ = überwiegend Erwachsene	☺☺ = 1 bis 2 Monate	
k.A. = keine Angaben	☺☺☺ = 2 bis 3 Monate	

Kieferorthopäden

Zahnarzt/Klinik/Internetadresse	Ort/Tel.-Nr.	von Kollegen empfohlen	Publikationen	Lingualtechnik (fest sitzende Spange an der Zahninnenseite)	Alignertechnik (Kunststoffschienen)	Erwachsene	Kinder	kombinierte kieferorthopäd./-chirurg. Behandlung	Zahnerhaltung	Bracket-Systeme (fest sitzende Spange)	CMD-Therapie	Schnarchtherapie	Wartezeit	monatliche Raten* (in Euro)	Laufzeit* (in Monaten)	davon zinsfrei (in Monaten)
Dr. Michael K. Thomas Gemeinschaftspraxis www.mundwerk.de	**Berlin** 030/8019950	•		▲	▲▲	✔	✔	✔	✔	✔	✔	✔	k.A.	k.A.	k.A.	k.A.
Dr. Annette Wiemann Gemeinschaftspraxis www.zahnspange-mitte.de	**Berlin** 030/4202600	•••		▲	▲	✔	✔	✔	✔	✔	✔	✔	⏱⏱	9 bis 220	6 bis 36	alle
Dr. Kerstin Birgitta Wiemer Gemeinschaftspraxis www.kfo-in-karlshorst.de	**Berlin** 030/500120690	••		▲	▲	✔	✔	✔	✔	✔	✔		⏱	10	bis 36	k.A.
Thomas Zenker Gemeinschaftspraxis www.kieferorthopaedie-zenker.de	**Berlin** 030/76805500	••	k.A.	k.A.	k.A.	k.A.	k.A.	k.A.	k.A.	k.A.	k.A.	k.A.	Zahnarzt wurde angeschrieben, beteiligte sich aber nicht an der FOCUS-Befragung.		
Dr. Alexander Hohensee Gemeinschaftspraxis www.kfo-bingen.net	**Bingen** 06721/990899	•		▲▲		✔✔		✔		✔	✔		⏱	30 bis 200	bis 36	36
Prof. Dr. Andreas Jäger Uniklinikum, Kieferorthopädie www.ukb.uni-bonn.de	**Bonn** 0228/28722426	•••	■■		✔		✔			✔			⏱⏱⏱	n.V.	n.V.	n.V.
Dr. Thorsten Svanström Praxis www.svanstroem.de	**Bonn** 0228/624873	•		▲▲	▲▲	✔	✔	✔	✔	✔			⏱	20 bis 150	20 bis 30	alle
Dr. Peter Zernial Praxis www.dr-zernial.de	**Bremen** 0421/203430	•••		▲▲		✔✔	✔	✔	✔	✔	✔		⏱	ab 20	36	alle
Dr. Gundi Mindermann Praxis	**Bremervörde** 04761/70013	•		▲	▲	✔	✔	✔	✔	✔	✔		⏱	n.V.	n.V.	alle
Dr. Volker Breidenbach Gemeinschaftspraxis www.dr-breidenbach.de	**Castrop-Rauxel** 02305/25548	•••		▲▲		✔	✔	✔		✔	✔	✔	⏱⏱	20 bis 100	24 bis 48	alle
Dr. Arved Heß Praxis www.drhessundpartner.de	**Coburg** 09561/75800	•••		▲	▲▲	✔	✔	✔	✔	✔	✔		⏱	10 bis 100	12 bis 36	alle
Dr. Jürgen Glatzmaier Gemeinschaftspraxis www.kfo-dachau.de	**Dachau** 08131/614747	•		▲▲		✔	✔	✔	✔	✔			⏱	50 bis 200	bis 36	36
Dr. Jürgen Böcker Praxis	**Datteln** 02363/73270	••	k.A.	k.A.	k.A.	k.A.	k.A.	k.A.	k.A.	k.A.	k.A.	k.A.	Zahnarzt wurde angeschrieben, beteiligte sich aber nicht an der FOCUS-Befragung.		
Dr. Jürgen Roming Praxis www.we-design-your-smile.de	**Deggendorf** 0991/5970	•		▲	▲	✔	✔	✔	✔	✔	✔		⏱⏱⏱	25 bis 100	bis 36	alle
Dr. Wolfgang Kaudewitz Praxis	**Donauwörth** 0906/21005					✔	✔	✔	✔	✔			⏱	k.A.	k.A.	k.A.
Dr. Tobias Maier Praxis	**Dorfen** 08081/938288	••				✔			✔	✔	✔		⏱⏱⏱	k.A.	k.A.	k.A.
Dr. Andreas Ehmer Gemeinschaftspraxis www.ehmer-posselt.de	**Dülmen** 02594/7831790	••		▲	▲	✔	✔	✔	✔		✔		⏱⏱	15 bis 120	36	36
Dr. Maximilian Bimler Praxis www.bimler.eu	**Düsseldorf** 0211/5591000	••		▲▲	▲▲	✔✔	✔			✔		✔	⏱	30 bis 500	bis 30	alle

Behandlungsspektrum · **Finanzierung**

•	= von Kollegen empfohlen
••	= häufig von Kollegen empfohlen
•••	= sehr häufig von Kollegen empfohlen
■	= publiziert
■■	= publiziert häufig
▲	= nimmt Eingriff vor
▲▲	= nimmt Eingriff häufig vor
n.V.	= nach Vereinbarung
✔	= ja
✔✔	= überwiegend Erwachsene
k.A.	= keine Angaben
⏱	= weniger als 1 Monat
⏱⏱	= 1 bis 2 Monate
⏱⏱⏱	= 2 bis 3 Monate

*Richtwerte/variabel je nach Heil- und Kostenplan

Kieferorthopäden

Zahnarzt/Klinik/Internetadresse	Ort/Tel.-Nr.	von Kollegen empfohlen	Publikationen	Lingualtechnik (fest sitzende Spange an der Zahninnenseite)	Alignertechnik (Kunststoffschienen)	Erwachsene	Kinder	kombinierte kieferortho-päd./-chirurg. Behandlung	Zahnerhaltung	Bracket-Systeme (fest sitzende Spange)	CMD-Therapie	Schnarchtherapie	Wartezeit	monatliche Raten* (in Euro)	Laufzeit* (in Monaten)	davon zinsfrei* (in Monaten)
Prof. Dr. Dieter Drescher UK[1], Kieferorthopädie, www.uniklinik-duesseldorf.de/kieferorthopädie	Düsseldorf 0211/8116382	●●●	■■	▲	▲	✔✔	✔	✔	✔	✔	✔		☺☺	k.A.	k.A.	k.A.
Priv.-Doz. Dr. Benedict Wilmes UK[1], Kieferorthopädie, www.uniklinik-duesseldorf.de/kieferorthopädie	Düsseldorf 0211/8118671	●●	■■	▲▲		✔✔							☺☺	k.A.	k.A.	k.A.
Priv.-Doz. Dr. Elisabeth Löhr Praxis	Erfurt 0361/3455519	●●			▲▲	✔	✔	✔	✔	✔	✔		k.A.	n.V.	24	alle
Prof. Dr. Aladin Sabbagh Gemeinschaftspraxis www.sabbagh64.com	Erlangen 09131/530220	●●●		▲	▲▲	✔	✔	✔	✔	✔	✔	✔	☺	15 bis 30	24 bis 36	alle
Dr. Kai Hagemann Gemeinschaftspraxis www.spange-hagemann.de	Essen 0201/233449	●●		▲	▲	✔	✔	✔	✔	✔	✔		☺☺	n.V.	n.V.	n.V.
Dr. Andreas Schumann Gemeinschaftspraxis www.kfo-schumann-mohr.de	Essen 0201/842800	●●		▲▲	▲▲	✔	✔	✔	✔	✔	✔		☺	n.V.	n.V.	alle
Dr. Thomas Miersch Praxis www.dr-thomas-miersch.de	Esslingen 0711/353449	●●		▲	▲	✔	✔	✔	✔	✔	✔		☺	✔	24 bis 36	k.A.
Dr. Stefan Kollmannsperger Praxis www.kfo-frankfurt.de	Frankfurt a. Main 069/172110	●●		k.A.	k.A.	k.A.	k.A.	k.A.	k.A.	k.A.	k.A.	k.A.		Zahnarzt wurde angeschrieben, beteiligte sich aber nicht an der FOCUS-Befragung.		
Dr. Gabriele Güde Praxis www.dr-guede.de	Freiburg 0761/611090	●		▲	▲	✔	✔	✔	✔	✔	✔		☺	✔	k.A.	k.A.
Dr. Maren Steinwand Praxis www.kfo-fds.de	Freudenstadt 07441/2161	●●●		▲	▲	✔	✔	✔	✔	✔	✔	✔	☺☺☺	n.V.	bis 36	alle
Dr. Michael Dillig Praxis www.kieferorthopaede-friedberg.de	Friedberg 0821/603040	●●		▲	▲	✔	✔	✔	✔	✔	✔		☺☺☺	✔	k.A.	k.A.
Dr. Ulrich Prokott Gemeinschaftspraxis www.kieferorthopaedie-wetterau.de	Friedberg 06031/5934	●●		▲	▲	✔	✔	✔	✔	✔	✔		☺	20 bis 150	24 bis 40	alle
Dr. Jens Johannes Bock Gemeinschaftspraxis www.kfo-schlossgarten.de	Fulda 0661/77757	●	■■	▲▲	▲▲	✔	✔	✔	✔	✔	✔		☺	30 bis 300	10 bis 24	alle
Dr. Jürgen Buken Praxis www.dr-buken.de	Gehrden 05108/6447870	●		▲	▲▲	✔	✔	✔	✔	✔	✔		☺☺☺	25 bis 250	bis 36	alle
Dr. Peter Ludwig Praxis www.kio-gera.de	Gera 0365/2147120	●				✔	✔	✔	✔	✔	✔	✔	☺☺	30 bis 200	12 bis 48	alle
Prof. Dr. Sabine Ruf Uniklinikum, Kieferorthopädie www.ukgm.de	Gießen 0641/9946122	●●●	■■			✔	✔	✔	✔		✔		☺☺	n.V.	n.V.	alle
Dr. Heiko Goldbecher Gemeinschaftspraxis www.stolze-goldbecher.de	Halle 0345/2021604	●●●		▲▲		✔✔	✔	✔	✔	✔	✔		☺☺	10 bis 50	36	alle
Dr. Werner Hahn Gemeinschaftspraxis www.lingualtechnik.com	Hamburg 040/6062727	●●●		▲▲		✔	✔	✔	✔	✔	✔		☺	20 bis 250	bis 36	alle

	Behandlungsspektrum		Finanzierung
● = von Kollegen empfohlen	■ = publiziert	▲ = nimmt Eingriff vor	✔ = ja · ☺ = weniger als 1 Monat
●● = häufig von Kollegen empfohlen	■■ = publiziert häufig	▲▲ = nimmt Eingriff häufig vor	✔✔ = überwiegend Erwachsene · ☺☺ = 1 bis 2 Monate
●●● = sehr häufig von Kollegen empfohlen		n.V. = nach Vereinbarung	k.A. = keine Angaben · ☺☺☺ = 2 bis 3 Monate

Kieferorthopäden

Spaltenlegende der Symbolköpfe: von Kollegen empfohlen · Publikationen · **Lingualtechnik** (fest sitzende Spange an der Zahninnenseite) · **Alignertechnik** (Kunststoffschienen) · Erwachsene · Kinder · **kombinierte kieferorthopäd./-chirurg. Behandlung** · Zahnerhaltung · **Bracket-Systeme** (fest sitzende Spange) · CMD-Therapie · Schnarchtherapie · Wartezeit · **monatliche Raten*** (in Euro) · **Laufzeit*** (in Monaten) · **davon zinsfrei** (in Monaten)

Zahnarzt/Klinik/Internetadresse	Ort/Tel.-Nr.	empf.	Publ.	Lingual	Aligner	Erwachsene	Kinder	komb. kfo./chir.	Zahnerhaltung	Bracket	CMD	Schnarch	Wartezeit	monatl. Raten	Laufzeit	davon zinsfrei
Dr. Dagmar Ibe — Gemeinschaftspraxis — www.better-smiles.de	Hamburg — 040/894000	●●		▲	✔✔	✔	✔	✔					☺	100 bis 500	n.V.	alle
Prof. Dr. Bärbel Kahl-Nieke — Uniklinikum, Kieferorthopädie — www.uke.de	Hamburg — 040/7410 52 55	●●●	■	▲	▲	✔	✔	✔	✔	✔	✔		☺☺	n.V.	n.V.	n.V.
Prof. Dr. Dietmar Segner — Gemeinschaftspraxis — www.better-smiles.de	Hamburg — 040/894000	●●		▲	▲	✔	✔		✔				☺	✔	n.V.	alle
Dr. Peter Wasiljeff — Praxis — www.zahnspangen-hamburg.de	Hamburg — 040/28 80 59 90	●●		▲	▲	✔	✔	✔	✔	✔			☺☺	30 bis 250	bis 36	alle
Dr. Pascal Töpfer — Gemeinschaftspraxis — www.spange-hanau.de	Hanau — 06181/180 0480	●		k.A.	k.A.	k.A.	k.A.	k.A.	k.A.	k.A.	k.A.	k.A.	Zahnarzt wurde angeschrieben, beteiligte sich aber nicht an der FOCUS-Befragung.			
Dr. Wilhelm Entrup — Gemeinschaftspraxis — www.balance-entrup.de	Hannover — 0511/36 4990	●●●		▲	▲	✔	✔	✔	✔	✔			☺☺	✔	9 bis 24	alle
Prof. Dr. Rainer Schwestka-Polly — Uniklinikum, Kieferorthopädie — www.mhh.de/kieferorthopaedie.html	Hannover — 0511/5 32 48 63	●●●	■■	▲	▲	✔	✔	✔	✔	✔	✔		☺☺	k.A.	k.A.	k.A.
Dr. Michael Sostmann — Praxis — www.kfo-drsostmann.de	Hannover — 0511/34 2051	●●●		▲▲	▲	✔	✔		✔	✔	✔	✔	☺☺	20 bis 100	bis 48	48

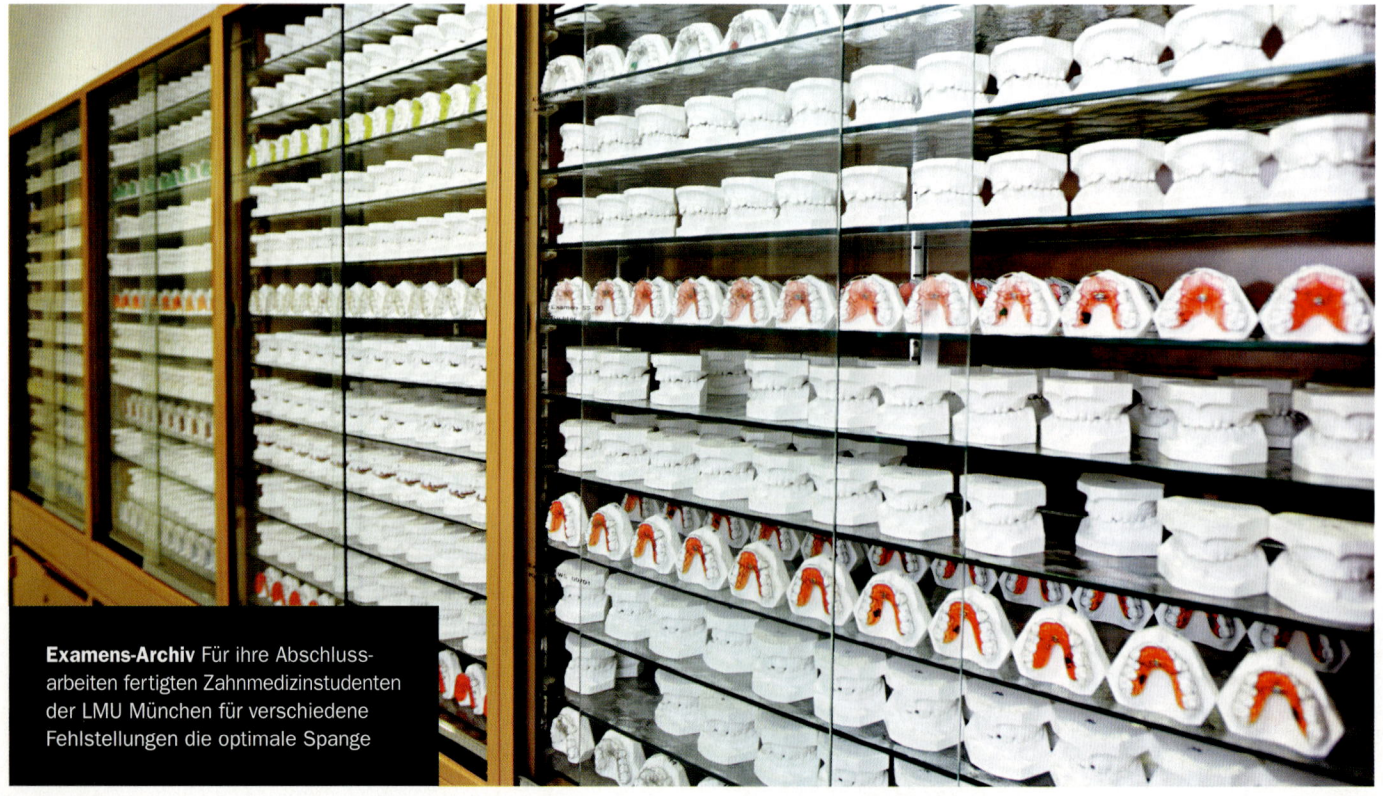

Examens-Archiv Für ihre Abschlussarbeiten fertigten Zahnmedizinstudenten der LMU München für verschiedene Fehlstellungen die optimale Spange

*Richtwerte/variabel je nach Heil- und Kostenplan

Kieferorthopäden

Zahnarzt/Klinik/Internetadresse	Ort/Tel.-Nr.	von Kollegen empfohlen	Publikationen	Lingualtechnik (fest sitzende, Spange an der Zahninnenseite)	Alignertechnik (Kunststoffschienen)	Erwachsene	Kinder	kombinierte kieferorthopäd./-chirurg. Behandlung	Zahnerhaltung	Bracket-Systeme (fest sitzende Spange)	CMD-Therapie	Schnarchtherapie	Wartezeit	monatliche Raten* (in Euro)	Laufzeit* (in Monaten)	davon zinsfrei* (in Monaten)
						Behandlungsspektrum								Finanzierung		
Sabine Steding Gemeinschaftspraxis www.zaehne-an-der-leine.de	**Hannover** 0511/3481666	•		▲	✔	✔	✔	✔	✔	✔	✔	✔	☺☺☺	n. V.	n. V.	n. V.
Prof. Dr. Christopher Lux Uniklinikum, Kieferorthopädie www.klinikum.uni-heidelberg.de	**Heidelberg** 06221/566561	••	■	▲		✔	✔	✔	✔	✔		✔	k. A.	k. A.	k. A.	k. A.
Dr. Manfred Schüßler Praxis www.kfo-hd.de	**Heidelberg** 06221/471166	•••		▲▲	▲▲	✔✔	✔	✔	✔	✔	✔	✔	☺☺	✔	k. A.	k. A.
Dr. Dieter Jung Praxis	**Herne** 02323/55156	•••	k. A.	k. A.	k. A.	k. A.	k. A.	k. A.	k. A.	k. A.	k. A.	k. A.	Zahnarzt wurde angeschrieben, beteiligte sich aber nicht an der FOCUS-Befragung.			
Dipl.-Stom. Hans-Otto Vonderlind Gemeinschaftspraxis www.kieferorthopaedie-thueringen.de	**Hildburghausen** 03685/403636	••		▲		✔	✔	✔	✔	✔	✔	✔	☺	n. V.	n. V.	alle
Dr. Carola Renner Praxis www.kfo-renner.de	**Hof** 09281/977116	••		▲	▲	✔	✔	✔	✔	✔	✔	✔	☺☺☺	10 bis 100	n. V.	alle
Dr. Ulrich Fellner Praxis www.bdk-online.de/Fellner	**Horb** 07451/1551	••			▲▲	✔	✔	✔	✔	✔			☺	50 bis 200	n. V.	alle
Dr. Roswitha Sprenger Praxis www.kfo-sprenger.de	**Ilmenau** 03677/63433	•••				✔	✔	✔	✔	✔	✔		☺	n. V.	n. V.	alle
Dr. Thomas Haffner Gemeinschaftspraxis www.kieferorthopaedie-thueringen.de	**Jena** 03641/603581	••		▲	▲	✔	✔	✔	✔	✔	✔		k. A.	ab 50	20	alle
Dr. Matthias Seyffarth Praxis www.kieferorthopaedie-jena.de	**Jena** 03641/441739	•		▲	▲	✔	✔	✔	✔	✔	✔		☺	15 bis 300	bis 36	alle
Dr. Knut Wege Praxis www.wege-in-jena.de	**Jena** 03641/441848	••	k. A.	k. A.	k. A.	k. A.	k. A.	k. A.	k. A.	k. A.	k. A.	k. A.	Zahnarzt wurde angeschrieben, beteiligte sich aber nicht an der FOCUS-Befragung.			
Dr. Jürgen Bachmann Praxis www.kfo-karlsruhe.de	**Karlsruhe** 0721/857535	•			▲▲	✔	✔	✔	✔	✔			☺	60 bis 180	24 bis 36	alle
Dr. Hermann Bäuerle Praxis www.kfo.baeuerle.info	**Karlsruhe** 0721/33663	••	k. A.	k. A.	k. A.	k. A.	k. A.	k. A.	k. A.	k. A.	k. A.	k. A.	Zahnarzt wurde angeschrieben, beteiligte sich aber nicht an der FOCUS-Befragung.			
Dr. Wolfgang Grüner Gemeinschaftspraxis www.kfopraxis-ka.de	**Karlsruhe** 0721/3842384	••	k. A.	k. A.	k. A.	k. A.	k. A.	k. A.	k. A.	k. A.	k. A.	k. A.	Zahnarzt wurde angeschrieben, beteiligte sich aber nicht an der FOCUS-Befragung.			
Dr. Bernd Zimmer Gemeinschaftspraxis www.zimmer-schelper.de	**Kassel** 0561/64474	•••	■			✔	✔	✔	✔		✔		☺☺	10 bis 50	24 bis 36	bis 36
Dr. Lutz Rathenow Gemeinschaftspraxis www.rathenow-kfo.de	**Kelkheim** 06195/674545	•		▲▲	▲▲	✔	✔	✔	✔	✔	✔	✔	☺☺	40 bis 250	12 bis 48	alle
Dr. Anton Schweiger Gemeinschaftspraxis www.kfoimstift.de	**Kempten** 0831/17667	•					✔						k. A.	✔	k. A.	k. A.
Dr. Andreas Köneke Gemeinschaftspraxis www.ortho-excellence.de	**Kiel** 0431/3800490	•		▲▲	▲▲	✔	✔	✔	✔	✔	✔	✔	☺	n. V.	n. V.	alle

Legende:

• = von Kollegen empfohlen	■ = publiziert	▲ = nimmt Eingriff vor	✔ = ja	☺ = weniger als 1 Monat	
•• = häufig von Kollegen empfohlen	■■ = publiziert häufig	▲▲ = nimmt Eingriff häufig vor	✔✔ = überwiegend Erwachsene	☺☺ = 1 bis 2 Monate	
••• = sehr häufig von Kollegen empfohlen		n. V. = nach Vereinbarung	k. A. = keine Angaben	☺☺☺ = 2 bis 3 Monate	

Kieferorthopäden

Zahnarzt/Klinik/Internetadresse	Ort/Tel.-Nr.	von Kollegen empfohlen	Publikationen	Lingualtechnik (fest sitzende Spange an der Zahninnenseite)	Alignertechnik (Kunststoffschienen)	Erwachsene	Kinder	kombinierte kieferorthopäd./-chirurg. Behandlung	Zahnerhaltung	Bracket-Systeme (fest sitzende Spange)	CMD-Therapie	Schnarchtherapie	Wartezeit	monatliche Raten* (in Euro)	Laufzeit* (in Monaten)	davon zinsfrei (in Monaten)
Dr. Henning Briegleb Gemeinschaftspraxis www.kieferorthopaede-briegleb.de	Köln 0221/212833	••	■		▲▲	✔	✔	✔	✔	✔	✔		☺☺	30 bis 300	n.V.	alle
Dr. Ines Graf Praxis www.kfo-graf.de	Köln 0221/136021	••		▲▲	▲▲	✔	✔	✔	✔	✔			☺☺	✔	k.A.	k.A.
Dr. Peter Posselt Praxis www.dr-posselt.de	Köln 0221/2582522	•••			▲	✔	✔	✔		✔			☺☺	250 bis 400	n.V.	alle
Dr. Werner Schupp Gemeinschaftspraxis www.schupp-ortho.de	Köln 0221/9353020	••	■		▲▲	✔✔	✔	✔	✔	✔	✔		☺☺	100 bis 350	bis 36	n.V.
Dr. Jörg M. Schwarze Praxis	Köln 0221/212020	•		▲	▲▲	✔✔	✔	✔	✔	✔	✔	✔	☺☺	150 bis 300	6 bis 30	alle
Dr. Thomas Banach Praxis www.dr-banach.de	Königstein/Ts. 06174/931877	•••		▲▲	▲▲	✔		✔	✔	✔			☺☺	✔	bis 24	k.A.
Dr. Esfandiar Modjahedpour Praxis www.kieferorthopädie-krefeld.de	Krefeld 02151/601911	•		▲▲		✔	✔	✔	✔	✔			☺	✔	k.A.	k.A.
Dr. Thomas Jordan Praxis	Landshut 0871/274672	••		▲		✔	✔	✔	✔	✔		✔	k.A.	20 bis 100	36 bis 48	alle
Dr. Joachim Weber Gemeinschaftspraxis www.zahnspangen.de	Ludwigshafen 0621/685777	••		▲▲	▲▲	✔	✔	✔	✔	✔		✔	☺	bis 120	n.V.	alle
Dr. Jörg Seiferth Gemeinschaftspraxis www.kieferorthopaedie-mainz.com	Mainz 06131/672223	••	■	k.A.	k.A.	k.A.	k.A.	k.A.	k.A.	k.A.	k.A.	k.A.	Zahnarzt wurde angeschrieben, beteiligte sich aber nicht an der FOCUS-Befragung.			
Prof. Dr. Heinrich Wehrbein Uniklinikum, Kieferorthopädie www.unimedizin-mainz.de	Mainz 06131/173024	•••	■■	▲	▲	✔✔	✔	✔	✔		✔	✔	☺	150 bis 200	bis 36	alle
Dr. Susanne Wriedt UK[1], Zahn-, Mund- u. Kieferheilkunde www.unimedizin-mainz.de	Mainz 06131/173039	••	■■		▲	✔	✔	✔	✔				☺☺	50 bis 150	n.V.	alle
Dr. Bernd Schneider Praxis www.dr-bernd-schneider.de	Mannheim 0621/24711	•		▲	▲	✔	✔	✔	✔	✔		✔	☺	n.V.	n.V.	n.V.
Prof. Dr. Heike Korbmacher-Steiner Uniklinikum, Kieferorthopädie www.kfo-marburg.de	Marburg 06421/5863218	•••		▲	▲	✔✔	✔	✔	✔	✔			☺	n.V.	n.V.	24
Dr. Julia Tiefengraber Praxis www.lingualtechnik-tiefengraber.de	Meerbusch 02132/4001	••		▲▲	▲	✔	✔	✔	✔		✔		k.A.	50 bis 250	36	alle
Dr. Albert Breunig Praxis	Memmingen 08331/47525	•		▲	▲	✔	✔	✔	✔	✔	✔	✔	☺☺	10 bis 50	bis 36	alle
Dr. Andreas Bartelt Gemeinschaftspraxis www.drbartelt.de	München 089/92299190	••		▲▲		✔✔	✔	✔	✔	✔			☺	✔	k.A.	k.A.
Dr. Gerhard Kluge Praxis www.kluge-kieferorthopaedie.de	München 089/4300204	••				✔		✔	✔				☺☺	✔	k.A.	k.A.

Legende:

• = von Kollegen empfohlen	■ = publiziert	▲ = nimmt Eingriff vor	✔ = ja	☺ = weniger als 1 Monat
•• = häufig von Kollegen empfohlen	■■ = publiziert häufig	▲▲ = nimmt Eingriff häufig vor	✔✔ = überwiegend Erwachsene	☺☺ = 1 bis 2 Monate
••• = sehr häufig von Kollegen empfohlen		n.V. = nach Vereinbarung	k.A. = keine Angaben	☺☺☺ = 2 bis 3 Monate

[1]Uniklinikum   *Richtwerte/variabel je nach Heil- und Kostenplan

Kieferorthopäden

Zahnarzt/Klinik/Internetadresse	Ort/Tel.-Nr.	von Kollegen empfohlen	Publikationen	Lingualtechnik (fest sitzende Spange an der Zahninnenseite)	Alignertechnik (Kunststoffschienen)	Erwachsene	Kinder	kombinierte kieferortho-päd./-chirurg. Behandlung	Zahnerhaltung	Bracket-Systeme (fest sitzende Spange)	CMD-Therapie	Schnarchtherapie	Wartezeit	monatliche Raten* (in Euro)	Laufzeit* (in Monaten)	davon zinsfrei* (in Monaten)
						Behandlungsspektrum								Finanzierung		
Dr. Rosmarie Niedballa Gemeinschaftspraxis www.kfo-niedballa.de	**München** 089/174034	●●		▲	▲▲	✔	✔	✔	✔	✔	✔	✔	⏱	✔	k.A.	k.A.
Dr. Guntram Wetzel Praxis, www.ihr-kieferorthopäde-in-münchen.de	**München** 089/349392	●●●			▲	✔	✔	✔	✔	✔			⏱	50 bis 200	4 bis 8	alle
Prof. Dr. Andrea Wichelhaus Uniklinikum, Kieferorthopädie www.kfo.med.uni-muenchen.de	**München** 089/51603233	●●●	■■	▲▲	▲		✔	✔	✔	✔			⏱⏱⏱	100 bis 300	36 bis 48	alle
Prof. Dr. Ariane Hohoff Uniklinikum, Kieferorthopädie www.klinikum.uni-muenster.de	**Münster** 0251/8347113	●●	■	▲▲		✔	✔	✔					⏱⏱	k.A.	k.A.	k.A.
Dr. Christian Schultz Praxis www.kieferorthopaedie-wissen.de	**Neubrandenburg** 0395/5445868	●		▲▲	▲▲	✔	✔	✔	✔	✔	✔	✔	⏱⏱	20 bis 150	bis 24	alle
Dr. Helmut Hofmann Gemeinschaftspraxis www.kieferorthopaedie-neumarkt.de	**Neumarkt** 09181/20048	●		▲	▲	✔	✔	✔	✔	✔	✔		⏱	n.V.	n.V.	alle
Dr. Burkhardt Dalles Praxis www.kfo-dalles.de	**Nürnberg** 0911/945470	●		▲	▲	✔	✔	✔	✔	✔	✔		⏱	10 bis 200	6 bis 24	alle
Dr. Christian Weinzierl Gemeinschaftspraxis www.nuernberg-kfo.de	**Nürnberg** 0911/22020	●		▲	▲	✔	✔	✔	✔	✔	✔		⏱	✔	k.A.	k.A.
Donald David Green Gemeinschaftspraxis www.kieferorthopaeden-oldenburg.de	**Oldenburg** 0441/74028	●		▲	▲	✔	✔	✔	✔	✔	✔	✔	⏱⏱	50 bis 150	bis 36	alle
Dr. Roland Krysewski Gemeinschaftspraxis www.kieferorthopaedie-oha.de	**Osterode** 05522/919222	●●●	k.A.	k.A.	k.A.	k.A.	k.A.	k.A.	k.A.	k.A.	k.A.	k.A.	Zahnarzt wurde angeschrieben, beteiligte sich aber nicht an der FOCUS-Befragung.		
Dr. Cornelia Lörner Praxis www.dr-loerner.de	**Pfaffenhofen** 08441/4055540	●●	k.A.	k.A.	k.A.	k.A.	k.A.	k.A.	k.A.	k.A.	k.A.	k.A.	Zahnärztin wurde angeschrieben, beteiligte sich aber nicht an der FOCUS-Befragung.		
Dr. Karl Reck MVZ Dr. Reck www.reck-kfo.de	**Pulheim** 02238/965050	●●				✔	✔	✔		✔			⏱	80 bis 250	n.V.	alle
Dr. Norbert Gülden Gemeinschaftspraxis www.kfo-ratingen.de	**Ratingen** 02102/6103830	●	■■	k.A.	k.A.	k.A.	k.A.	k.A.	k.A.	k.A.	k.A.	k.A.	Zahnarzt wurde angeschrieben, beteiligte sich aber nicht an der FOCUS-Befragung.		
Dr. Thomas Hofmann Praxis	**Regensburg** 0941/560808	●●●						✔					⏱	40 bis 95	bis 36	36
Prof. Dr. Peter Proff Uniklinikum, Kieferorthopädie www.uniklinikum-regensburg.de	**Regensburg** 0941/9446095	●●●	■■	▲▲	▲▲	✔	✔	✔	✔	✔	✔	✔	⏱	30 bis 100	24 bis 36	alle
Dr. Hans Theobald Schrems Gemeinschaftspraxis www.schrems-kfo.de	**Regensburg** 0941/297530	●●	k.A.	k.A.	k.A.	k.A.	k.A.	k.A.	k.A.	k.A.	k.A.	k.A.	Zahnarzt wurde angeschrieben, beteiligte sich aber nicht an der FOCUS-Befragung.		
Dr. Sigmund Ziegler Praxis www.drziegler.de	**Regensburg** 0941/57276	●●		▲▲		✔	✔	✔	✔	✔			⏱	50 bis 250	4 bis 36	alle
Dr. Stephan Pies Gemeinschaftspraxis	**Remscheid** 02191/929016	●●●		▲▲		✔	✔	✔	✔	✔	✔	✔	⏱	30 bis 150	8 bis 48	alle

Legende:

● = von Kollegen empfohlen
●● = häufig von Kollegen empfohlen
●●● = sehr häufig von Kollegen empfohlen

■ = publiziert
■■ = publiziert häufig

▲ = nimmt Eingriff vor
▲▲ = nimmt Eingriff häufig vor
n.V. = nach Vereinbarung

✔ = ja
✔✔ = überwiegend Erwachsene
k.A. = keine Angaben

⏱ = weniger als 1 Monat
⏱⏱ = 1 bis 2 Monate
⏱⏱⏱ = 2 bis 3 Monate

▷

*Richtwerte/variabel je nach Heil- und Kostenplan

Kieferorthopäden

Zahnarzt/Klinik/Internetadresse	Ort/Tel.-Nr.	von Kollegen empfohlen	Publikationen	Lingualtechnik (fest sitzende Spange an der Zahninnenseite)	Alignertechnik (Kunststoffschienen)	Erwachsene	Kinder	kombinierte kieferorthopäd./-chirurg. Behandlung	Zahnerhaltung	Bracket-Systeme (fest sitzende Spange)	CMD-Therapie	Schnarchtherapie	Wartezeit	monatliche Raten* (in Euro)	Laufzeit* (in Monaten)	davon zinsfrei (in Monaten)
Dr. Hans Hermann Hoffrogge Praxis	**Rottach-Egern** 08022/2577	●●		k.A.	k.A.	k.A.	k.A.	k.A.	k.A.	k.A.	k.A.	k.A.	k.A.	Zahnarzt wurde angeschrieben, beteiligte sich aber nicht an der FOCUS-Befragung.		
Dr. Christian Schmidt Gemeinschaftspraxis www.kfo-sz.de	**Salzgitter** 05341/44031	●		▲▲	▲▲	✔		✔					☺	30 bis 195	bis 48	4
Dr. Alfred Kimmich Gemeinschaftspraxis www.kfo-bender-kimmich.de	**Schwetzingen** 06202/13020	●●		k.A.	k.A.	k.A.	k.A.	k.A.	k.A.	k.A.	k.A.	k.A.	k.A.	Zahnarzt wurde angeschrieben, beteiligte sich aber nicht an der FOCUS-Befragung.		
Dr. Nabil Khouri Praxis	**Senden** 02597/9399680	●		k.A.	k.A.	k.A.	k.A.	k.A.	k.A.	k.A.	k.A.	k.A.	k.A.	Zahnarzt wurde angeschrieben, beteiligte sich aber nicht an der FOCUS-Befragung.		
Dr. Nadja Grättinger Praxis www.kfo-starnberg.de	**Starnberg** 08151/9088090	●●		▲▲	▲	✔	✔	✔	✔	✔	✔		☺	30 bis 400	24 bis 48	alle
Dr. Marina Grüner Gemeinschaftspraxis www.praxis-gruener.de	**Starnberg** 08151/16155	●●		▲	▲	✔	✔	✔	✔	✔			k.A.	k.A.	k.A.	k.A.
Dr. Boris Sonnenberg Gemeinschaftspraxis www.kfo-stuttgart.com	**Stuttgart** 0711/247504	●●		▲▲	▲▲	✔✔	✔	✔	✔	✔	✔	✔	☺☺	20 bis 250	3 bis 30	6
Dr. Hilmar Reinhardt Gemeinschaftspraxis www.kfo-shl.de	**Suhl** 03681/301710	●●		▲	▲	✔	✔	✔	✔	✔	✔		☺	50	k.A.	alle
Dr. Ilse Stephan Praxis	**Sulzbach-Rosenberg** 09661/4724	●		▲	▲	✔	✔	✔	✔		✔		☺	5 bis 40	bis 36	alle
Dr. Otto W. Franzreb Praxis	**Taunusstein** 06128/44266	●●			▲	✔	✔	✔			✔		☺	✔	k.A.	k.A.
Prof. Dr. Gero Kinzinger Gemeinschaftspraxis www.kfo-kinzinger-und-schroeder.de	**Tönisvorst** 02151/361104	●●●	▪▪	k.A.	k.A.	k.A.	k.A.	k.A.	k.A.	k.A.	k.A.	k.A.	k.A.	Zahnarzt wurde angeschrieben, beteiligte sich aber nicht an der FOCUS-Befragung.		
Dr. Björn Ludwig Gemeinschaftspraxis www.kieferorthopaedie-mosel.de	**Traben-Trarbach** 06541/818381	●●●	▪▪	▲▲	▲	✔	✔	✔	✔	✔	✔		☺	50	k.A.	k.A.
Dr. Karin Schoos Praxis www.zahnspange-deulux.de	**Trier** 0651/9940990	●				✔	✔		✔	✔			☺	50 bis 75	n.V.	alle
Dr. Uwe Kretzschmar Praxis	**Trostberg** 08621/5396	●●			▲	✔	✔	✔	✔	✔	✔			15 bis 150	20 bis 40	alle
Prof. Dr. Gernot Göz Uniklinikum, Kieferorthopädie www.medizin.uni-tuebingen.de	**Tübingen** 07071/2982162	●●		▲	▲▲	✔	✔	✔	✔		✔		☺☺	50 bis 200	bis 24	alle
Dr. Ilka Grimm Praxis 05423/475201	**Versmold**	●			▲	✔	✔	✔			✔		☺☺	✔	12 bis 36	alle
Dr. Moritz Rumetsch Praxis www.rumetsch.de	**Waldshut** 07751/896161	●●		▲▲	▲▲	✔		✔		✔			☺☺☺	50 bis beliebig	n.V.	24
Dr. Karin Habersack Praxis	**Weilheim** 0881/1095	●●	▪	k.A.	k.A.	k.A.	k.A.	k.A.	k.A.	k.A.	k.A.	k.A.	k.A.	Zahnärztin wurde angeschrieben, beteiligte sich aber nicht an der FOCUS-Befragung.		

Legende:

- ● = von Kollegen empfohlen
- ●● = häufig von Kollegen empfohlen
- ●●● = sehr häufig von Kollegen empfohlen
- ▪ = publiziert
- ▪▪ = publiziert häufig
- ▲ = nimmt Eingriff vor
- ▲▲ = nimmt Eingriff häufig vor
- n.V. = nach Vereinbarung
- ✔ = ja
- ✔✔ = überwiegend Erwachsene
- k.A. = keine Angaben
- ☺ = weniger als 1 Monat
- ☺☺ = 1 bis 2 Monate
- ☺☺☺ = 2 bis 3 Monate

*Richtwerte/variabel je nach Heil- und Kostenplan

Kieferorthopäden

Zahnarzt/Klinik/Internetadresse	Ort/Tel.-Nr.	von Kollegen empfohlen	Publikationen	Lingualtechnik (fest sitzende Spange an der Zahninnenseite)	Alignertechnik (Kunststoffschienen)	Erwachsene	Kinder	kombinierte kieferorthopäd./-chirurg. Behandlung	Zahnerhaltung	Bracket-Systeme (fest sitzende Spange)	CMD-Therapie	Schnarchtherapie	Wartezeit	monatliche Raten* (in Euro)	Laufzeit* (in Monaten)	davon zinsfrei* (in Monaten)
							Behandlungsspektrum							Finanzierung		
Dr. Thomas S. Drechsler Praxis www.kfo-wiesbaden.de	Wiesbaden 0611/39666	•	▲▲	▲	✔✔	✔	✔	✔	✔	✔			☺☺☺	25 bis 500	bis 36	36
Dr. Bernd Rosier Praxis www.berndrosier.de	Wiesbaden 0611/371511	••	k.A.	k.A.	k.A.	k.A.	k.A.	k.A.	k.A.	k.A.	k.A.	k.A.	Zahnarzt wurde angeschrieben, beteiligte sich aber nicht an der FOCUS-Befragung.			
Dr. Klaus-Dieter Gerkhardt Praxis	Worms 06241/25373	••	▲▲	▲	✔	✔	✔	✔		✔			☺	45 bis 100	bis 24	24
Dr. Andreas Hartmüller Praxis www.dr-hartmueller.de	Worms 06241/24629	•••	▲▲	▲	✔	✔	✔	✔	✔				☺	✔	k.A.	k.A.
Dr. Klaus Keß Praxis www.kessklaus.de	Würzburg 0931/272235	••	▲	▲	✔	✔	✔	✔	✔	✔	✔			k.A.	k.A.	k.A.
Dr. Franz Richter Gemeinschaftspraxis www.kfo-richter.de	Würzburg 0931/50095	••	■		✔	✔	✔	✔	✔	✔	✔		☺	25	12 bis 24	alle
Prof. Dr. Angelika Stellzig-Eisenhauer UK[1], Kieferorthopädie, www.kieferorthopaedie.uk-wuerzburg.de	Würzburg 0931/20173320	•••	■■	▲	▲	✔	✔	✔	✔	✔			☺	50 bis 300	bis 36	alle

[1] Uniklinikum

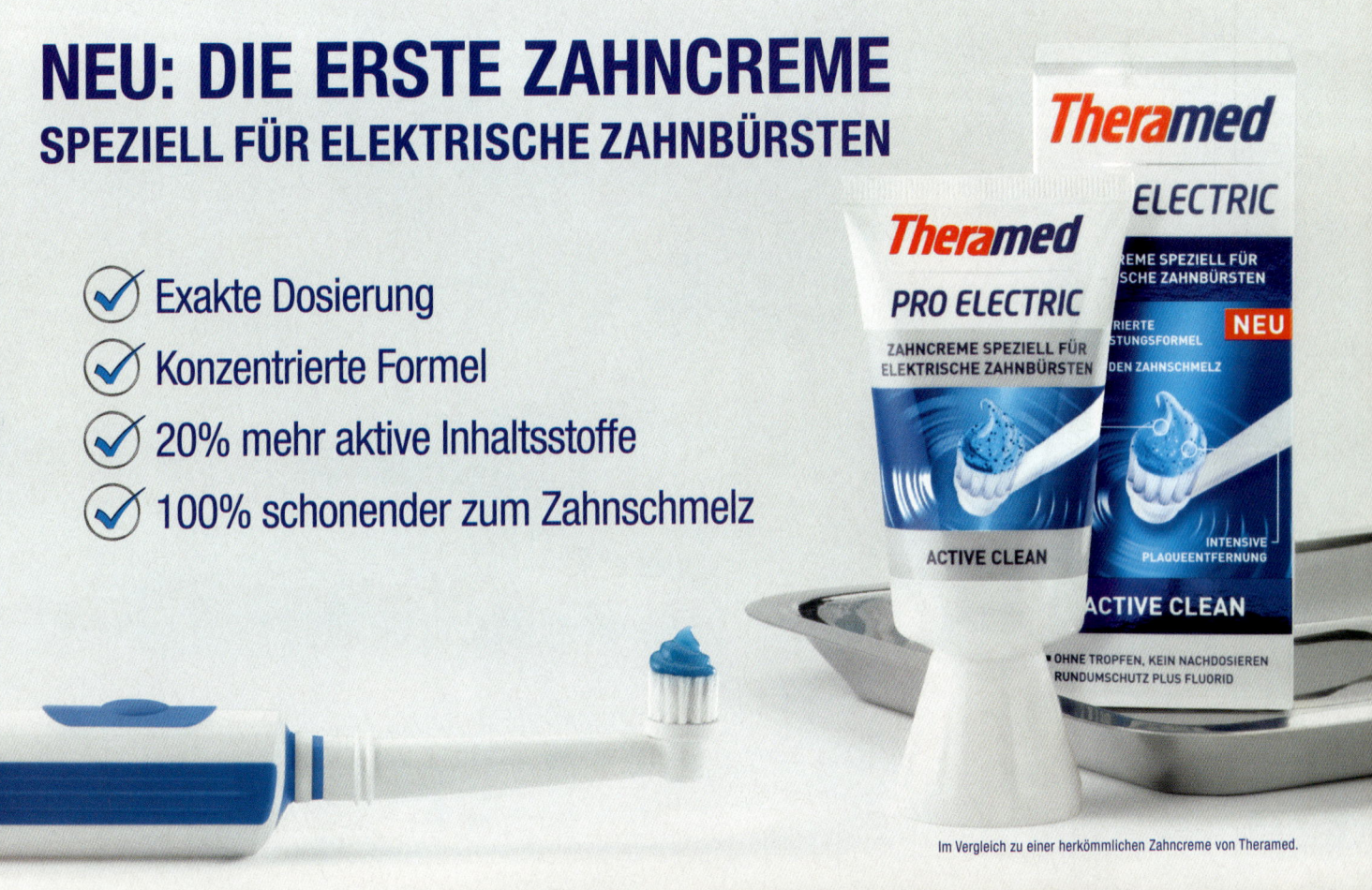

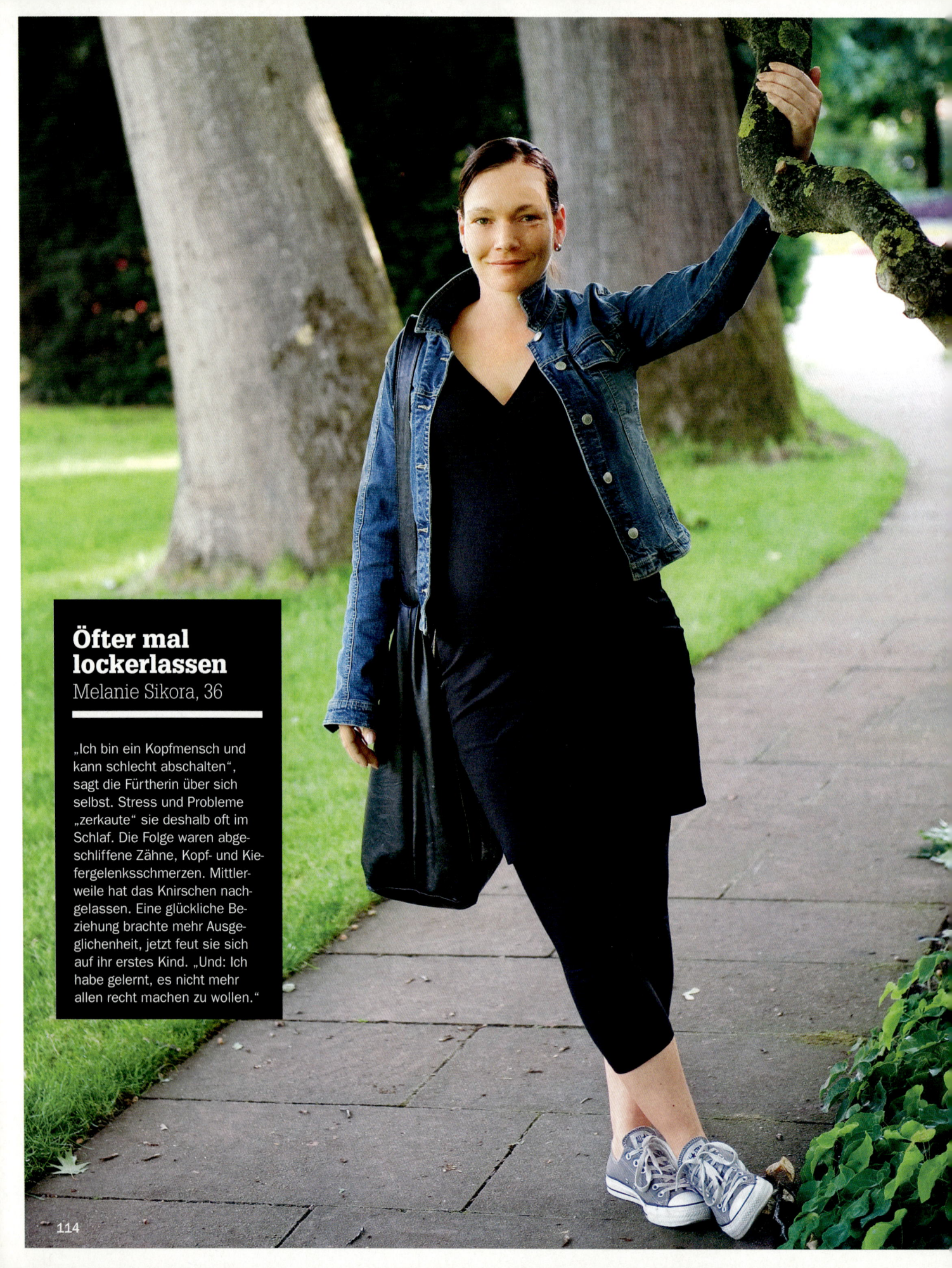

Öfter mal lockerlassen

Melanie Sikora, 36

„Ich bin ein Kopfmensch und kann schlecht abschalten", sagt die Fürtherin über sich selbst. Stress und Probleme „zerkaute" sie deshalb oft im Schlaf. Die Folge waren abgeschliffene Zähne, Kopf- und Kiefergelenksschmerzen. Mittlerweile hat das Knirschen nachgelassen. Eine glückliche Beziehung brachte mehr Ausgeglichenheit, jetzt feut sie sich auf ihr erstes Kind. „Und: Ich habe gelernt, es nicht mehr allen recht machen zu wollen."

Immer wenn es
Nacht wird...

Unbewusstes **Zähneknirschen** entsteht durch Stress oder Unregelmäßigkeiten im Gebiss. Beißschienen, Bio-Feedback und ein gelassenerer Lebensstil verhindern drastische Folgen

Beim Lächeln öffnet Melanie Sikora den Mund nie zu weit; auf Fotos sieht sie sich am liebsten mit geschlossenen Lippen. „Meine Freunde versichern mir zwar, dass es kaum auffällt", sagt die 36-Jährige. „Aber ich weiß nun mal, dass meine Zähne oben links schief abgeschliffen sind." Die Team-Assistentin in einem großen Unternehmen hat sich im Laufe der vergangenen Jahre ihr Gebiss regelrecht abgeschmirgelt. Sie knirscht im Schlaf mit den Zähnen.

Es reibt, raspelt und mahlt nachts in vielen deutschen Schlafzimmern. Bei starken Knirschern kann das klingen, als ob sich ein Nagetier am Bettpfosten zu schaffen machte, oder wie das schnelle Kratzen eines Fingernagels auf einer Tafel. Experten schätzen, dass mindestens jeder Zweite im Laufe seines Lebens eine Zeit lang nachts mit den Zähnen mahlt oder sie mit aller Kraft aufeinanderpresst – entweder in akuten Stressphasen oder weil die Zahnstellung in Ober- und Unterkiefer nicht optimal zueinanderpasst.

Wie verbreitet das Problem tatsächlich ist, lässt sich schwer sagen, denn viele Betroffene ahnen nichts von ihrer nächtlichen Kauaktivität. Bruxismus, wie Fachleute das Zähneknirschen nennen, fällt oft erst auf, wenn der Partner über nächtliche Ruhestörung klagt oder der Zahnarzt Abriebspuren oder Risse am Zahnschmelz entdeckt. Auch zurückgezogenes Zahnfleisch oder Beschwerden am Kiefergelenk können ein Hinweis auf die Angewohnheit sein.

Ob und wie schnell sich solche knirschbedingten Folgesymptome bemerkbar

Entwicklung

Malmen bei Kindern

Wenn die ersten Zähne durchbrechen, beginnen viele Babys, mit dem Kiefer zu knirschen. Kinderzahnarzt Christian Hirsch vom Universitätsklinikum Leipzig beruhigt: „Bei ganz kleinen Kindern ist das völlig normal – sie fühlen etwas Neues im Mund und testen das aus." Möglicherweise helfe das Knirschen den Kleinen sogar, das Gebiss in die richtige Form zu bringen. „Das gilt aber nur bis zum Alter von etwa zweieinhalb Jahren, dann ist das Milchgebiss voll entwickelt." Knirschen Kinder danach weiter, sind Zahnschäden wahrscheinlich. „Für Milchzähne ist das noch nicht dramatisch, aber ältere Kinder und Jugendliche sollte der Zahnarzt beobachten und gegebenenfalls behandeln."

machen, hängt von Stärke und Dauer der Störung ab. Bei Patientin Sikora war ein Pochen im Kiefer das Alarmsignal. „Außerdem hatte ich ständig Kopfweh und schmerzhafte Nackenverspannungen", erzählt sie. „Eines Morgens konnte ich sogar den Mund nicht mehr öffnen." Eine ganze Reihe von Ärzten klapperte sie auf der Ursachensuche ab, bis schließlich ihr Zahnarzt auf Röntgenbildern eine Entzündung in der Kiefergelenkskapsel entdeckte – und sie anhand von Abriebspuren als nächtliche Knirscherin entlarvte.

Das war vor neun Jahren, in einer schwierigen Lebensphase, wie die Fürtherin heute erzählt: „Meine langjährige Beziehung steckte in einer Sackgasse, ich konnte mich aber trotzdem nicht aus dieser Bindung lösen." Sikora suchte Geborgenheit in einer Affäre. Das schlechte Gewissen verstärkte den emotionalen Druck, das Knirschen wurde noch schlimmer. Selbst als sie sich von beiden Männern trennte, ließ die innere Anspannung nicht nach. „In der folgenden Single-Phase musste ich mich durch vieles allein durchbeißen, auch das war nicht leicht", gesteht Sikora.

Die Zähne zusammenbeißen, an etwas knabbern, sich durchbeißen – diese Redewendungen haben einen physiologischen Hintergrund. „Es gehört zum normalen Stressverarbeitungsprogramm des Körpers, den Kiefer zusammenzupressen und mit den Zähnen zu knirschen", erklärt Georg Meyer, Geschäftsführender Direktor des Zentrums für Zahn-, Mund- und Kieferheilkunde an der Universität Greifswald. Nachts wird psychischer Stress im Job oder Ärger mit dem Partner tatsächlich auch physisch „durchgekaut". Ähnliche Verhaltensmuster sind sogar aus dem Tierreich bekannt. Zahlreiche Experimente mit Ratten belegen, dass gestresste Tiere in Belastungssituationen vermehrt kauen.

Über einen längeren Zeitraum hinweg ist das Bruxieren allerdings gesundheitsschädlich, denn der Kiefer leistet Schwerstarbeit. Kräfte von bis zu 800 Newton wirken auf die Zähne ein, das entspricht einem Gewicht von gut 81 Kilogramm. Während des Essens liegt die Kaukraft, je nach Nahrungskonsistenz, nur zwischen 50 und 100 Newton. So viel Gewalteinwirkung hinterlässt auf Dauer typische Schmirgelspuren an den Zähnen. Dazu kommen – wie bei Melanie Sikora – oft auch Symptome, die zunächst gar nicht mit dem Kauapparat in Verbindung zu stehen scheinen (siehe Kasten rechts). „Viele Patienten werden von anderen Ärzten wegen andauernder Kopfschmerzen in unsere Klinik überwiesen", sagt Bruximus-Experte Meyer. „Häufig stellt sich dann heraus, dass die Ursache des Problems bei den Zähnen liegt."

Fachleute wie Meyer betrachten das Zähneknirschen deshalb nicht isoliert, sondern als Teil der sogenannten Craniomandibulären Dysfunktion, kurz CMD. Der Krankheitsbegriff umfasst ein ganzes Spektrum an Symptomen, die alle in einer Störung der Kauwerkzeuge begründet liegen können. Der Zusammenhang entsteht, weil die Kaumuskeln die extreme Belastung direkt auf die Gesichts- und Nackenmuskulatur übertragen.

Der Berliner Zahnarzt und CMD-Experte Axel Bumann warnt jedoch: „CMD ist ein medizinischer Sammelbegriff." Hinter den einzelnen Beschwerden können sich völlig verschiedene Krankheiten verbergen, die auch ganz unterschiedlich behandelt werden müssen. „Ob die Symptome in Kopf, Kiefer oder Nacken tatsächlich auf unwissentliches Zähneknirschen zurückzuführen sind, erkennen wir zum Beispiel anhand der individuellen Richtung der Abriebspuren", erklärt der Experte. Deuten die Schleifspuren auf eine Vorwärtsbewegung hin, besteht keine Gefahr für den Kieferknochen. Schiebt der Knirscher

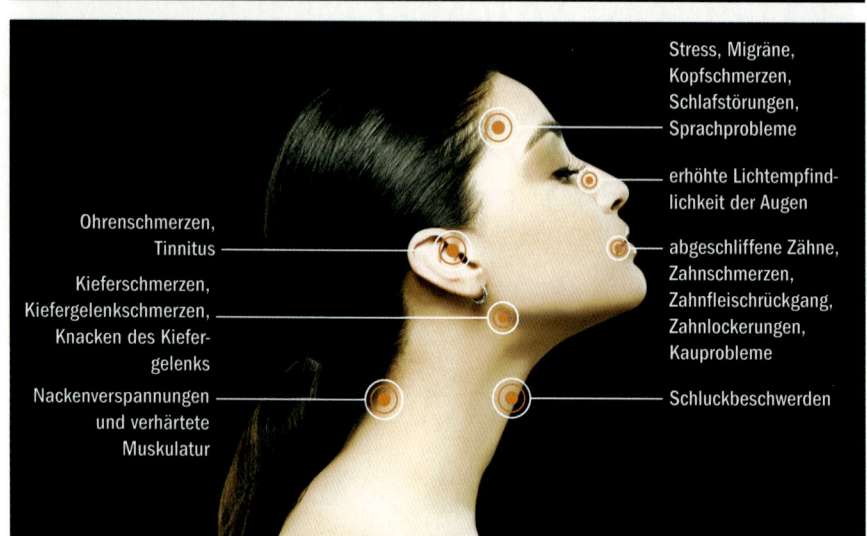

Die Folgen des Knirschens

Stress, Migräne, Kopfschmerzen, Schlafstörungen, Sprachprobleme

erhöhte Lichtempfindlichkeit der Augen

abgeschliffene Zähne, Zahnschmerzen, Zahnfleischrückgang, Zahnlockerungen, Kauprobleme

Schluckbeschwerden

Ohrenschmerzen, Tinnitus

Kieferschmerzen, Kiefergelenkschmerzen, Knacken des Kiefergelenks

Nackenverspannungen und verhärtete Muskulatur

Stress oder ein falscher Biss können zahlreiche Beschwerden auslösen, die über reines Zähneknirschen weit hinausgehen. Oft wird der Zusammenhang erst spät erkannt. Mediziner fassen Erkrankungen, die auch Folge einer Fehlfunktion im Kauapparat sein können, unter dem Oberbegriff Craniomandibuläre Dysfunktion (CMD) zusammen

80%

aller Zähneknirscher sind **Frauen** zwischen **30 und 45** Jahren. Schätzungen zufolge malmen **50%** der Bevölkerung vorübergehend

sein Beißwerkzeug jedoch nach hinten oder nach rechts und links, zieht dies den Gelenkkopf oder die Gelenkkapsel in Mitleidenschaft. Außerdem testet Zahnarzt Bumann durch Verschieben des Kauapparats per Hand, ob sich der beschriebene Kopf-, Kiefer- oder Nackenschmerz künstlich auslösen lässt. „Ist das nicht der Fall, wird eine zahnärztliche Behandlung das Problem leider nicht lösen", urteilt Bumann nüchtern.

Ein Patentrezept gegen das Bruxieren gibt es nicht. Entscheidend für die Wahl der Therapie ist der Grund der nächtlichen Kauarbeit. „Etwa die Hälfte aller Betroffenen knirscht, weil der Biss nicht stimmt, also beispielsweise eine Füllung übersteht oder eine Krone nicht optimal zu ihrem Gegenspieler im Ober- oder Unterkiefer passt", erklärt der Greifswalder Experte Meyer. So entstehen unbewusste Schleifbewegungen im Schlaf, die das Arrangement wieder passend machen sollen – eigentlich ein natürliches Verhalten. „Solchen Patienten können wir mit einer zahnmedizinischen Behandlung helfen", sagt Meyer. Am einfachsten gelingt das durch die Korrektur einer überstehenden Füllung.

Ist der Biss aus anderen Gründen schief, weil Zähne fehlen, krumm gewachsen oder bereits extrem abgeraspelt sind, helfen kieferorthopädische Maßnahmen oder spezielle Plastikschienen, die die Dysbalance im Gebiss ausgleichen. Sie werden nachts auf der oberen oder unteren Zahnreihe getragen, biegen die Zähne nicht zurecht wie eine Zahnspange, bringen aber die Kauleisten zumindest während der Tragezeit wieder ins Lot. Das Knirschen lässt nach und damit auch die schmerzhaften Folgeerscheinungen.

Komplizierter ist die Therapie bei den Stressknirschern, zu denen die anderen 50 Prozent der Betroffenen zählen. In diesen Fällen können Zahnärzte in einem ersten Schritt nur die Symptome behandeln, und zwar mit Hilfe der klassischen Knirschschiene (siehe Bild rechts). Auch diese Schiene wird nach einem Abdruck individuell im Zahntechniklabor angefertigt. Sitzt der Schutz nicht richtig, führt das häufig zu neuen Irritationen, und das Knirschen wird noch stärker. „Modelle aus hartem Plastik sind besser geeignet als solche aus weichem Gummi, weil sie den realen Widerstand des Zahnschmelzes simulieren", sagt der Greifswalder Uniklinikdirektor Meyer. So verhindert der Beißschutz weitere Zahnschäden und lindert Folgeschmerzen – das Knirschen beheben kann er allerdings nicht.

Die psychischen Ursachen aufspüren und bekämpfen, diesen Teil der Behandlung muss jeder Knirscher selbst in die Hand nehmen. „Bevor unsere Patienten mit der Beißschiene nach Hause gehen, leiten wir sie zur Selbstbeobachtung an", erklärt Meyer die Hilfestellung in seiner Praxis. Viele Betroffene pressen und knirschen nämlich auch tagsüber. Da kann schon ein kleiner roter Punkt nützlich sein, der etwa am Computerbildschirm oder Rückspiegel im Auto klebt. Er erinnert daran, sich öfter mal zu fragen: Bin ich gerade gestresst und angespannt? Und wenn ja, was machen meine Zähne? Kann ich die Kiefermuskulatur bewusst locker lassen?

Solche Ratschläge helfen bei nächtlichen Kaubewegungen natürlich wenig. Die Dentalforscher in Meyers Institut haben deshalb ein System der dänischen Firma Medotech und der Universität Aarhus getestet, bei dem sich die Kau-

muskulatur im Schlaf per Bio-Feedback entspannen soll. Die Betroffenen tragen im Bett Elektroden an ihren Schläfenmuskeln, dem größten Teil der Kaumuskulatur. Fangen die Patienten im Schlaf an zu mahlen, senden die Elektroden einen Stromimpuls an den Schläfenmuskel. Der entspannt sich und damit der gesamte Kauapparat – ohne dass der Knirscher dabei erwacht.

„Wir haben dieses System bei 48 Probanden über vier Wochen getestet", berichtet Studienleiter Olaf Bernhardt von der Universitätsklinik Greifswald. „Die Knirschfrequenz hat tatsächlich nachgelassen." Ob die Methode auch schmerzhafte Folgesymptome wie Kopfschmerzen nachhaltig lindert, müssen weitere Studien zeigen.

Mit einem ähnlichen Prinzip will auch der Medizintechnik-Hersteller Staeb Medical aus Augsburg den nächtlichen Knirschern Linderung bringen. Ein Sensor am Kiefer registriert auffällige Muskelaktivität und sendet einen Alarmton,

Schmirgelschutz

Eine Knirsch-Schiene schützt die Zähne vor weiterem Abrieb. Sie sollte **aus hartem Plastik** bestehen, um den natürlichen Zahnschmelz zu simulieren. Die Kosten tragen die gesetzlichen Krankenkassen.

der den Patienten weckt. Nach einigen Tagen stellt sich laut Hersteller ein Lerneffekt ein: Der Betroffene entspannt seine Muskeln beim ersten Piep, ohne davon aufzuwachen.

„Es ist wichtig, sich das Knirschen nicht grundsätzlich zu verbieten", warnt der Berliner Bruxismus-Forscher Bumann. „Zumindest nicht, solange die Betroffenen noch kein anderes Ventil zum Stressabbau gefunden haben." Welcher Weg langfristig zu einem ausgeglicheneren Lebensstil führt, ist wiederum Typsache. Helfen kann Bumanns Erfahrung nach Ausdauersport vor dem Schlafengehen, beispielsweise Joggen, Walken oder Radfahren. „Andere profitieren von Yoga und autogenem Training", so Bumann. Entscheidend ist aber immer, die Stressquellen aufzudecken und so gut es geht aus der Welt zu schaffen. Sorgt Frust im Job für die Daueranspannung? Beziehungsstress? Oder die eigenen, übertrieben hohen Ansprüche? Ein Psychotherapeut kann bei der professionellen Ursachenfahndung unterstützen. „Wer sich davor scheut, sollte das Gespräch mit dem besten Freund oder der besten Freundin suchen – oder sich einfach mal ein Wochenende allein zurückziehen und die Alltagsbelastungen reflektieren", rät Bumann.

Melanie Sikora hat über die Jahre viele Schienen zerknirscht. Alle zwei bis drei Monate brauchte sie eine neue. Mittlerweile wird es besser. „Ich habe gelernt, es nicht mehr ständig allen recht machen zu wollen, das nimmt mir viel Druck", sagt die Fürtherin. Zudem hilft ihr das regelmäßige Auspowern bei Step-Aerobic-Kursen, um den Kopf nach einem stressigen Arbeitstag wieder frei zu bekommen. Mehr Ausgeglichenheit brachte aber vor allem privates Glück: ein neuer Partner, eine harmonische, erfüllte Beziehung, in der sie sich rundum wohlfühlt. In wenigen Wochen erwartet das Paar ihr erstes Kind. Zähneknirschen ist für die beiden heute kaum noch ein Thema. „Ich schlafe immer öfter ohne Schiene – ganz ohne Beschwerden", sagt Sikora erleichtert. „Und mein Mann Harald beklagt sich morgens nicht mehr über die nächtliche Ruhestörung." Für die wird dann in Zukunft wohl nur noch das Baby sorgen. ∎

STEFANIE REINBERGER

Weißere Zähne

Verfärbungen lassen sich bleichen oder überdecken. Auch vor einer Selbstbehandlung sollte ein

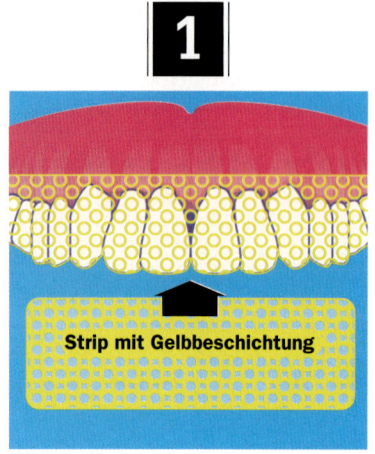

1

Strip mit Gelbbeschichtung

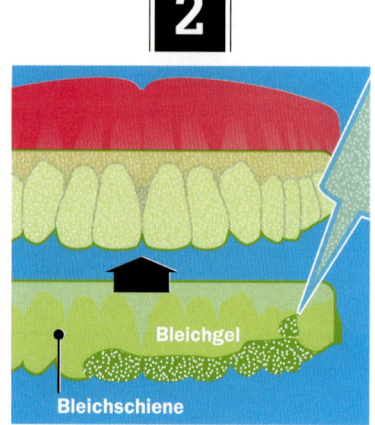

2

Bleichgel

Bleichschiene

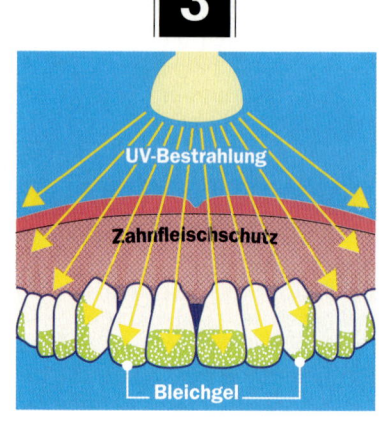

3

UV-Bestrahlung

Zahnfleischschutz

Bleichgel

Pasten, Gels & Strips:
für den kleinen Effekt

Einfache Mittel zur Zahnaufhellung gibt es in jeder Drogerie: Zahnweißpasten, Gels oder auch sogenannte White Strips (s. o.). Diese enthalten in der Regel sechsprozentiges Wasserstoffperoxid und werden zweimal am Tag für 30 Minuten auf die Zahnreihen geklebt. „Zahlreiche Studien belegen die Wirksamkeit solcher Strips", sagt Claus-Peter Ernst, Professor und Oberarzt an der Poliklinik für Zahnerhaltungskunde der Universität Mainz. Allerdings ist der Effekt relativ gering, und White Strips funktionieren nur bei geraden Zähnen. „Ist die Zahnstellung verdreht, liegen die Streifen nur auf den Vorwölbungen und erreichen nicht die Seitenpartien", so Ernst. „Deshalb werden die Zähne oft fleckig." In diesen Fällen sind Gels besser geeignet. Auch deren (geringe) Wirksamkeit ist durch Studien nachgewiesen. Zahnweißpasten hingegen beurteilen viele Experten kritisch, zumindest solche, die den Effekt nicht mit Bleichmittel, sondern mit sehr groben Schmirgelpartikeln erzielen (z. B. aus den USA, Packungsbeilage beachten). Die meisten Pasten auf dem deutschen Markt gelten als unbedenklich. Bei frei liegenden Zahnhälsen oder empfindlichen Zähnen ist es aber ratsam, vorab einen Zahnarzt zu konsultieren.
Kosten: ca. 4 bis 90 Euro, je nach Produkt.
Effekt: um 2–3 Farbnuancen möglich.
Haltbarkeit: maximal 1 Jahr

Home-Bleaching:
praktisch zu Hause

Für das professionelle Bleichen in den eigenen vier Wänden fertigt der Zahnarzt eine individuell angepasste Bleichschiene an. Der optimale Sitz ist wichtig, um Irritationen am Zahnfleisch zu vermeiden. Per Spritze kann der Patient das Reservoir der Schiene täglich eigenhändig mit Bleichmittel füllen (10- bis 18-prozentiges Carbamidperoxid). Er trägt die Schiene vorzugsweise nachts, über einen Zeitraum von bis zu zwei Wochen. „Nebenwirkungen sind bei allen professionell durchgeführten Bleaching-Methoden eher selten", versichert Wolfgang Boer, Zahnarzt in Euskirchen und Sprecher der Deutschen Gesellschaft für Ästhetische Zahnheilkunde. „Das gilt aber nur, wenn ein Zahnarzt vorab jegliche Zahnschäden wie Karies, undichte Kronen- oder Füllungsränder und Zahnfleischentzündungen ausschließen konnte." Lediglich die Kalt-Warm-Empfindlichkeit der Zähne steige nach dem Bleichmittelkontakt bei einigen Menschen vorübergehend an, so Boer. Während der zweiwöchigen Behandlungsphase sollte strikt auf Rauchen und färbende Nahrungsmittel wie Kaffee, Tee, Rotwein, säurehaltiges Obst und Fruchtsäfte verzichtet werden, um die Wirkung nicht zu beeinträchtigen.
Kosten: ca. 200 bis 600 Euro.
Effekt: um bis zu 6 Farbnuancen möglich.
Haltbarkeit: ca. 1 bis 5 Jahre

In-Office-Bleaching:
direkt beim Zahnarzt

Schnellere Ergebnisse als beim zweiwöchigen Home-Bleaching liefert das Intensiv-Verfahren in der Zahnarztpraxis. Beim sogenannten In-Office-Bleaching ist die Konzentration des Bleichmittels höher als beim Home-Bleaching, was die Behandlungszeit auf ein bis zwei Stunden reduziert. Zum Einsatz kommt bis zu 42-prozentiges Carbamidperoxid. „Hoch konzentriert kann der Wirkstoff das Zahnfleisch schädigen, wenn er damit in Kontakt kommt", warnt Oberarzt Claus-Peter-Ernst von der Uniklinik Mainz. Um das zu vermeiden, wird das Zahnfleisch vor der Behandlung mit einer gummiartigen Schutzmasse abgedeckt, dem „Kofferdam". Anschließend trägt der Zahnarzt das Bleichmittel auf die Zähne auf, zusätzlich kann er es mit speziellen Lampen bestrahlen. „Die Wärme des Lichts beschleunigt den chemischen Reduktionsprozess, der die Farbpigmente im Zahnschmelz in farblose Substanzen umwandelt", erklärt Bleaching-Experte Wolfgang Boer. „Studien belegen jedoch, dass durch diese Beschleunigung auch häufiger eine vorübergehende Kalt-Warm-Empfindlichkeit der Zähne auftritt. Deshalb gilt: je langsamer das Aufhellverfahren, desto schonender."
Kosten: ca. 300 bis 800 Euro.
Effekt: um bis zu 6 Farbnuancen möglich.
Haltbarkeit: ca. 3 bis 5 Jahre

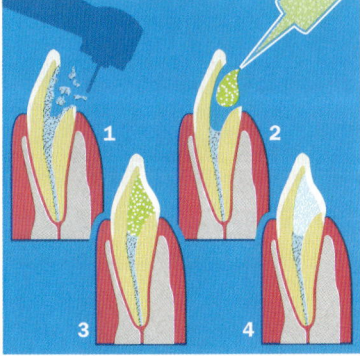

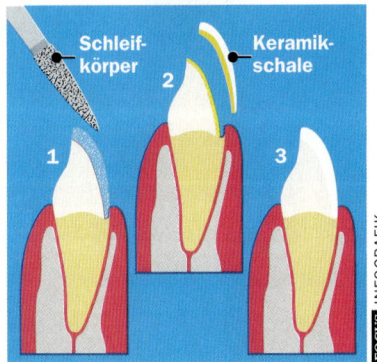

FOCUS INFOGRAFIK

Walking Bleach: für innere Verfärbungen

Einzelne stark verdunkelte Zähne hellt das Walking-Bleach-Verfahren wieder auf. Eine grauschwarze Verfärbung des Zahninneren ist häufig Folge einer Wurzelkanalbehandlung, weil bei dem Eingriff geringe Mengen Blut in den Zahnkern (das Dentin) dringen. Für ein Walking Bleach bohrt der Zahnarzt die alte Füllung aus dem Zahn heraus und entfernt verfärbtes Dentin (1, s. o.). Dann spritzt er eine Bleichmitteleinlage (meist ein Natriumperborat-Gemisch) in das Zahninnere (2) und setzt auf die Öffnung einen provisorischen Verschluss (3). Das Prozedere wird etwa alle drei Tage wiederholt, bis der Zahn die gewünschte Farbe angenommen hat. In der Zwischenzeit kann der Patient mit dem Bleichmittel im Wurzelkanal „herumlaufen", daher der Name „Walking Bleach". Zum Abschluss wird der Zahn mit einer endgültigen Füllung verschlossen (4). „Voraussetzung für diese Methode ist, dass die zuvor eingesetzte Wurzelkanalfüllung vollkommen dicht ist", erklärt Claus-Peter Ernst, Professor an der Poliklinik für Zahnerhaltungskunde Mainz. „Sonst kann das Bleichmittel über die Wurzel in den Zahnhalteapparat eindringen, Gewebe absterben und der Zahn sogar ausfallen."
Kosten: ca. 150 bis 400 Euro pro Zahn.
Effekt: Die Zielfarbe der Nachbarzähne kann erreicht werden.
Haltbarkeit: ca. 3 bis 6 Jahre

Veneers: Korrektur von Form und Farbe

Ein Veneer ist eine hauchdünne Keramikschale, die die Zahnoberfläche verdeckt. Solch eine „neue Fassade" soll – wie das Walking Bleach – nicht ganze Zahnreihen, sondern einzelne, im Inneren verdunkelte Zähne weißer erscheinen lassen. Wolfgang Boer, Zahnarzt und Sprecher der Deutschen Gesellschaft für Ästhetische Zahnheilkunde, warnt jedoch: „Veneers nur anzubringen, um einen Zahn zwei Nuancen aufzuhellen, halte ich für Körperverletzung, denn dafür muss gesunder Zahnschmelz geopfert werden. Wir empfehlen Veneers nur, wenn neben der sehr dunklen Farbe auch die Form, etwa eine abgebrochene Ecke, korrigiert werden soll." Die Veneer-Behandlung erfolgt in zwei Sitzungen. Damit die Keramikschale nicht übersteht, wird zunächst eine circa 0,5 Millimeter dünne Zahnschmelz-Schicht abgeschliffen (1). Anschließend nimmt der Zahnarzt einen Abdruck, auf dessen Grundlage im Labor ein individuelles Veneer entsteht. In der Zwischenzeit deckt eine provisorische Kunststoffschale den Zahn ab. Ist das Veneer fertig, raut der Zahnarzt beide Klebeflächen jeweils chemisch mit Säure an und trägt ein Klebemittel auf (2). Nach der Prozedur sieht das aufgesetzte Veneer aus wie eine natürliche Zahnoberfläche (3).
Kosten: pro Zahn 850 bis 1200 Euro.
Effekt: Wunschfarbe, da aus dem Labor.
Haltbarkeit: 10 Jahre oder mehr

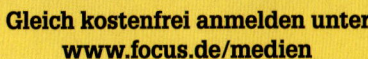
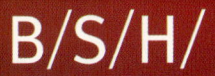

Marktplatz

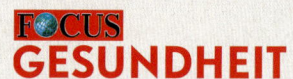

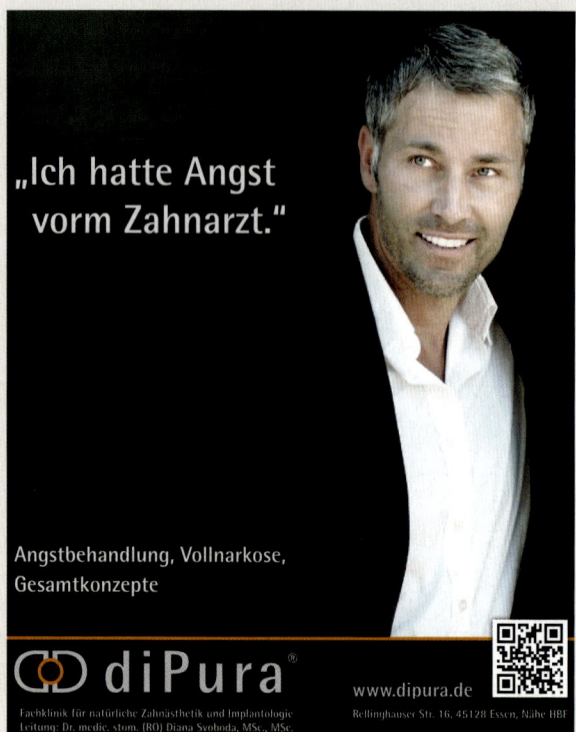
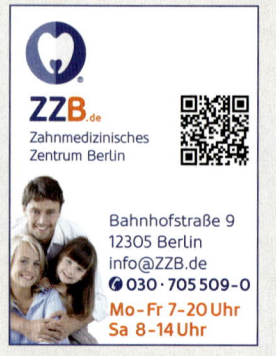
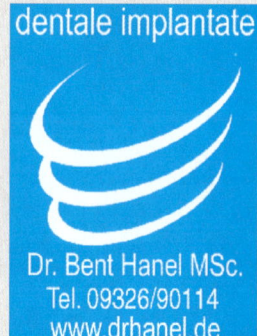
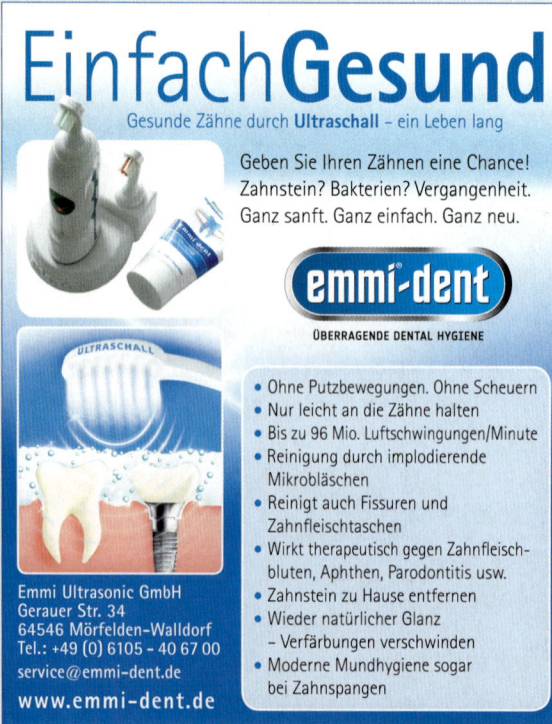
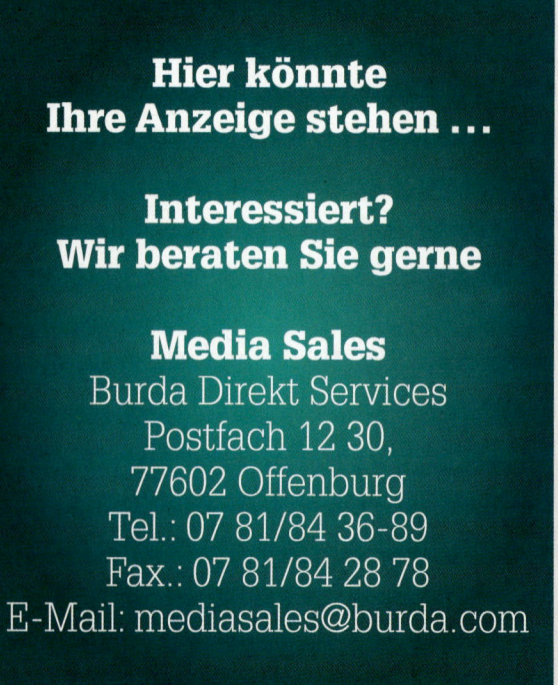

Zähne pflegen

+ richtig putzen + Zahnseide & Co. + zahngesunde Ernährung + Mundgeruch +

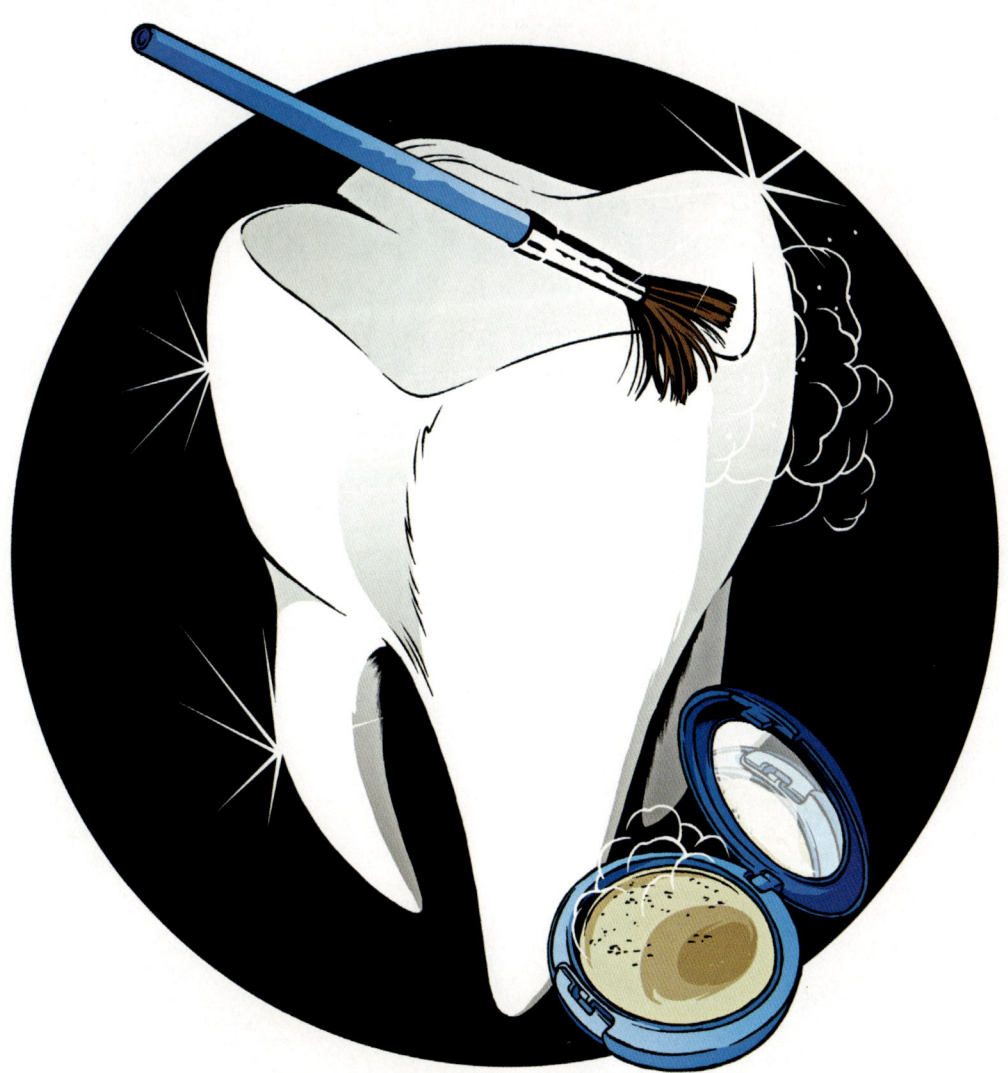

63 % der Deutschen putzen ihre Zähne mit einer **Handzahnbürste.**
Studien belegen: Gründlicher reinigen elektrische Zahnbürsten. **S. 125**

»Eltern können ihrem Kind Karies für immer ersparen, wenn sie ein paar Regeln beachten«

Stefanie Feierabend
Kinder- und Jugendzahnärztin, Universität Freiburg
S. 130

Mundgeruch hat vielfältige und individuelle Ursachen, darum erzielen Standardtherapien selten zufriedenstellende Ergebnisse. Über den Erfolg entscheidet vor allem Disziplin. 70 bis 90 Prozent der Patienten werden ihren Mundgeruch los. **S. 134**

Naschen ist erlaubt – es schadet den Zähnen nicht generell. Gesünder ist es, die Süßigkeiten nicht über den Tag verteilt, sondern in einer Portion zu verspeisen. Sogar abends nach dem Putzen ist **eine kleine Mahlzeit harmlos,** wenn sie weder Zucker noch Säure enthält. **S. 132**

Speichel schützt
vor Erosion

Putzen direkt nach dem Essen ist nicht immer ratsam. Besser: mindestens eine Stunde warten, bis die natürliche Mundflüssigkeit die Zähne **remineralisiert** hat

Zucker meiden und so oft wie möglich putzen: Das galt jahrzehntelang als Erfolgsrezept für gesunde Zähne. Doch ausgerechnet die Patienten, die ihre Zähne besonders häufig und ausgiebig schrubben, klagen beim Zahnarzt oft über Schmerzen. Thomas Attin, Direktor am Zentrum für Zahnmedizin der Universität Zürich, wollte wissen, was Zähne wirklich gesund hält – und was ihnen schadet. In mehreren Studien ließen er und seine Mitarbeiter Freiwillige Teile von Rinderzähnen im Mund tragen. Das Kauwerkzeug der Kühe war in spezielle Zahnspangen eingearbeitet. Die Probanden mussten damit essen, trinken, schlafen und Zähne putzen.

Das Ergebnis: Der schlimmste Feind der Zähne ist, neben Karies, die Erosion. „Mit unseren Mahlzeiten bringen wir Säuren in den Mund, die den Zahnschmelz aufweichen", erklärt der Professor und meint nicht nur Limonaden, Cola oder Wein. Ausgerechnet gesunde Lebensmittel, wie etwa Obst, Saft oder mit Dressing angemachter Salat, ätzen am Schmelz. „Beim Zähneputzen direkt nach dem Essen zerkratzen Zahnbürste und winzige Schleifpartikel in der Paste den Schmelz und Zahnsubstanz geht verloren." Anfangs erkennt nur der Zahnarzt die winzigen Dellen im Zahnschmelz. Im Laufe der Jahre werden die Schäden größer und lassen sich mit der Zunge ertasten.

Erosionsexperte Attin weiß, was Zähne am besten schützt: Speichel. Der enthält alle Mineralien, aus denen ein Zahn besteht, und umspült diesen mit Kalzium, Phosphat und Fluorid. Etwa 1,5 Liter der

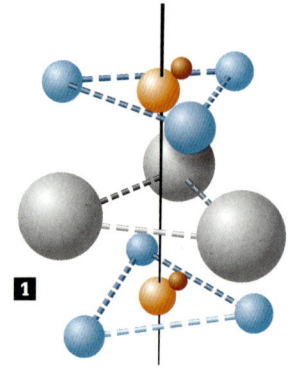

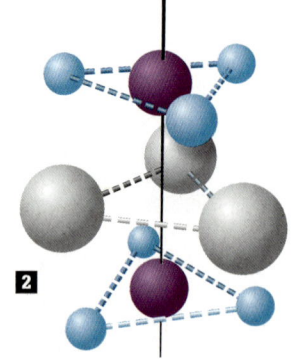

So schützt Fluorid die Zähne

Die Hydroxylionen (orange, **Abb. 1**) im Zahnschmelzkristall lösen sich leicht durch Säuren – der Schmelz demineralisiert. Fluorid (violett, **Abb. 2**) kann das Hydroxyl ersetzen. Es hält stabiler im Kristall und härtet so den Zahn.

natürlichen Mundspülung werden täglich gebildet. Attins Studien zeigen: Bis zur vollständigen Remineralisierung vergehen mehrere Stunden. Muss die Zahnbürste so lange trocken bleiben? „Nein", sagt der Fachmann. „Nach ein, zwei Stunden hat der Speichel den Säureangriff weitgehend ausgeglichen." Ab jetzt darf – und soll – geputzt werden. Sonst wäre das Gebiss weit aggressiveren Säuren ausgesetzt: den Ausscheidungen von Mikroben.

700 bis 800 verschiedene Bakterienarten leben im Mund eines gesunden Menschen. Ohne die Billionen Kleinstlebewesen kann der Körper nicht leben. Sie wehren Krankheitserreger ab, halten den Mundraum gesund und helfen Magen und Darm bei der Verdauung. Neben den Nützlingen siedeln auch schädliche Keime im Mund – einer von ihnen ist Streptococcus mutans, der Karieserreger. Er ernährt sich von Zucker und verwandelt diesen in eine Säure, die Löcher in den Schmelz frisst.

Ein halbes Dutzend anderer Keime lebt von Eiweiß und scheidet Gifte aus, die das Zahnfleisch reizen. Die schädlichen Keime bilden gemeinsam Kolonien und legen sich als dünner Belag auf die Zahnflächen. Diese Schicht, auch Biofilm oder Plaque genannt, sprießt bereits Sekunden nach dem Putzen neu, nach 24 Stunden hat sie den Zahn bedeckt. Bekommen die Bakterien jetzt Nahrung, starten sie ihr zerstörerisches Werk. Damit sie dazu keine Chance haben, müssen Plaque und Speisereste mit der passenden Bürste und der richtigen Putztechnik gründlich entfernt werden. ∎

ANDREA BISCHHOFF ▷

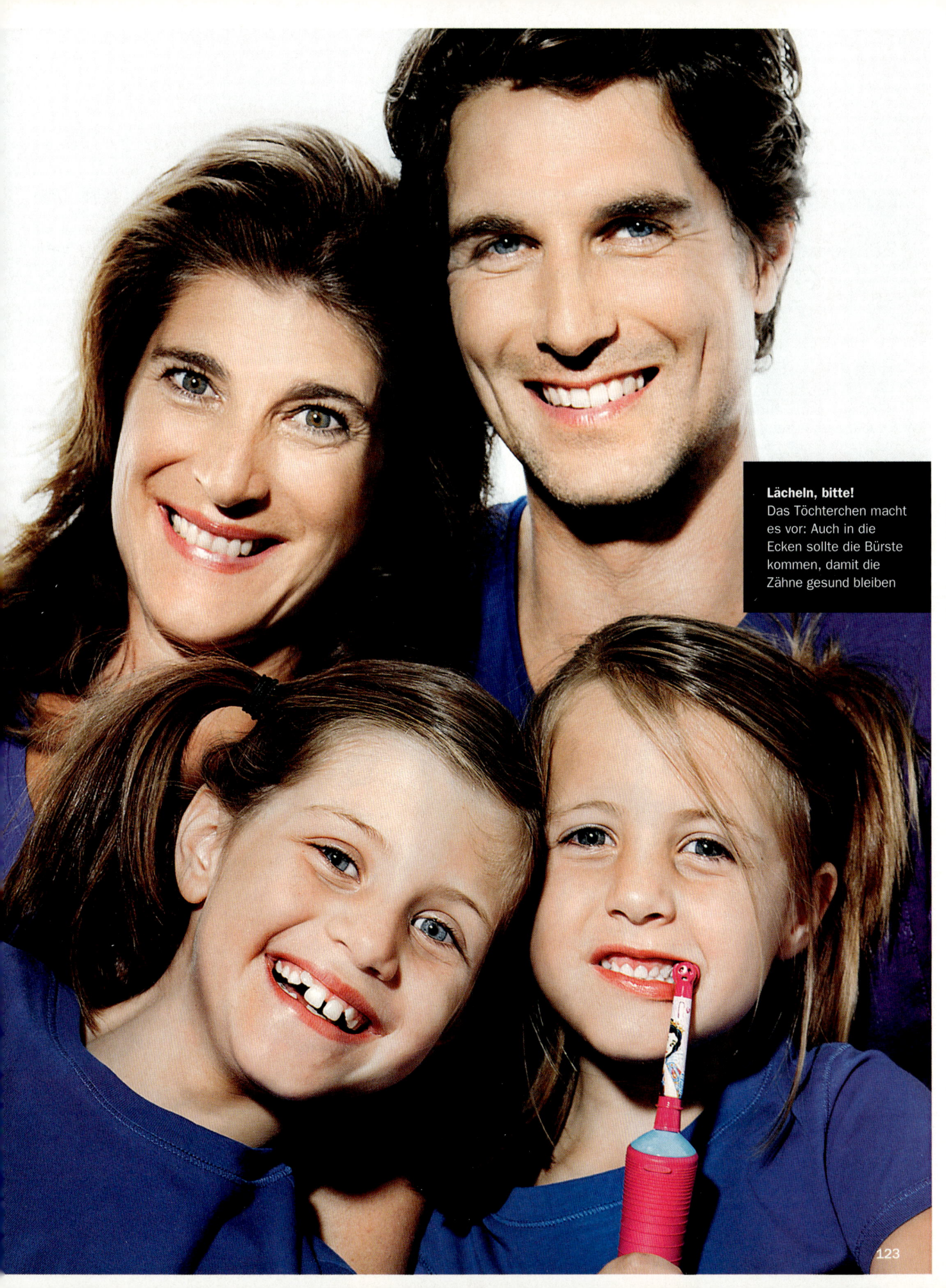

Lächeln, bitte!
Das Töchterchen macht
es vor: Auch in die
Ecken sollte die Bürste
kommen, damit die
Zähne gesund bleiben

Handzahnbürsten

Zähneputzen ist ein Kinderspiel? Von wegen! Falsches Reinigen kann die Zähne schädigen. Wichtig: nicht schrubben

Wie reinigen Sie einen verkalkten Wassertopf?", fragt Johannes Einwag vom Zahnmedizinischen Fortbildungszentrum Stuttgart. Er beantwortet seine Frage gleich selbst: „Entweder mit Essig oder durch Abkratzen." Am schnellsten verschwindet der haftende Belag, wenn Säure und Bürste gemeinsam wirken. „Ein Zahn ist im Grunde ein Stück Kalk", vergleicht Einwag. „Wird er zu fest und gleich nach einem Säureangriff gebürstet, geht er langfristig kaputt."

Um Zähne zu pflegen, statt ihnen zu schaden, kommt es auf eine schonende Putztechnik und den richtigen Zeitpunkt an. Wer Käse- oder Schinkenbrote frühstückt, hat anschließend kaum Säure im Mund und darf zur Zahnbürste greifen. „Hält das Frühstück Obst oder Saft bereit, sollte man besser vorher putzen", rät Einwag. „Sind alle Beläge entfernt, richtet Zucker auch nach der Mahlzeit keinen Schaden an." Womit geputzt wird, sei weniger entscheidend: „Die beste Zahnbürste ist die, die man regelmäßig morgens und abends benutzt."

Stefan Zimmer hat in einer Studie Zahnbürsten unter die Lupe genommen. „Zahnflächen sind nicht eben, sondern bauchig gewölbt", erklärt der Ärztliche Leiter der Universitätszahnklinik Witten/Herdecke. „Entsprechend sollte das Borstenfeld eingewölbt sein. Die äußeren Borsten sind am besten etwas länger als die inneren."

In Zimmers Studien reinigten harte Borsten am gründlichsten – verletzten aber häufiger das Zahnfleisch. Unabhängig von der Härte sollten die Borsten abgerundet sein, Naturborsten sind zu scharfkantig. In einer seiner klinischen Studien schnitt eine ungewöhnliche Handzahnbürste besonders gut ab: Die „Superbrush" schmiegt ihre drei abgewinkelten Bürstenköpfe rund um den Zahn und reinigt die Kau-, Außen- und Innenflächen zugleich. Das spart Zeit und erleichtert Menschen mit einge-

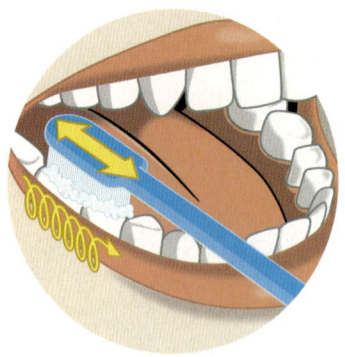

Kaufläche In den Nischen sitzende Beläge mit Kreisbewegungen aufrütteln und dann vor und zurück wegbürsten

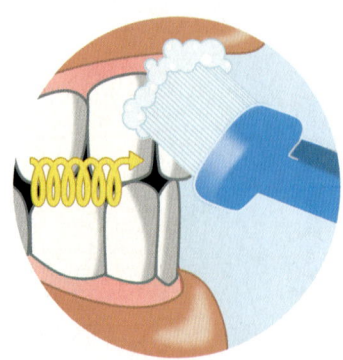

Außenfläche Kreisend die Zähne auch an den Grenzflächen bürsten, nicht zu fest aufdrücken oder schrubben

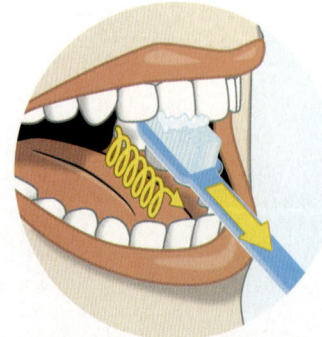

Innenflächen Dieselbe Technik wie außen. Wo es eng wird, mehrfach von Zahnfleisch zu Zahn streichen

schränkter Motorik, zum Beispiel Kindern oder Senioren, das Zähneputzen.

Vor 20 Jahren galten Bürsten mit planem Borstenfeld als Optimum. Christof Dörfer, Direktor am Universitätsklinikum Kiel, findet diese traditionellen Modelle effektiv. Sie seien aber schwer anzuwenden: „Sie müssen wirklich im Winkel von 45 Grad an der Zahnfläche angesetzt werden. Setzt man sie gerade an, sind die Borsten zu starr und kommen nicht in die Zwischenräume."

Unterschiedlich lange oder x-förmig angestellte Borstenbüschel verhindern diesen Blockade-Effekt, sie gleichen eine unkorrekte Stellung der Bürste aus. „Konisch zulaufende Borsten dringen ebenfalls tief in den Zwischenraum ein", sagt Dörfer. Sie werden zur Spitze dünner und behindern sich nicht gegenseitig in den engen Nischen zwischen den Zähnen oder auf den Kauflächen.

In den 1990er-Jahren verfolgten Zahnärzte das Ziel, ihre Patienten zu Rüttel- und Ausstreichbewegungen zu erziehen, der sogenannten Bass-Technik. „Zu kompliziert", urteilt Einwag. „Überall mit angewinkelter Bürste in kleinen Kreisen putzen ist in Ordnung. Schrubben ist, außer auf den Kauflächen, tabu." Auch Druck sollte dringend vermieden werden. Eine Küchenwaage hilft, das sanfte Putzen einzuüben: Die Zahnbürste mit einer Kraft von 200 Gramm auf die Waage drücken, wer frei liegende Zahnhälse hat, drückt nur mit 100 bis 150 Gramm. Tipp: Wird die Bürste nicht in der Faust, sondern nur mit drei Fingern wie ein Bleistift gehalten, stimmt der Druck automatisch.

Je unangenehmer Menschen eine Tätigkeit ist, desto langsamer verrinnt dabei die Zeit. Aus dieser Sicht muss Zähneputzen besonders lästig sein: Im Glauben, drei Minuten hinter sich zu haben, putzen Handzahnbürstenverwender im Schnitt nur 46 Sekunden.

Im Alltag verrinnt die Zeit hingegen viel zu schnell. Die Mütter und die Väter sind überzeugt, mehrere Male im Jahr eine Garnitur neuer Zahnbürsten anzuschaffen. Das Gegenteil stimmt. Nirgends werden sie so selten gewechselt wie in Familien: im Schnitt nur alle fünf bis sechs Monate. Egal, wie gerne oder ungerne sie benutzt worden ist: Spätestens nach drei Monaten gehört die Zahnbürste in den Müll. ∎

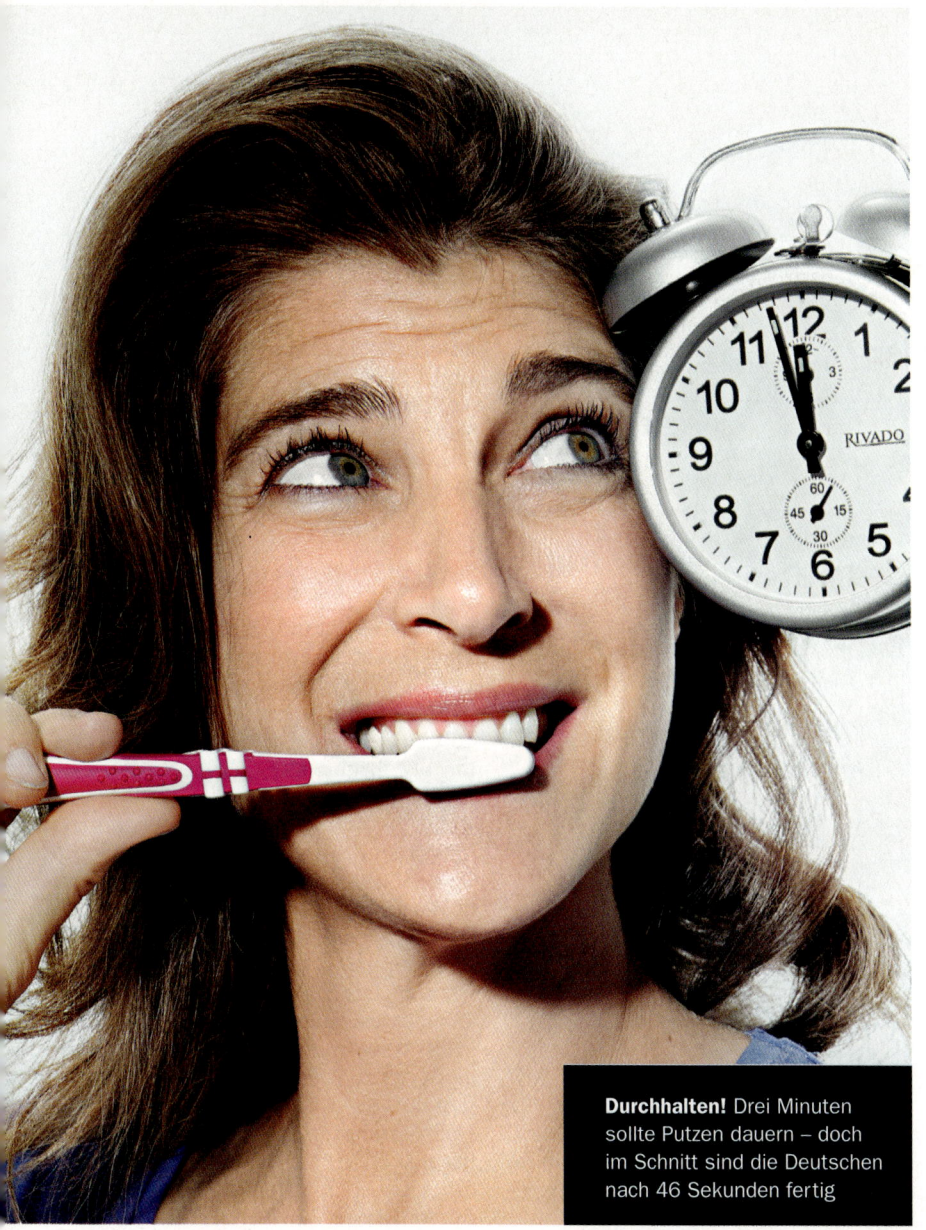

Durchhalten! Drei Minuten sollte Putzen dauern – doch im Schnitt sind die Deutschen nach 46 Sekunden fertig

Elektrische Zahnbürsten

Putzen mit dem Servomotor ist extrem gründlich.
Die besten Modelle korrigieren jeden Fehler

Blaue Zähne leuchten aus dem aufgerissenen Mund. Ein martialisch wirkender Apparat spannt Lippen und Backen der Testperson auf und gibt den Blick frei auf das komplette Gebiss. Im blauen Licht mit UV-Anteil heben sich Beläge farblich ab und ein Computer erfasst pixelgenau den Unterschied vor und nach dem Zähneputzen. In den Labors von Oral-B in Kronberg herrscht Hochstimmung. Seit unabhängige Wissenschaftler für die Cochrane-Studie 2011 alle verfügbaren Zahnbürstenstudien ausgewertet haben, ist es amtlich: Keine Zahnbürste poliert Zähne so blank und reduziert Zahnfleischentzündungen so effizient wie eine oszillierend rotierende Elektrobürste.

63 Prozent der Deutschen putzen ihre Zähne von Hand. Ralf Rössler, Oberarzt an der Universitäts-Zahnklinik Marburg, würde am liebsten jeden zur elektrischen Bürste überreden: „Der runde Kopf oszillierend rotierender Systeme rüttelt Beläge mit bis zu 40 000 Pulsationen pro Minute auf und wischt sie mit bis zu 8800 Seitwärtsbewegungen weg. So was ist von Hand nicht zu schaffen."

Das Putzen mit der Hand berge drei verbreitete Fehler: Es werde zu kurz, zu unsystematisch und zu fest geputzt. Komfortable Elektromodelle mahnen per Timer, mindestens zwei Minuten zu bürsten. Sie signalisieren, wann der nächste Kieferbereich an der Reihe ist, und ein Sensor meldet, falls zu fest aufgedrückt wird. Vorteile, die auch Schallzahnbürsten bieten. Marktführer ist die „Sonicare". Nach Herstellerangaben massieren ihre bis zu 31 000 Bewegungen pro Minute das Zahnfleisch und entfernen Plaque.

Egal, mit welchem Typ Elektrobürste Anwender gut zurechtkommen – ein Umstieg hängt auch vom Geldbeutel ab. Einfache Modelle gibt es für wenige Euro, die Köpfe müssen wie Handzahnbürsten dreimonatig gewechselt werden, sind aber teurer. Stefan Zimmer, Professor an der Universität Witten/Herdecke, gibt zu bedenken: „Elektrobürsten erfordern andere Techniken als Handzahnbürsten. Am besten, man lässt sich vor dem Kauf beim Zahnarzt beraten und die korrekte Handhabung zeigen."

Die „TriZone" wurde für Anwender entwickelt, die an vertrauten Putzgewohnheiten festhalten und trotzdem elektrisch putzen wollen. Sie gleicht jeden Fehler aus. „Egal, ob man damit kreist, schrubbt oder sie nur an die Zähne hält – das Ergebnis war in Untersuchungen immer gleich gut", sagt Ralf Rössler. Sechs Jahre Forschungsarbeit und 150 neue Patente stecken laut Hersteller in dem Bürstenkopf, dessen Borstenreihen unterschiedlich schwingen und pulsieren. Er ist seit Juli erhältlich und passt auf die Handteile oszillierend rotierender Systeme. Ab Mitte August tourt eine Ausstellung des Herstellers durch Deutschland, um Verbrauchern die neue Bürste vorzuführen.

Doch der Fortschritt geht weiter: An der Westfälischen Hochschule arbeiten Wissenschaftler an einem Gerät, das raspelnde Fressbewegungen von Schnecken imitiert. Mit der Raspelbürste müssten die Zähne dann nur noch dreimal die Woche geputzt werden. ■ ▷

Zahnpasta

Muss eine Zahncreme schäumen? Wie viel Fluorid sollte sie enthalten? Alles über das Putzmittel fürs Gebiss

Das erste Rezept zur Zahnpflege stammt aus dem alten Ägypten: eine Mixtur aus Weinessig und zermahlenem Bimsstein. Die Römer putzten ihre Zähne mit menschlichem Urin. Appetitlicher klingt eine mittelalterliche Mischung: gemahlene Kamillenblüten und Gewürznelken.

Der Wiener Fabrikant Carl Sarg füllte 1887 erstmals eine Zahnputzpaste in Tuben ein. Die Geburtsstunde moderner Zahncreme schlug im Mai 1907 in Dresden. Der Apotheker Ottomar Heinsius von Mayenburg rührte eine Paste aus Bimssteinpulver, Seife, Glyzerin, Kalziumkarbonat, Kaliumchlorat sowie Pfefferminze an. Sein „Chlorodont" eroberte den Weltmarkt.

„Der heute wichtigste Inhaltsstoff ist das Fluorid", sagt Pflegeexperte Stefan Zimmer von der Universität Witten/ Herdecke. Eine Analyse von 70 klinischen Studien bewies: Pasten mit dieser Mineralienverbindung hemmen Karies im Schnitt um 24 Prozent stärker als fluoridfreie Varianten. Juristisch gesehen, ist die Creme Kosmetik. Laut Kosmetikverordnung darf Fluorid nur bis zu einer Konzentration von 1500 ppm (parts per million, entspricht 0,015 Prozent) zugesetzt werden. Mehr enthält in Deutschland nur „Duraphat", die der Zahnarzt bei erhöhtem Kariesrisiko verschreiben kann. Wer sich mit solchen Produkten zweimal täglich die Zähne putzt, erhöht seinen Kariesschutz um 40 Prozent. Einmal wöchentliches Putzen mit einem speziellen Fluoridgel verstärkt den Schutz zusätzlich.

Winzige Schleifpartikel in der Paste polieren die Zähne schön weiß, an geglätteten Zahnflächen setzen sich neue Beläge schwerer fest. Die Abrasivität darf nicht zu stark sein, um den Schmelz nicht zu zerkratzen. Sie wird mit dem RDA-Wert (Relative Dentin Abrasion) angegeben, doch auf der Packung steht er selten. Die Website www.zahnpasta-info.de hilft hier weiter, sie bietet eine

»Fluorid-Zahncreme erhöht den Kariesschutz um bis zu 40 Prozent«

Stefan Zimmer,
Ärztlicher Leiter
der Universitätszahnklinik
Witten/Herdecke

RDA-Suchfunktion. Bis zu 60 gilt der Wert als niedrig, ab 120 als hoch. Die in Deutschland zugelassene Obergrenze liegt bei 250. Für frei liegende Zahnhälse empfiehlt sich der untere Bereich. „Entscheidend ist, nach säurehaltigen Mahlzeiten zu warten, bis der Speichel die Zähne remineralisieren konnte", mahnt Johannes Einwag, Professor am Zahnmedizinischen Fortbildungszentrum Stuttgart. „Der Andruck beim Putzen sollte 200 Gramm nicht übersteigen." Von Zahnpasta, die angegriffenen Schmelz mit Hilfe künstlicher Schmelzpartikel zu reparieren verspricht, rät Einwag ab: „Auf Zähne kann man nichts draufbürsten."

Fast 20 Prozent der Deutschen verwenden Whitening-Pasten. Äußerliche Verfärbungen entstehen im Schmelzoberhäutchen, das den Zahn umhüllt. Wein, Kaffee, Tee und Tabak verfärben es dunkel. Weißmacher-Cremes sind chemische Substanzen zugesetzt, sie lösen die Flecken schonend ab.

Jeder vierte erwachsene Deutsche leidet unter empfindlichen Zahnhälsen. Sie entstehen, wenn Zahnfleisch zurückgeht

oder Schmelz durch Säureangriffe oder grobes Putzen abgetragen wurde. Winzige Kanäle im Zahn öffnen sich und leiten bei Kontakt mit Süßem, Saurem und Kaltem Schmerzreize an den Nerv. Kaliumverbindungen sowie eine neue Substanz namens „Pro-Argin" verschließen diese Mikrokanäle mit Mineralien: In Kombination mit einer schonenden Putztechnik kann die Überempfindlichkeit abklingen.

Peter Gängler von der Zahnmedizinischen Fakultät der Universität Witten/ Herdecke erfand Zahnputztabletten, die ebenfalls geweitete Zahnkanälchen verschließen. Der emeritierte Professor hatte darüber hinaus das Ziel, auf alle Hilfsstoffe zu verzichten, die Zahnpasten auf Grund ihres Wassergehalts von über 50 Prozent zugesetzt werden müssen. „Denttabs" werden im Mund zu einem Brei zerkaut. Das zellulosehaltige Speichelgemisch schmeckt wie Zahnpasta, es poliert die Zähne schonend und versorgt sie mit Fluorid. Schaum entsteht nur wenig.

Die meisten Verbraucher schätzen an Zahnpastaschaum dessen erfrischende Wirkung. Untersuchungen zeigen: Schaum motiviert zu längerem Putzen, er verringert die Oberflächenspannung des Speichels und bringt so das Fluorid an für die Bürste schwer zugängliche Stellen. Auf die kleinen Bürstenköpfe elektrischer Bürsten passt zu wenig Zahnpasta für eine lang anhaltende Schaumbildung, viele Benutzer greifen während des Putzens erneut zur Tube. Neu auf dem Markt ist „Theramed pro electric". Der Produktionsleiter des Herstellers, Thomas Welss, schwärmt: „Ein Klecks, so klein wie der Bürstenkopf, ergibt im Mund reichlich stabilen Schaum, der nicht über das Kinn fließt." Auch den Streit um die offene Tube kann Welss schlichten. Ob zugeschraubt oder nicht, es gilt: „Nach dem Öffnen muss Zahncreme zwölf Monate hygienisch bleiben."

Die Verantwortung für den Markterfolg einer neuen Zahnpasta liegt bei Aromaexperten, die eine Zahncreme so lange kosten, bis sie dem landesüblichen Geschmack entspricht. Deutsche erwarten eine milde, Südeuropäer eine scharfe Pfefferminznote. In den USA ist „Wintergreen" in aller Munde, ein Aroma, vor dem Europäern graut: Es riecht nach Zahnarzt. ∎

Foto: Miles/FOCUS-Magazin

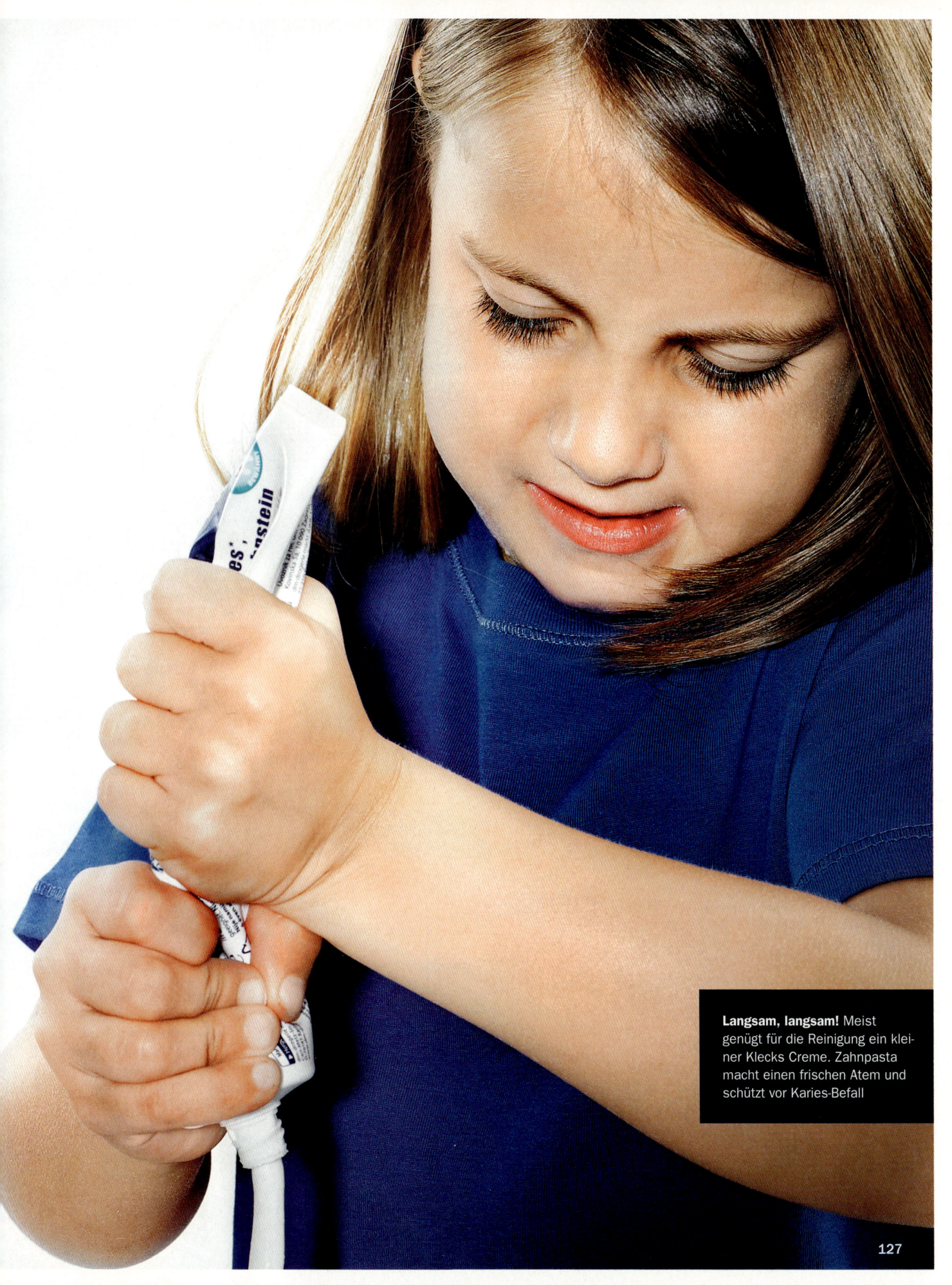

Langsam, langsam! Meist genügt für die Reinigung ein kleiner Klecks Creme. Zahnpasta macht einen frischen Atem und schützt vor Karies-Befall

Zwischenraumreinigung

Wo die Zahnbürste nicht hinkommt,
helfen Zahnseide und Interdentalbürste

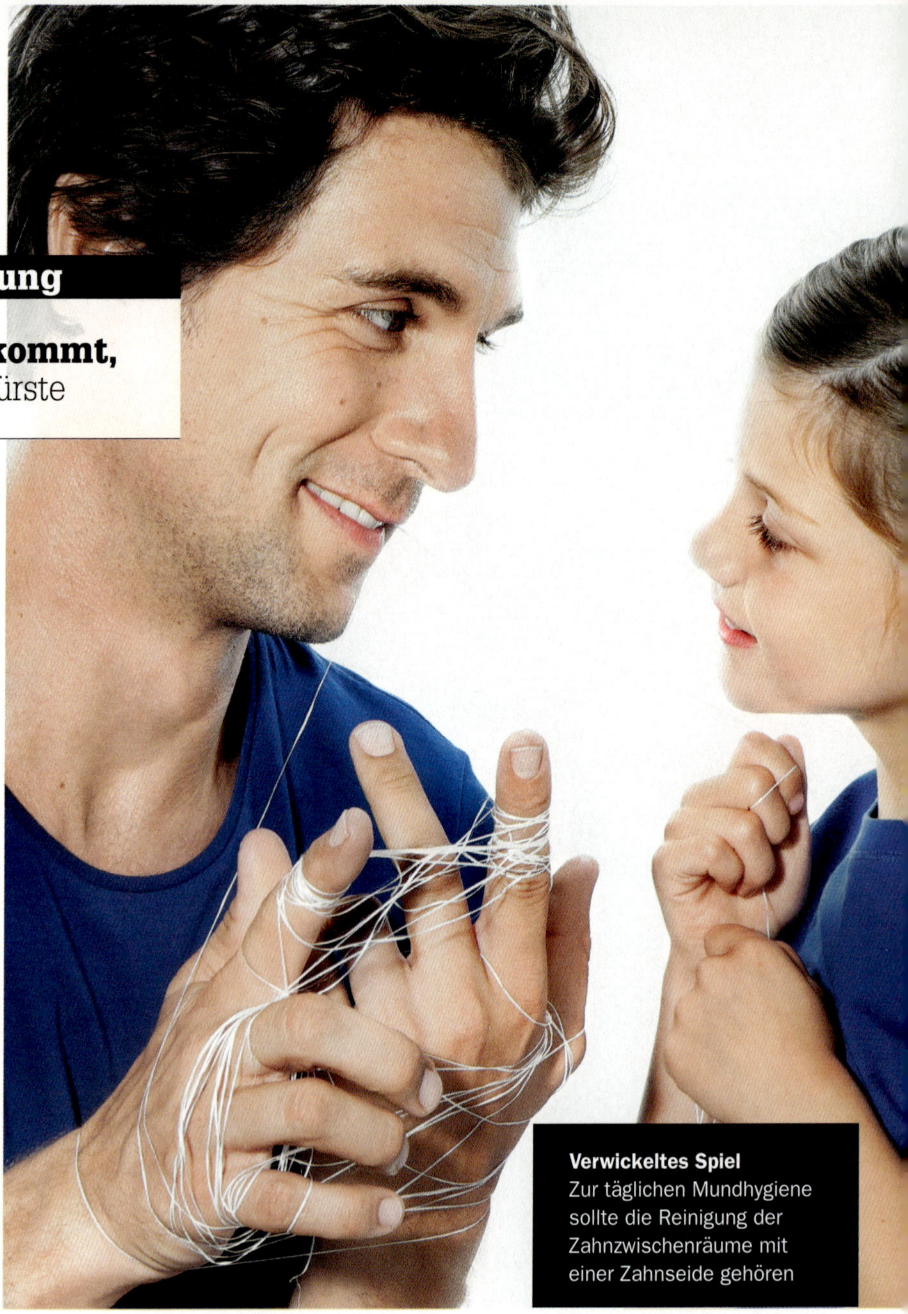

Je glatter die Zahnflächen sind, desto schwerer kann sich darauf Belag festsetzen", erklärt Elmar Hellwig, Direktor der Abteilung für Zahnerhaltungskunde und Parodontologie der Universität Freiburg. Die Plaque sitzt zum Großteil dort, wo die Zahnbürste nicht hinkommt: zwischen den Zähnen. „Das ist der häufigste Entstehungsherd von Zahnfleischerkrankungen und Karies", sagt Hellwig, „darum gehören am Abend zur Mundhygiene erst Zahnseide, dann Zahnbürste und anschließend Interdentalbürsten." Zahnseide verwendet nur jeder Siebte. Interdentalbürsten stehen in kaum einem Badezimmer.

Die Anwendung der Zahnseide ist einfach: einen halben Meter Faden zweimal um einen Mittelfinger wickeln, das zweite Ende kommt so oft um den anderen Mittelfinger, dass in der Mitte zehn Zentimeter Seide bleiben. Diese zwischen Daumen und Zeigefingern spannen und in sägenden Bewegungen in den Zwischenraum schieben. Drei- bis viermal entlang jeder Zahnkante auf und ab bewegen – bis einen Millimeter unter den Zahnfleischsaum, nicht weiter. Hellwig: „Das Zahnfleisch liegt eng am Zahn. Wo die Anhaftung einmal zerstört ist, wächst es leider nicht mehr an."

Die Auswahl an Zahnseiden ist groß. Ob faserig, flauschig, gewachst oder fluoridiert, in Studien schnitten alle etwa gleich ab. Anfänger oder Menschen mit eng stehenden Zähnen tun sich mit gewachsten oder bandförmigen Fäden leichter, sie gleiten am einfachsten in den Zwischenraum.

Zahnseide genügt oft nicht. „Die Zwischenflächen sind nicht gerade, sondern meist gewölbt", erklärt Christof Dörfer, Direktor der Klinik für Zahnerhaltungskunde und Parodontologie Kiel. „Diese Buchten lassen sich nur mit Interdentalbürsten erreichen." Um die passende Größe zu ermitteln, sollte der Zahnarzt die Zahnabstände ausmessen. „Ist das

Verwickeltes Spiel
Zur täglichen Mundhygiene sollte die Reinigung der Zahnzwischenräume mit einer Zahnseide gehören

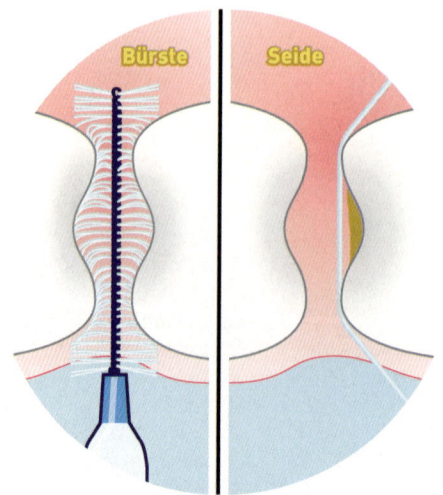
Bürste Seide

Vergleich von Bürstchen und Faden Die Zwischenflächen der Backenzähne sind nach innen gewölbt (konkav). Diese Stellen kann eine gespannte Zahnseide nicht erreichen, es bleiben Beläge zurück. Erst eine Zwischenraumbürste der richtigen Größe reinigt die konkaven Flächen von Ablagerungen (l.)

Bürstchen zu klein, erwischen die Borsten die Beläge nicht. Ist es zu dick, kann es die Zahnhälse und die Zahnfleischpapille beschädigen", warnt Dörfer.

Der Zahnfleischzipfel zwischen den Zähnen füllt bei jungen Menschen den Zwischenraum prall aus. Im Laufe des Lebens rutscht diese Papille zurück – im entstehenden Platz bleiben vermehrt Speisereste hängen. Interdentalbürsten halten den Prozess auf, indem sie die Papille stimulieren. „Bei täglicher Anwendung kann eine verkümmerte Papille wieder nachwachsen", weiß Dörfer. Ist ein Zahnzwischenraum selbst für die feinste Bürste zu eng, solle man nichts erzwingen. Hier müsse Zahnseide genügen. Umgekehrt: „Wo man mit der Interdentalbürste reinkommt, ist Zahnseide nicht nötig. Für Patienten mit Implantaten sind Interdentalbürsten ein Muss."

Die Minibürsten werden nach dem Zähneputzen benutzt, erklärt der Fachmann, „stets ohne Zahnpasta – sonst bleiben im Zwischenraum Schleifpartikel hängen und Zahnsubstanz wird abgeschmirgelt". Zweimal hin und her bürsten genügt. Um dabei eine ruhige

Hand zu haben, hilft es, den Griff wie einen Stift zu halten, während Ringfinger und kleiner Finger am Kinn aufgestützt sind. Nach jedem Zwischenraum die Bürste unter fließendem Wasser ausspülen und am Ende an der Luft trocknen lassen. Nach etwa zehn Tagen hat das Gerät ausgedient.

Wegwerfgriff oder Handteile mit austauschbaren Bürstenköpfen? Das macht keinen Unterschied. „Es gibt jetzt Softpicks ohne Draht", weiß Hellwig. „Damit machen Anfänger wenig verkehrt. Sie stimulieren die Papille, säubern aber nicht so gründlich wie Interdentalbürsten." Herkömmliche Zahnstocher empfehlen die Experten nicht. „Lieber medizinische Zahnhölzer", meint Hellwig. Sie splittern nicht, sind biegsam und mit ihrer dreieckigen Form dem Zahnzwischenraum angepasst.

Mundduschen spülen Essensreste aus den Zwischenräumen und unter Brücken hervor, was ein angenehm sauberes Gefühl hinterlässt. Zahnseide und Interdentalbürste ersetzen können sie nicht, so versichern die Experten. Denn: Sie entfernen nicht die bakteriellen Beläge. ∎

Mundwasser

Spüllösungen helfen gegen Mundgeruch. Manche lindern Beschwerden bei schmerzempfindlichen Zähnen

Kaiserin Sisis Küsse müssen fürchterlich geschmeckt haben. Denn im Gegensatz zu ihrer Darstellerin Romy Schneider hatte die echte Kaiserin von Österreich und Königin von Ungarn ein ruiniertes Gebiss. Sie hielt es meist hinter den Lippen verborgen. „Eine medizinische Mundspüllösung hätte vermutlich gegen den Geruch und die Zahnfleischentzündung geholfen", meint Experte Elmar Hellwig. Zahnärzte verordnen das Arzneimittel heute häufig. **Kosmetische Mundwässer dienen der Erfrischung,** sie sollten frei von Alkohol sein. Einige Spüllösungen liefern den Zähnen auch Fluorid. Hellwig empfiehlt, bei erhöhtem Kariesrisiko – wie etwa chronischer Mundtrockenheit oder

festen Zahnspangen – nach dem Mittagessen damit den Mund zu spülen. Stehen Begriffe wie „Erosionsschutz" oder „für schmerzempfindliche Zähne" auf der Verpackung, sind in der Spülung weitere Substanzen enthalten, die gegen Beschwerden durch frei liegende Zahnhälse und übersensible Zähne helfen.

Zuckerfreier Kaugummi erfrischt, fördert den Speichelfluss und somit die Remineralisierung. Mit Xylit gesüßte Sorten reduzieren die Anzahl Karies auslösender Keime. Kaugummi kauen überdeckt Mundgeruch nur kurz – die häufigste Ursache liegt auf der Zunge. Es helfen dann spezielle Zungenschaber, die eigens dazu gemacht sind, Beläge von hinten nach vorne abzustreichen. ∎ ▷

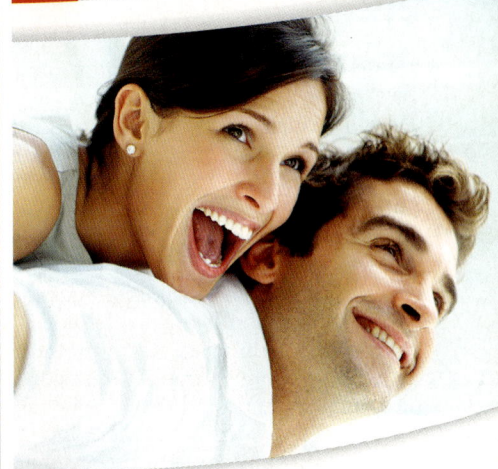
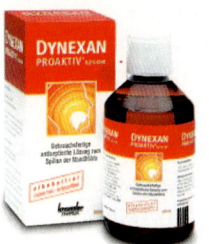
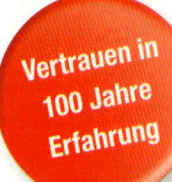
Foto: Miles/FOCUS-Magazin

Was wachsende Zähne brauchen

Bei richtiger Vorsorge können Kinder und Jugendliche heute ein Leben lang ein makelloses Gebiss behalten

Unter den Sechsjährigen hat jeder Zweite Karies. Ist der letzte Wackelzahn ausgefallen, so die aktuelle deutsche Mundgesundheitsstudie, haben die Zwölfjährigen im Durchschnitt 0,7 Zähne, die kariös, gefüllt oder bereits gezogen sind.

Wissenschaftler wissen heute: Karies ist eine Infektionserkrankung. Zucker allein kann das Gebiss nicht zerstören. Löcher entstehen nur, wenn der Keim mit dem biologischen Namen Streptococcus mutans im Mundraum lebt.

Das Bakterium ernährt sich von Zucker und scheidet saure Substanzen aus, die den Schmelz zersetzen. Haben sie ihn durchbohrt, liegen die Dentinkanäle mit den Nervenenden darin offen und der Zahn schmerzt. In diesem Stadium kann ihn der Zahnarzt noch reparieren, indem er die kariöse Substanz ausbohrt und das Loch mit einer Füllung dicht verschließt. Ist der Kariesherd bereits bis in die Wurzel und zum Hauptnerv vorgedrungen, stirbt der Zahn zumeist ab. Dann hilft nur noch eine Wurzelbehandlung oder die Zange.

„Eltern können ihrem Kind Karies für immer ersparen, wenn sie ein paar Regeln beachten", sagt Stefanie Feierabend, Kinder- und Jugendzahnärztin an der Universität Freiburg.

Die Vorsorge sollte bereits während der Schwangerschaft beginnen. So gut wie jeder Erwachsene trägt Karieskeime im Mund und kann sein Kind damit anstecken. „Bei Menschen, die Karies oder gar ein Loch haben, ist die Zahl der Keime drastisch erhöht", erklärt Feierabend. Daher legt sie werdenden Eltern ans Herz, sich gleich nach dem Bekanntwerden der Schwangerschaft beim Zahnarzt anzumelden. Vater wie werdende Mutter sollten die Zähne professionell reinigen und Karies sowie Zahnfleischentzündungen behandeln lassen.

Dies befreit den Mund zwar nicht von Streptokokken, doch es reduziert die Zahl der Keime. Dazu dient auch xylithaltiger Kaugummi. Dieses Süßungsmittel, das zeigen zahlreiche Untersuchungen, mindert ebenso die Anzahl der im Mund lebenden Kariesbakterien. Zur Vorsorge genügen drei bis fünf Kaugummis am Tag. Im Übermaß genossen, führt Xylit zu Durchfall.

Bei der Geburt hat ein Baby keinen einzigen Karieskeim im Mund. Mit jedem Lebenstag wird sein Mundraum zunehmend mit Mikroorganismen besiedelt. Diese Mundflora stärkt das Immunsystem. „Erst um den vierten Geburtstag ist sie ausgereift und gegen Karieskeime gewappnet", erklärt Kinderzahnärztin Feierabend. „Wenn Eltern es bis dahin schaffen, Streptococcus mutans aus dem kindlichen Mund fernzuhalten, bleiben ihre Kinder meist ein Leben lang frei von Karies."

Ansteckung lässt sich verhindern, indem Eltern vermeiden, dass ihr Speichel in die Mundhöhle des Kindes gelangt. Babys und Kleinkinder benötigen engen Körperkontakt und Eltern sollen ihr Kind durchaus unbeschwert knuddeln

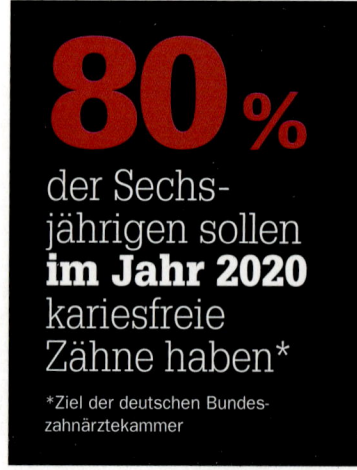

80% der Sechsjährigen sollen **im Jahr 2020** kariesfreie Zähne haben*

*Ziel der deutschen Bundeszahnärztekammer

und herzen. Küsschen, auch auf den Mund, sind kein Grund zur Sorge. Die Übertragungswege sind andere: heruntergefallene Schnuller ablecken, am Fläschchennuckel probieren, ob die Milch nicht zu heiß ist, beim Füttern stets vom Breilöffel kosten oder gar eine gemeinsame Zahnbürste benutzen.

Im ersten Lebensjahr erkunden Kinder ihre Umgebung besonders mit dem Mund. Während dieser oralen Entwicklungsphase wandern beim Spiel mit Gleichaltrigen Gegenstände oft von einem Mund zum anderen. Auch dieses Verhalten ist, was Karies angeht, kein Problem. „Da würde ich mir keine Gedanken machen", sagt Feierabend, „in diesem Alter reicht die Anzahl der Karieskeime für eine Ansteckung meist nicht aus."

Mit etwa sechs Monaten bricht im Unterkiefer der erste Milchzahn durch. Ab jetzt heißt es für die Eltern: zweimal täglich die Zähne putzen. Geeignet sind speziell dafür genoppte Fingerlinge, Gummibürsten oder weiche Kinderzahnbürsten. Bis zum zweiten Geburtstag sollten die Eltern die Milchzähne am Morgen nur mit Wasser putzen – abends mit einem knapp erbsgroßen Hauch Kinderzahnpasta. Es genügt, diese einmal quer über die Zahnbürste zu streichen. Kinderzahnpasta sollte 500 ppm (parts per million) Fluorid enthalten, rät Stefan Zimmer, Professor an der Universität Witten/Herdecke.

Die frühere Empfehlung, Kindern während der ersten Lebensjahre Fluoridtabletten zu verabreichen, ist aus zahnärztlicher Sicht überholt. Studien zeigen, dass Fluorid weniger über die Blutbahn als über den Kontakt direkt am Zahn wirkt. „Kinder verschlucken beim Putzen ein wenig Zahnpasta. Das ist unbedenklich, und sie nehmen damit automatisch etwas Fluorid auf", sagt Zimmer. „Wird obendrein im Haushalt mit fluoridiertem Speisesalz gekocht, nimmt jedes Familienmitglied mit seiner Essensportion die passende Fluoridmenge zu sich."

Ab dem zweiten Geburtstag brauchen Milchzähne auch morgens eine Fluoridgabe mit der Zahnpasta. Je regelmäßiger geputzt wird, desto stärker prägt sich den Kindern dieses Verhalten als Tagesritual ein. Den besten Lerneffekt hat das elterliche Vorbild beim gemeinsamen Zähneputzen vor dem Badezimmerspiegel.

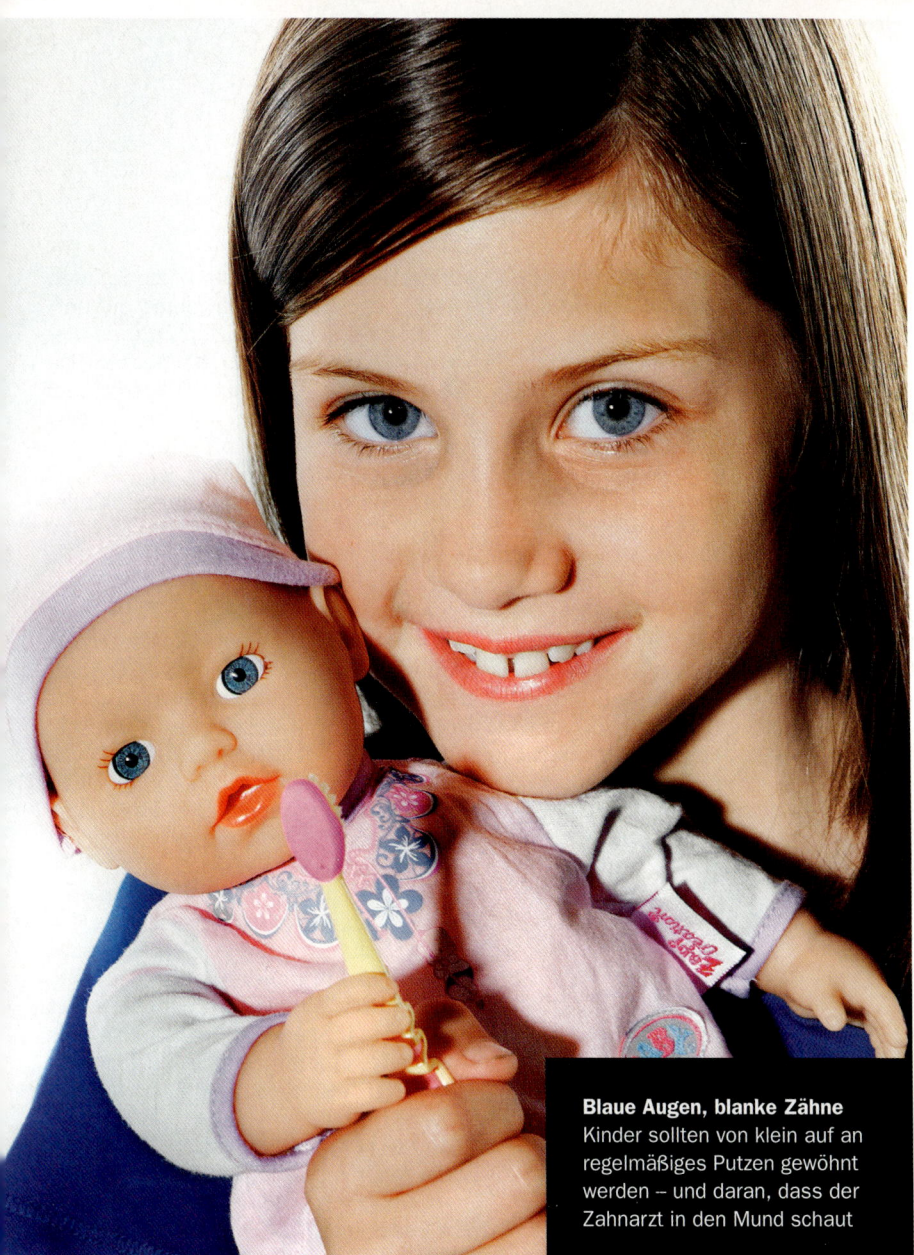

Blaue Augen, blanke Zähne
Kinder sollten von klein auf an regelmäßiges Putzen gewöhnt werden – und daran, dass der Zahnarzt in den Mund schaut

weich – einmal wöchentliches Putzen mit einem speziellen Fluoridgel hilft, ihn zu härten.

Entdecken Eltern trotz aller Mühen an einem Kinderzahn weiße Flecken, könnte dies auf Karies hinweisen. Die Entkalkung kann der Zahnarzt meist noch rückgängig machen. Ist die Stelle bereits braun, hat sich das Kind höchstwahrscheinlich mit Karies angesteckt.

Wenn die kariöse Substanz vom Zahnarzt entfernt ist, sollte an der Stelle künftig besonders gründlich geputzt werden. Wenn nicht, sind die darunter liegenden bleibenden Zähne in Gefahr. Beim Durchbrechen schieben sie gegen die Milchzahnwurzel. Ist diese entzündet, können sich die bleibenden Zähne verfärben oder verformen. „Riskant wird es, wenn ein frisch durchgebrochener Zahn mit einem kariösen Milchzahn in Kontakt kommt. Das fördert eine Karies am bleibenden Zahn", warnt Ärztin Feierabend.

Die Expertin wünscht sich, dass Eltern schon ihr Baby zum Zahnarzt mitnehmen, damit es lernt, sich angstfrei in den Mund schauen zu lassen. Spätestens ab dem dritten Lebensjahr brauchen die Kleinen halbjährliche Vorsorgetermine, bei denen das Gebiss professionell gereinigt und der Patient zur Mundhygiene angeleitet wird.

In der Pubertät bekommen viele Kinder feste Zahnspangen. In diesen Brackets verfangen sich Essensreste. Jugendliche müssen nunmehr aufwendig putzen: morgens und vor dem Schlafengehen mit einer speziellen Bracketzahnbürste, zwischen den Drähten mit Einbüschelbürsten. Nach jeder Mahlzeit sollte der Mund mit Wasser, nach dem Mittagessen zusätzlich mit fluoridiertem Mundwasser ausgespült werden. Durch die Zahnspange geweitete Zwischenräume lassen sich am Abend mit Interdentalbürsten oder spezieller Bracket-Seide säubern. Besonders wichtig ist im Zahnspangenalter auch das wöchentliche Verwenden eines Fluoridgels.

Für ihre Sorgfalt werden Jugendliche nach dem Entfernen der lästigen Drähte bei jedem Blick in den Spiegel belohnt: Keine Generation zuvor hatte so schöne, ebenmäßige Zähne. Bei guter Pflege kann das ein Leben lang so bleiben.

Während Eltern ihre Zähne putzen, hantiert das Kind mit seiner Bürste, die mit speziellen Borsten bestückt sein sollte. Anschließend müssen Mutter oder Vater nachputzen, was mit elektrischen Bürsten am einfachsten geht. „Bei meiner Tochter habe ich auch gute Erfahrungen mit der Dreikopfzahnbürste gemacht", berichtet Zimmer. „Das ging schnell, weil man zugleich die Kau-, Außen- und Innenflächen erwischt."

Damit Kindern die richtige Putztechnik in Fleisch und Blut übergeht, sollten Eltern schon Kleinkindern erklären, dass systematisch alle Flächen gebürstet werden müssen. Untersuchungen zeigen: Die meisten Menschen behalten die Technik, die sie im Kindergarten gelernt haben, ein Leben lang bei.

Kindergartenkinder sind stolz, wenn es ihnen gelingt, erste ungelenke Bögen zu malen, Kreisbewegungen überfordern sie. Deswegen haben Eltern oft Jahre des Nachputzens vor sich. Erst ab dem zehnten Lebensjahr verfügen Kinder über das Geschick, selbstständig zu putzen, je nachdem, wie gut ihre Feinmotorik entwickelt ist. Anhaltspunkt: „Gelingt einem Achtjährigen Schönschreiben, reicht es, wenn Eltern nur noch abends nachputzen", findet Zimmer.

Mit etwa sechs Jahren bricht hinten im Kiefer der erste bleibende Backenzahn durch. Sobald Eltern diesen sogenannten Sechsjahresmolar entdecken, ist es Zeit, auf eine normale Zahncreme oder eine Juniorzahncreme umzusteigen. Im Wechselgebiss ist der Zahnschmelz noch

■ ▷

Foto: Miles/FOCUS-Magazin

Zahngesunde Ernährung

Nichts Süßes? Nichts nach dem Putzen? Nicht richtig!
Welche Speisen und Getränke die Zähne gesund erhalten

Was tun, wenn abends nach dem Zähneputzen der Magen knurrt? „Ein Stück Hartkäse essen", antwortet Annette Schmidt. „Edamer oder Parmesan greifen den Schmelz nicht an und umspülen ihn mit Kalzium." Auch Schinken, frische Gurken, rohe Karotten, Selleriestangen, Paprika oder Nüsse sind harmlos. Die Ernährungswissenschaftlerin und Prophylaxe-Expertin aus Tutzing hält weltweit Schulungen über Mundgesundheit. „Was weder Säuren noch Zucker enthält, belastet die Zähne nicht." Von Milch, Frischkäse oder Wurst vor dem Schlafengehen rät sie ab: „Sie enthalten Milchzucker, Wurst gar Zucker." Natürlich sei es immer besser, mit frisch geputztem Mund schlafen zu gehen. Aber Ausnahmen müssen erlaubt sein, die Expertin hält nichts von Verboten: „Jeder darf essen, was ihm schmeckt und bekommt." Wer sich drei Regeln einprägt, kann nicht viel falsch machen:
● Nach Saurem mit dem Putzen warten.
● Zweimal täglich Zähne putzen.
● Zwischen den Mahlzeiten dem Schmelz zwei bis drei Stunden Erholung gönnen.

Süßigkeiten schaden den Zähnen, das weiß heute jedes Kind. Trotzdem ist Naschen erlaubt. Aber nicht immer wieder und über den ganzen Tag verteilt, sondern auf einmal. Für die Zähne ist der einmalige Zucker-Überfall wie ein Gewitter, von dem sie sich schnell wieder erholen. Und wenn Kinder wissen, dass es einmal am Tag reichlich Süßes gibt, bleibt Eltern viel Gequengel erspart.

Die schwerste Überzeugungsarbeit leistet Schmidt nicht bei Naschkatzen, sondern bei ernährungsbewussten Menschen. „Warum läuft uns beim Anblick einer Zitrone die Spucke im Mund zusammen?", fragt sie. „Weil sich der Körper auf eine Säureattacke vorbereitet." Viele essen den ganzen Tag über Obst. Die Fruchtsäure und der Fruchtzucker attackieren das Gebiss. Auch Säfte, Softdrinks oder Sportlergetränke geben dem Schmelz Saures. „Obst ist wichtig", bilanziert Schmidt, „doch zu einer gesunden Ernährung gehören auch Pausen." Drei Hauptmahlzeiten, möglichst mit fluoridiertem Speisesalz zubereitet, plus zwei Zwischenmahlzeiten sind für Zähne und Verdauungsorgane ein gesunder Tagesrhythmus.

Kinder brauchen, je nach Alter, häufigere Mahlzeiten. Auch ihre täglichen Obst- und Saftportionen sollten die Kleinen bekommen – doch bitte innerhalb geregelter Zeiten. Professor Elmar Hellwig von der Universität Freiburg erlebt täglich, wie Kleinkindern Zähne gezogen werden müssen, weil sie fortwährend an Fläschchen oder Schnabeltasse nuckeln. „Mit etwa sechs Monaten bricht der erste Milchzahn durch. Dann muss ein Baby nicht mehr ständig an Brust oder Fläschchen getröstet werden."

Da im Schlaf weniger Speichel gebildet wird, sollten Kinder möglichst nicht mit der Nuckelflasche im Mund einschlafen. Auch mehrmaliges nächtliches Stillen ist nicht gut für die Zähne. Untersuchungen zeigen: Werden Milchzähne mehrere Male in der Nacht mit süßer Muttermilch umspült, begünstigt das eine frühkindliche Karies. Ab dem ersten Zahn sollten Säuglinge als Abschluss ihrer Milchmahlzeiten möglichst einen Schluck Wasser trinken.

Das empfiehlt Schmidt auch den Großen: „Nach jedem Essen oder jeder Tasse

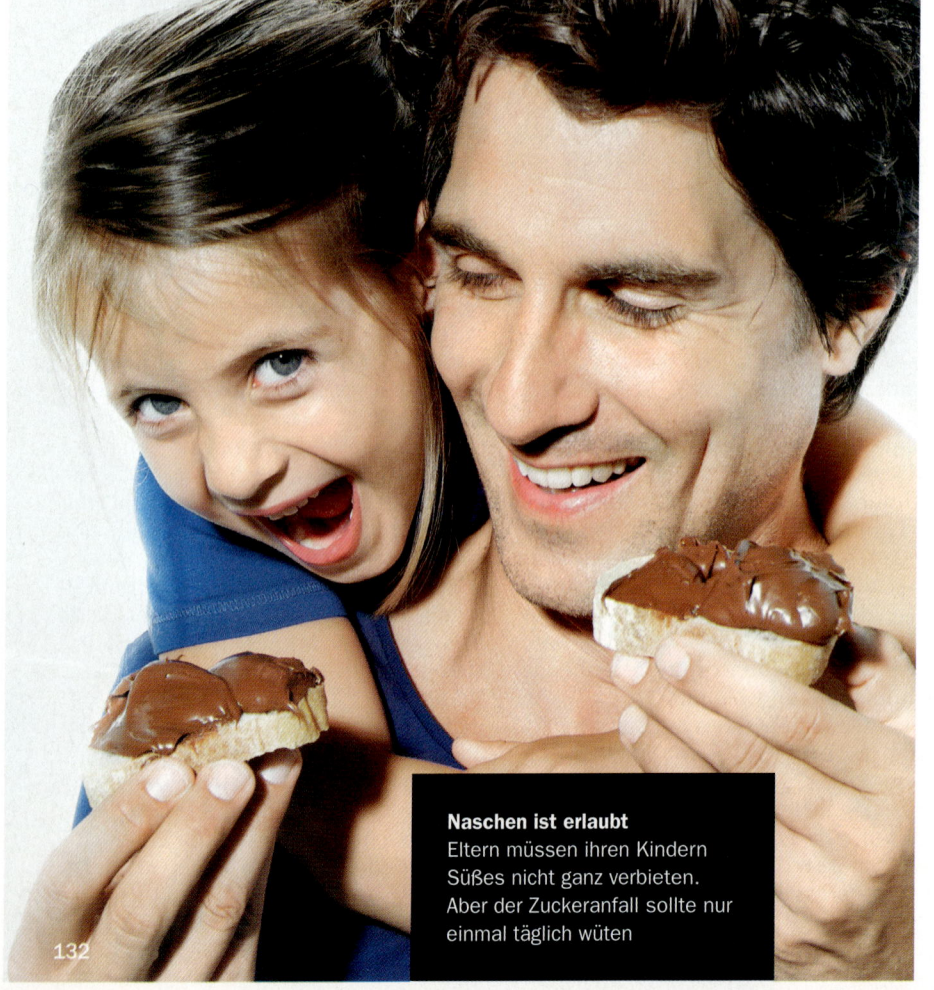

Naschen ist erlaubt
Eltern müssen ihren Kindern Süßes nicht ganz verbieten. Aber der Zuckeranfall sollte nur einmal täglich wüten

Foto: Miles/FOCUS-Magazin

Kaffee einen Schluck Wasser durch die Zähne ziehen, das spült Speisereste weg und verdünnt die Säure." Erwachsene können nach Obstgenuss kurz am Kirsch- oder Apfelkern lutschen. Das bringt, wie Kaugummi kauen, den Speichel zum Fließen.

Reichlich trinken ist gesund und fördert die Speichelbildung. Wasser und Kräutertee sind daher immer erlaubt – und erwünscht. Medikamente, etwa einige blutdrucksenkende Mittel oder Psychopharmaka, vermindern die Speichelbildung. Chronische Mundtrockenheit, wie sie bei Diabetikern und älteren Menschen vorkommt, lindert künstlicher Speichel. Wem oft sauer aufstößt oder wer eine Ess-Brech-Erkrankung hat, sollte den Arzt und den Zahnarzt informieren. Häufiger Kontakt mit Magensäure greift den Schmelz an. Der Zahnarzt kann einen Schutzlack auftragen.

32 %
der Deutschen haben eine gute **Mundhygiene,** das heißt, sie pflegen ihre Zähne richtig

Lebensmittel wie Tee, Blaubeeren, Petersilie, Kurkuma, Rote Bete oder Rotwein verfärben die Zähne. Dabei handelt es sich jedoch, wie auch bei den Verfärbungen durch Tabak, nur um äußerliche Flecken. Schmidt verrät ein Gegenmittel, um die Verschmutzungen wieder zu entfernen: „Ab und zu mit etwas Kaiser-Natron putzen, und die Zähne glänzen wieder."

Die Expertin wünscht sich, dass die Menschen mehr Gefühl für ihre Zähne entwickeln. Nach Obst oder Wein fühlen sich die Oberflächen stumpf an: ein Zeichen, dass der Schmelz aufgeweicht ist. Fließt der Speichel oder wird Käse gegessen, ist das raue Gefühl bald verschwunden. Wer nach jedem Zähneputzen die Oberflächen und Zwischenräume mit der Zunge abtastet, schult sein Gespür, wann die Zähne wieder glatt sind – und gepflegt. ■

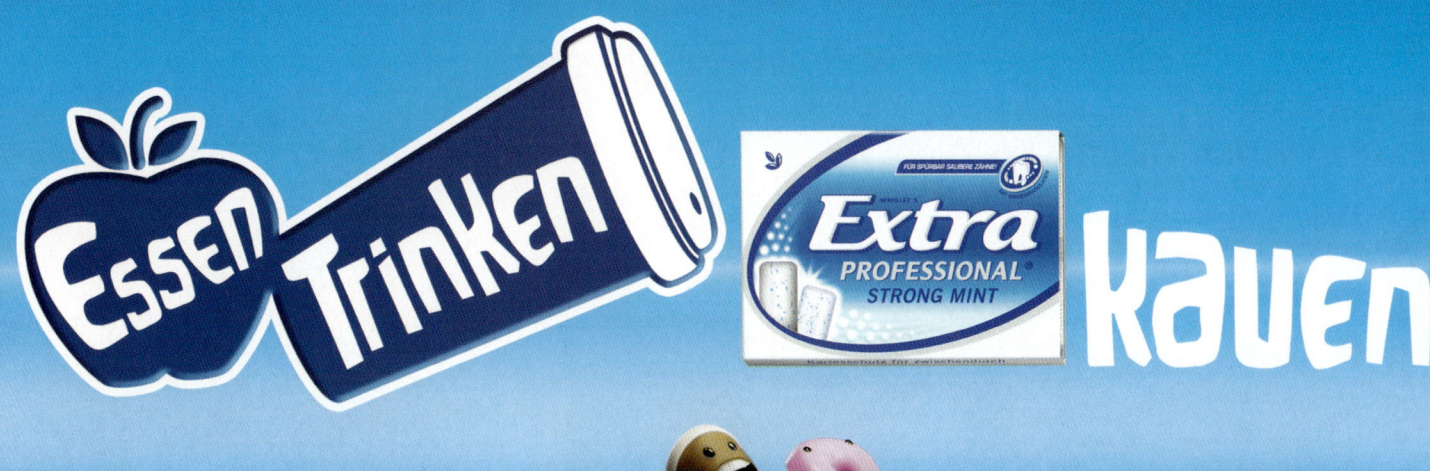
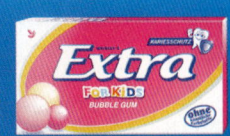

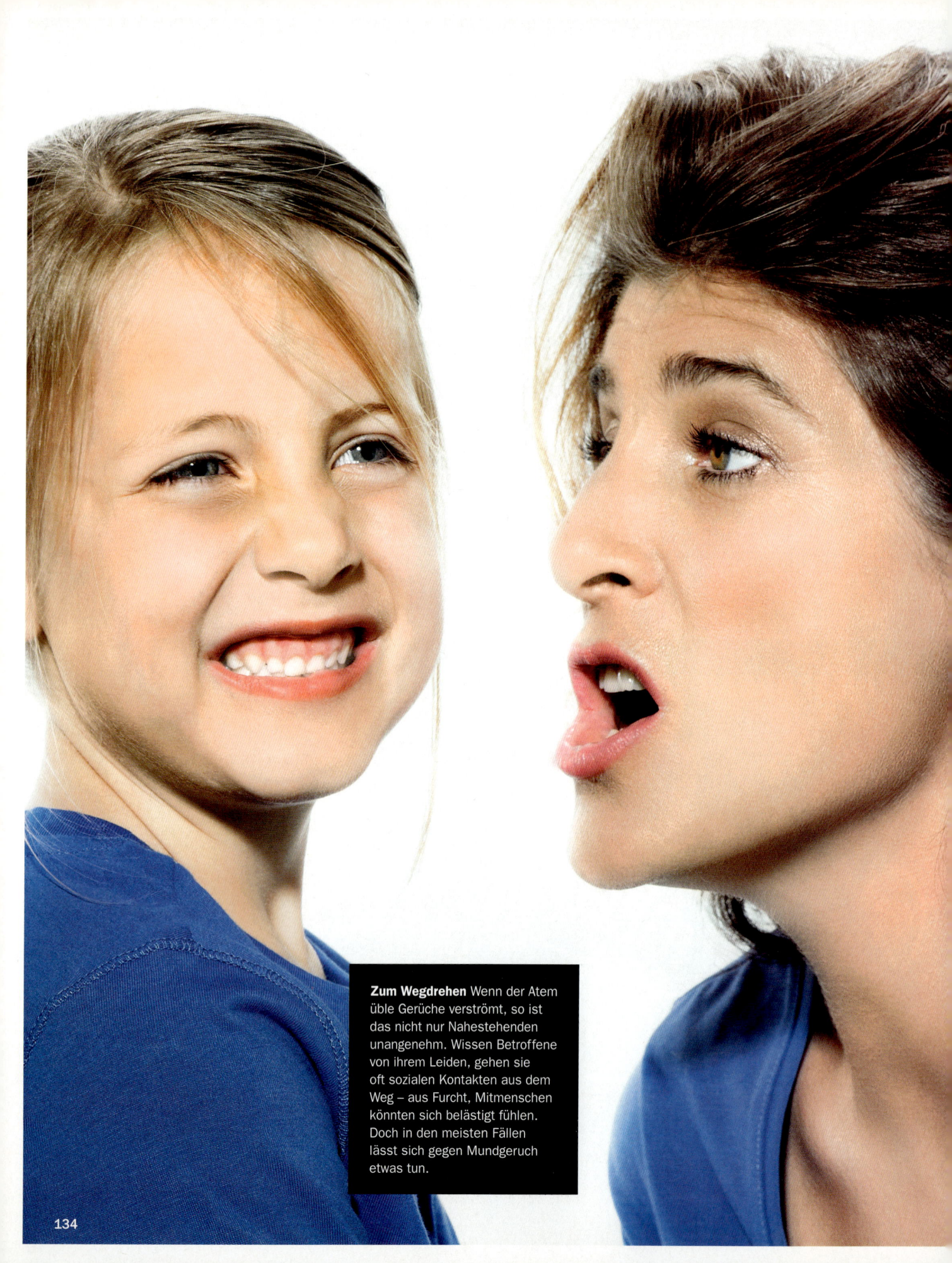

Zum Wegdrehen Wenn der Atem üble Gerüche verströmt, so ist das nicht nur Nahestehenden unangenehm. Wissen Betroffene von ihrem Leiden, gehen sie oft sozialen Kontakten aus dem Weg – aus Furcht, Mitmenschen könnten sich belästigt fühlen. Doch in den meisten Fällen lässt sich gegen Mundgeruch etwas tun.

Wieder frischer Atem

Rund sechs Prozent der Bevölkerung leiden unter chronischem **Mundgeruch.**
Eine professionelle Therapie kann das Problem schnell beheben

Ihr Atem war Johanna Langes (Name von der Redaktion geändert) Mitmenschen einfach unerträglich. Erst beschwerten sich ihre Eltern, dann die beste Freundin über den Mundgeruch. Für die damals 16-Jährige ein Albtraum. „Ich kam mir vor wie aussätzig und habe mich fürchterlich geschämt", erinnert sich Lange. „Ich habe mich dann abgeschottet, bin nicht mehr in die Disco gegangen und wollte mich nicht mehr mit meinen Freunden treffen."

Schließlich schickten ihre Eltern sie zum Gastroenterologen, der die junge Frau einer Magenspiegelung unterzog. Er fand nichts Ungewöhnliches. „Viele Patienten und Allgemeinmediziner glauben, dass dem Mundgeruch eine Erkrankung des Magen-Darm-Trakts zu Grunde liegt", sagt Andreas Filippi, Fachzahnarzt für Oralchirurgie an den Universitätskliniken für Zahnmedizin in Basel. „Tatsächlich ist eine solche Erkrankung jedoch nur bei etwa 0,1 Prozent der Fälle die Ursache." Das mangelnde Wissen vieler Mediziner führe dazu, dass die Patienten unnütze Untersuchungen über sich ergehen lassen müssten, moniert der Experte. Tatsächlich zeigen aber Untersuchungen, dass die Mundhöhle der mit Abstand häufigste Entstehungsort für Mundgeruch ist.

Nach dem gescheiterten Versuch, die Ursache für ihr Leiden aufzuklären, glaubte Lange, für immer mit dem Mief leben zu müssen – bis sie bei einem spezialisierten Zahnarzt Hilfe fand.

Fast jeder vierte Erwachsene leidet zu bestimmten Tageszeiten unter Mundgeruch, der Halitosis; etwa sechs Prozent

25%

aller Menschen leiden zu bestimmten Tageszeiten unter **Mundgeruch**

ständig – wie Thorsten Hoffmann (Name von der Redaktion geändert), Angestellter einer Event-Agentur. Aus Angst vor dem Zahnarzt ließ er die regelmäßigen Kontrollbesuche ausfallen. „Und ohne die professionelle Reinigung fehlte mir die nötige Mundhygiene", sagt der 55-Jährige. „Irgendwann meinte meine Frau, ich müsse unbedingt etwas tun." Sein Mundgeruch wirkte auf sie abstoßend. Der Zahnarzt fand schnell die Ursache. Hoffmann hatte Parodontitis. Sein Zahnbett war entzündet – in den Nischen seines Zahnfleischs verursachten Eiter und Bakterien den Gestank.

Nahrungsreste, Zellen sowie Blutbestandteile und Speichel werden von den Kleinstlebewesen gespalten. Dabei setzen sie auch flüchtige Verbindungen wie Schwefelwasserstoff frei – ein übel riechendes Gas. In 90 Prozent der Halitosis-Fälle sind diese bakteriellen Zersetzungsvorgänge Grund für den schlechten Atem.

Aber nicht jeder Parodontitis-Patient leidet unter Mundgeruch. „Wir haben in unserem Mund bis zu 500 verschiedene Bakterienspezies", sagt Christian Hannig, Direktor der Poliklinik für Zahnerhaltung der Technischen Universität Dresden. „Bei jedem Menschen ist die Zusammensetzung dieser Mikroorganismen unterschiedlich." Das individuelle Bakterienspektrum ist für die Halitosis-Entstehung deshalb entscheidend.

Die Kleinstlebewesen sammeln sich überwiegend auf der Zungenoberfläche, denn sie bietet sauerstoffgeschützte Nischen, in denen sie sich einnisten. Untersuchungen zeigten, dass Patienten mit Belag hier eine etwa 25-fach höhere Bakteriendichte aufweisen – die Zunge ist damit eine der häufigsten Halitosis-Ursachen.

Ebenso können Infektionen wie bei Hoffmann zu schlechtem Atem führen, aber auch Karies, mangelhafte Mundhygiene oder ein ungepflegter Zahnersatz. Seltener liegt der Ursprung der fauligen Luft außerhalb des Mundes, etwa im Hals-Nasen-Ohren-Bereich, oder wird durch Medikamente hervorgerufen.

„Es gibt Ursachen, die man konkret benennen und deshalb auch relativ leicht therapieren kann", sagt Rainer Seemann, Oberarzt an der Klinik für Zahnerhaltung, Präventiv- und Kinderzahnmedizin der Universität Bern. Einen einzigen Halitosis-Grund zu finden gelingt aber nicht immer. „Manchmal spielen viele verschiedene Faktoren eine Rolle", so Seemann. We- ▶

nig Speichelfluss, Stress, Rauchen oder eine zu geringe Trinkmenge pro Tag können eine Halitosis verstärken.

„Besonders bedeutend ist deshalb eine intensive Befragung", sagt Wolfgang Koch aus Herne, der sich selbst als ganzheitlicher Zahnmediziner bezeichnet. Hierbei sollten sowohl der allgemeine Gesundheitszustand als auch psychische Faktoren wie Stress oder Essgewohnheiten des Patienten analysiert werden. „Dabei wird immer nach der Mundgeruch-Ursache gesucht", so der Experte. Seine ausführliche Diagnostik der Mundhöhle schließt die Untersuchung von Füllungen, Weichgewebe oder des Zungenbelags mit ein. Zahnärzte führen auch den Riechtest durch, die sogenannte organoleptische Untersuchung. Dabei nimmt der Behandler den Atem des Patienten mit seinem Geruchssinn wahr. Instrumentelle Messungen ergänzen die Diagnostik. Gaschromatografen, Sulfidmonitore, Bio-Sniffer oder elektronische Nasen analysieren die verschiedenen Substanzen des Atems.

Bei jedem vierten Patienten in den speziellen Mundgeruch-Sprechstunden jedoch können die Ärzte selbst mit dieser ausführlichen Diagnostik keinen schlechten Atem feststellen. Diese Patienten leiden unter Pseudo-Halitosis oder Halitophobie – sie sind fest davon überzeugt, streng aus dem Mund zu riechen, haben jedoch keinen Mundgeruch. „Das Problem unserer Gesellschaft ist, dass wir, was Gerüche angeht, übersensibilisiert sind", moniert Seemann. Der tägliche Geruch schwankt bei jedem Menschen – abhängig von Tageszeit, Mundflora oder der Nahrungsaufnahme.

Ab und an leichten Mundgeruch zu haben ist daher natürlich und sollte nicht direkt als chronisches Leiden eingestuft werden, so der Experte.

Bei der Patientin Lange zeigten aber die ausführliche Untersuchung der Mundhöhle, der Riechtest und die Messung mit einem Sulfidmonitor, dass ihr Mundgeruch schwer wiegend war. Bakterien waren die Verursacher für den fauligen Geruch. In der Therapie versuchten die Ärzte deshalb die Mikroorganismen und das Nährstoffangebot für die Zersetzungsvorgänge zu reduzieren. Dank einer professionellen Zahnreinigung, die sie zwei- bis dreimal jährlich wiederholt, einer disziplinierten Mundhygiene mit Zungenschaber und Zahnseide und einer Ernährungsumstellung ist Lange heute beschwerdefrei.

Zum Erfolg führte vor allem die individuelle Behandlung. Weil die Ursachen der Halitosis sehr vielfältig und von der Person abhängig sind, führen Standardtherapien nur selten zu einem zufriedenstellenden Ergebnis. „Die Erfolgswahrscheinlichkeit hängt zudem sehr von der Disziplin des Patienten ab", sagt Seemann. Experten schätzen, dass zwischen 70 und 90 Prozent der Halitosis-Patienten ihren Mundgeruch loswerden können. Patienten, bei denen der Grund weniger klar zu definieren ist, „können das Problem mit professioneller Hilfe meist auch in den Griff bekommen", sagt Hannig.

Auch der 55-jährige Hoffmann ist seit seiner Behandlung frei von Mundgeruch. Angst, dass der strenge Atem zurückkommen könnte, hat er nicht. „Aber ich bin aufmerksamer geworden, was meine allgemeine Mundpflege angeht", sagt er. ∎

MARIA LATOS

(Geruchs-)intensive Diagnose

Grad 3: starker bis extrem fauliger Mundgeruch

Der Nase nach Bei der organoleptischen Untersuchung beurteilt der Behandler den Atem des Patienten mit seinem Geruchssinn

Grad 2: mittelschwerer Mundgeruch

Grad 1: kein bis leichter Mundgeruch

100 cm

30 cm

10 cm

Riechtest

Die organoleptische Untersuchung erfolgt in der Praxis mit einer dreistufigen Skala. Während der Patient durch den Mund ausatmet, prüft der Behandler in definierten Abständen, ob er Mundgeruch feststellen kann. Um beurteilen zu können, ob die Ursache außerhalb der Mundhöhle liegt, wird der Test auch beim Ausatmen durch die Nase durchgeführt.

Selbsttest

Methoden zur Eigendiagnose, wie etwa an der Zahnseide zu riechen, den Handballen zu lecken oder in die Hand zu hauchen, gibt es viele. „Die Tests sind aber selten objektiv", sagt Zahnmediziner Wolfgang Koch aus Herne. „Auch wenn es schwerfällt, ist es am sichersten, wenn man sich an eine Vertrauensperson wendet und diese um eine ehrliche Antwort bittet."

Wissen

Fachbegriffe zu schönen, geraden und gesunden Zähnen

Verschönern

Bleaching: Bleichverfahren, um hartnäckige Verfärbungen zu beseitigen und die Zähne aufzuhellen.

Pulverstrahlreinigung: entfernt Verfärbungen durch Nikotin oder Nahrungsmittel wie Kaffee und Tee auf der sichtbaren Zahnoberfläche mit einem unter Druck stehenden Luft-Wasser-Salz-Gemisch.

Veneers: sehr dünne, lichtdurchlässige Keramikschalen, die mit einem Spezialkleber auf den Zähnen haften. Sie kommen vor allem an den Vorderzähnen zum Einsatz, um leichte Fehlstellungen zu korrigieren.

Verblendung: Beschichten von metallischen Brücken oder Kronen mit zahnfarbenem Kunststoff oder Keramik.

Zahnschmuck: kleine Steinchen auf dünnen Goldplättchen („Twinkles") oder Goldfolien mit Motiven („Dazzlers"), die mit Klebstoff an der mit Säure aufgerauten Zahnoberfläche haften. Ein Zahn-Tattoo ist ein Bildchen, das auf dem Zahn klebt.

Zahnverfärbung: Abweichung von der normalen Zahnfarbe, die durch Farbstoffein- oder -auflagerungen, durch Medikamente oder Nahrungsmittel entsteht. Farbstoffeinlagerungen können meist nur mit Bleichmitteln, Auflagerungen schon mit einer professionellen Zahnreinigung entfernt werden.

Korrigieren

Aktive Platte: Die „herausnehmbare Spange" besteht aus einer Kunststoffplatte, die dicht an der Innenseite der Zähne liegt. In die Platte sind Schrauben und kleine Federn aus Draht eingearbeitet, um die Zähne zu bewegen oder den Kiefer zu dehnen.

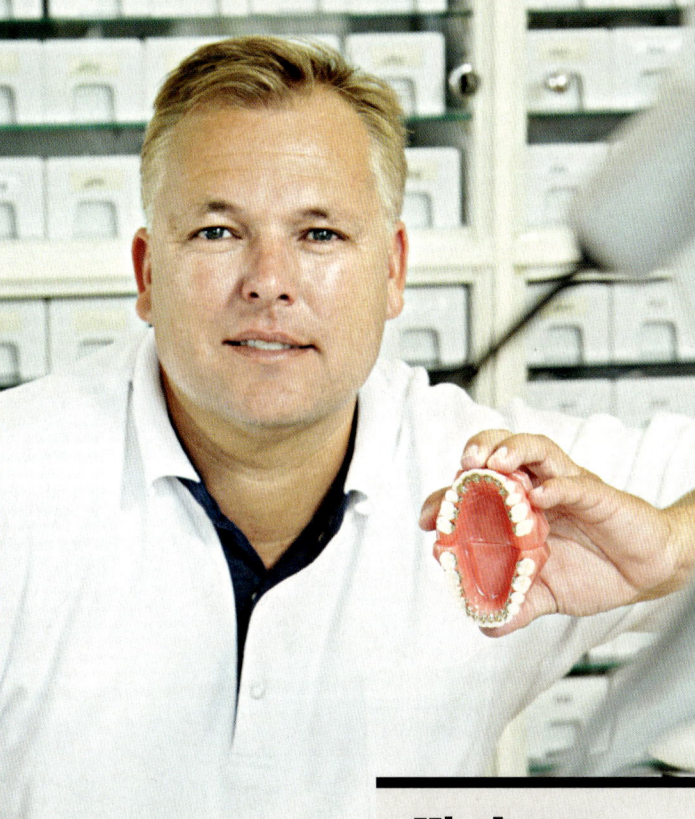

Aligner-Technik: auch „unsichtbare Zahnspange"; Zahnkorrektur mit herausnehmbaren Kunststoffschienen. Die Schienen müssen außer zum Essen und Zähneputzen im Mund bleiben.

Aufbissschiene: herausnehmbare transparente Schiene aus Kunststoff zur Behandlung von Kiefergelenkbeschwerden und Zähneknirschen (auch als „Knirscherschiene" bezeichnet).

Bracket-Systeme: „feste Zahnspange", bei der ein Draht durch kleine Elemente aus Metall geführt wird, die fest auf den Zähnen verklebt werden.

CMD: kurz für Craniomandibuläre Dysfunktion. Sammelbegriff für Funktionsstörungen der Kaumuskeln und der Kiefergelenke, die sich durch Schmerzen bemerkbar machen. Auch Kopf-, Nacken- oder Rückenschmerzen können Symptome der CMD sein.

Lingualtechnik: feste Zahnspange an der Innenseite der Zähne. Von außen ist die Spange nicht sichtbar.

Schnarchtherapie: Die kieferorthopädische Schnarchtherapie erfolgt durch individuell angepasste Kunststoffschienen („Schnarcherschienen"). Sie halten beim Schlafen den Rachenraum geöffnet.

Vorbeugen

Aminfluoride: Fluorverbindungen, die Karies vorbeugen und in Zahnpasta oder Mundspülungen enthalten sind.

Fissurenversiegelung: Maßnahme zur Vorbeugung von Karies, bei der die besonders gefährdeten Rillen in den Kauflächen der Backenzähne mit Kunststofflack überzogen werden.

Fluoridierung: Fluorhaltige Lacke härten den Zahnschmelz und senken so das Kariesrisiko.

Interdentalbürste: kleines Bürstchen zur Reinigung der Zahnzwischenräume.

Mundhygiene: alle Maßnahmen zur Entfernung von Zahnbelägen. Dazu gehören Zähneputzen, die Reinigung der Zahnzwischenräume sowie die professionelle Zahnreinigung.

Professionelle Zahnreinigung: Reinigung der Zähne in der Zahnarztpraxis durch geschultes Personal. Die professionelle Zahnreinigung beinhaltet die Entfernung von Zahnstein, Plaque, Belägen und Verfärbungen mit anschließendem Polieren und Fluoridierung.

Prophylaxe: Maßnahmen, um Erkrankungen im Mundraum zu vermeiden. Dazu gehören die regelmäßige professionelle Zahnreinigung und der jährliche Zahnarztbesuch.

»Kinder gewöhnen sich in kürzester Zeit an eine festsitzende Spange auf der Zahninnenseite«

Dirk Wiechmann, 47 bietet schon seinen jungen Patienten die Lingualtechnik an

Vorschau

FOCUS-Gesundheit – Nr. 06 erscheint im Oktober 2012

Ärzteliste

2012

In Deutschlands umfangreichstem Expertenverzeichnis listet FOCUS **1500 empfehlenswerte Top-Ärzte** aus allen Bereichen der Medizin auf

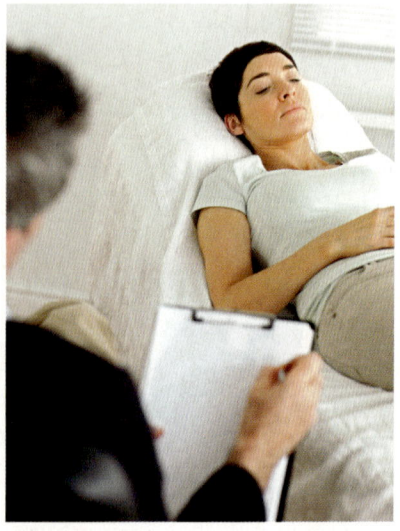

Psychische Erkrankungen

gehören in Deutschland zu den häufigsten Ursachen von Arbeitsunfähigkeit. Burn-out und Schwermut betreffen viele Millionen Menschen. Die FOCUS-Ärzteliste nennt führende Spezialisten in der Behandlung von Depressionen, Angst- und Zwangsstörungen. Unsere Autoren erklären die Ursachen der Leiden und was dagegen hilft

Erfolgreich zu operieren

ist Erfahrungssache. In der Ärzteliste Herzchirurgie erfahren Sie, wie häufig ein Spezialist den Eingriff bereits vorgenommen hat. Daneben: führende Experten für Bluthochdruck

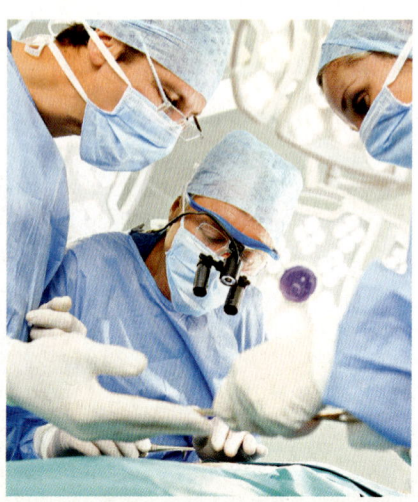

FOCUS GESUNDHEIT

Nr. 05 Die Zähne

FOCUS Magazin Verlag GmbH, Arabellastraße 23, 81925 München, Postfach 810307, 81903 München, Telefon: 089/9250-0, Fax: 089/9250-2026 FOCUS-Gesundheit ist ein Magazin der BURDA NEWS GROUP.

Chefredakteur: Uli Baur
Art Director: Susanne Achterkamp
Chef vom Dienst: Sonja Wiggermann
Redaktionsleitung, Konzeption: Jochen Niehaus
Redaktion: Michael Miersch; Dr. Regina Albers, Paul Klammer, Mathias Kowalski, Maria Latos, Dr. Christian Pantle
Mitarbeiter dieser Ausgabe: Maike Krause, Werner Siefer, Heike Jüptner (Bild), Kristian Dunkl (Grafik), Andrea Bischhoff, Dr. Stefan Brunner, Susanne Donner, Stephanie Eichler, Claudia Füßler, Julia Groß, Mila Hanke, Nike Heinen, Philipp Osten, Dr. Stefanie Reinberger, Beate Wagner
Textchef: Josef Seitz
Titel: Susanne Achterkamp
Grafik: Heike Noffke, Petra Vogt
Infografik: Arno Langnickel (stv.); Olaf Berger, Andreas Fischer, Stefan Hartmann, Ulrich Gerbert
Composing: Werner Nienstedt
Bildredaktion: Rüdiger Schrader (Ltg.)
Datenrecherche und -Konzept der Ärztelisten: Munich Inquire Media GmbH
FOCUS-Dokumentation/-Schlussredaktion: Petra Kerkermeier; Pamela Cregeen, Astrid Diening, Wolfgang Donauer, Gisela Haberer-Faye, Bernd Hempeler, Michael Jupe, Andrea Kaufmann, Angelika Loos, Christina Madl, Gerd Marte, Joachim J. Petersen, Marion Riecke, Reinhard Ruschmann, Dorothea Rutenfranz, Heike Spruth, Catherine Velte, Nina Winkler-de Lates, Maria Zieglmaier
Herstellung: Ernst Frost, Helmut Janisch, Christoph von Schiber
Redaktionstechnik: Ingo Bettendorf (Ltg.), Kai Knippenberg
Bildtechnik: Harald Neumann, Tobias Riedel
Bildbearbeitung: Reinhard Erler; Joachim Gigacher, Dieter Gutmann, Michael Kumpf, Crescencio Sarabia
FOCUS-Gesundheit erscheint in der **FOCUS Magazin Verlag GmbH.** Verantwortlich für den redaktionellen Inhalt: Uli Baur. Die Redaktion übernimmt **keine Haftung** für unverlangt eingesandte Manuskripte, Fotos und Illustrationen. **Nachdruck** ist nur mit schriftlicher Genehmigung des Verlags gestattet. Dieses gilt auch für die Aufnahme in elektronische Datenbanken und Vervielfältigungen auf CD-ROM. **FOCUS-Gesundheit** darf nur mit Genehmigung des Verlags in Lesezirkeln geführt werden. Der Export von FOCUS-Gesundheit und der Vertrieb im Ausland sind nur mit Genehmigung des Verlags statthaft.
Einzelpreis in Deutschland: € 7,90 inkl. 7 % MwSt.
Abonnementpreis in Deutschland: € 6,75 (inkl. Zustellgebühr und 7 % MwSt.). Die Postzustellung erfolgt CO$_2$-neutral. Weitere Informationen: www.focus.de/gogreen
Vertriebsleiter: Markus Cerny
Vertriebsfirma: MZV GmbH & Co.KG, 85716 Unterschleißheim, Internet: www.mzv.de
Druck: pva, Druck und Medien-Dienstleistungen GmbH, Industriestraße 15, 76829 Landau/Pfalz
Printed in Germany
Konzept: Dr. Friedrich Schwandt
Pressesprecher: Jonas Grashey, Tel.: 089/9250-2575, Fax: 089/9250-2745, presse@burda.com
Senior Brand Manager FOCUS-Gesundheit: Vanessa Schneider, Tel.: 089/9250-2312, Fax: 089/9250-2494, vanessa.schneider@burda.com
Verantwortlich für den Anzeigenteil: Kai Sahlfeld, Arabellastraße 23, 81925 München, Tel.: 089/9250-2950, Fax: 089/9250-2952
Leiterin Markenkommunikation/Werbung: Pea Schubert
Director Marketing: Christian Schlottau
Verlagsleiter: Stefan Kossack
Director Finance & Operations: Gunnar Scheuer
Geschäftsführer: Burkhard Graßmann, Andreas Mayer
Verleger: Dr. Hubert Burda

SERVICEADRESSEN UND -NUMMERN

Leserservice: leserservice@focus-magazin.de
Leserbriefe: gesundheit-leser@focus-magazin.de

AUSKUNFT ZUM ABONNEMENT:
Deutschland: FOCUS-Gesundheit Abonnentenservice
Postfach 050, 77649 Offenburg, Telefon: 01805/4801006, Fax: 01805/4801003 (Festnetzpreis 14ct/Min., Mobilfunkpreise max. 42 ct/Min.), E-Mail: abo@focus-gesundheit.de
Bestellung bestimmter Ausgaben:
Telefon: 01805/4801006, Fax: 01805/4801003 (Festnetzpreis 14ct/Min., Mobilfunkpreise max. 42ct/Min.) E-Mail: bestell@focus-gesundheit.de
Urlaubsnachsendung:
Telefon: 01805/4801006, Fax: 01805/4801003 (Festnetzpreis 14ct/Min., Mobilfunkpreise max. 42ct/Min.), E-Mail: focus-gesundheit@burdadirect.de